心脏再同步治疗随访与程控

主　编　陈柯萍　张　澍

编　者（以姓氏汉语拼音为序）

蔡　琳　成都市第三人民医院

陈柯萍　国家心血管病中心 中国医学科学院阜外医院

陈学颖　复旦大学附属中山医院

董颖雪　大连医科大学附属第一医院

何　浪　浙江绿城心血管病医院

胡作英　南京市第一医院

李玉秋　中国医学科学院泰达国际心血管病医院

刘　兵　中国人民解放军空军军医大学西京医院

牛红霞　国家心血管病中心 中国医学科学院阜外医院

许　静　天津市胸科医院

于海波　中国人民解放军北部战区总医院

俞　杉　贵州省人民医院

张　澍　国家心血管病中心 中国医学科学院阜外医院

周　颖　浙江省人民医院

主编助理　林　娜

人民卫生出版社

图书在版编目（CIP）数据

心脏再同步治疗随访与程控 / 陈柯萍，张澍主编
.—北京：人民卫生出版社，2021
ISBN 978-7-117-30172-5

I.①心… II.①陈… ②张… III.①心脏起搏器 —
研究 IV.①R318.11

中国版本图书馆 CIP 数据核字（2020）第 109978 号

人卫智网	www.ipmph.com	医学教育、学术、考试、健康，
		购书智慧智能综合服务平台
人卫官网	www.pmph.com	人卫官方资讯发布平台

心脏再同步治疗随访与程控

主　　编：陈柯萍　张　澍
出版发行：人民卫生出版社（中继线 010-59780011）
地　　址：北京市朝阳区潘家园南里 19 号
邮　　编：100021
E - mail：pmph @ pmph.com
购书热线：010-59787592　010-59787584　010-65264830
印　　刷：北京华联印刷有限公司
经　　销：新华书店
开　　本：787×1092　1/16　印张：14
字　　数：306 千字
版　　次：2021 年 3 月第 1 版　2021 年 6 月第 1 版第 2 次印刷
标准书号：ISBN 978-7-117-30172-5
定　　价：168.00 元

打击盗版举报电话：010-59787491　E-mail：WQ @ pmph.com
质量问题联系电话：010-59787234　E-mail：zhiliang @ pmph.com

主编简介

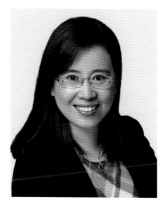

陈柯萍

医学博士,主任医师,博士生导师。

现就职于国家心血管病中心 中国医学科学院阜外医院心律失常中心。以心律失常诊断和治疗为业务特长,尤其在心脏起搏器治疗心动过缓、植入型心律转复除颤器(ICD)预防心脏性猝死和心力衰竭的心脏再同步治疗(CRT)等领域,以及起搏器、ICD 和 CRT 术后管理方面经验丰富,致力于推动国内开展起搏器、ICD 和 CRT 术后随访与程控。在国内植入第一例无导线起搏器,率先开展左束支起搏。

任中华医学会心电生理和起搏分会常委兼秘书长、电生理女医师联盟主席,中国医师协会心律学专业委员会常委,国家卫生健康委员会心律失常介入专业质控中心专家委员会委员,并担任《中华心律失常学杂志》《中国循环杂志》《中国心脏起搏与心电生理杂志》《心电与循环杂志》等编委。参与制定国内多部心律失常相关指南。

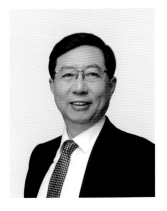

张　澍

北京协和医学院临床医学教授,博士生导师,国家心血管病中心 中国医学科学院阜外医院心内科主任医师,心律失常中心主任,中华医学会心电生理和起搏分会名誉主任委员,中国医师协会心律学专业委员会主任委员。

兼任国家卫生健康委员会脑卒中防治专家委员会房颤卒中防治专业委员会主任委员、国家卫生健康委员会介入专业质控中心专家委员会主任、国家心血管病专家委员会副秘书长、国家医学考试心血管内科专科医师考试专家委员会主任。

中国医师协会心血管病专科医师培训专家委员会副主任。北京医学会心电生理和起搏分会主任委员、北京协和医学院内科学系副主任,《中华心律失常学杂志》总编辑、英文杂志 *International Journal of Heart Rhythm* 主编。美国心律学会和欧洲心脏病学会资深会员(Fellow),亚太心律学会前任主席,世界心律失常学会主席,世界华人心血管病医师协会候任主席,亚太心脏病学会心律失常委员会主席,欧洲心脏起搏杂志 *Europace*、亚太心律学会杂志 *Journal of Arrhythmia*、美国心律管理创新杂志 *Journal of Innovations in Cardiac Rhythm Management* 国际编委。主编《实用心律失常学》《心律失常介入诊疗培训教程》《心脏急症》《国家卫生和计划生育委员会住院医师规范化培训规划教材 内科学心血管内科分册》《心房颤动——现代认识与策略》《心律失常合理用药指南》《心电生理及心脏起搏专科医师培训教程》《充血性心力衰竭非药物治疗》等。曾获国家科技进步二等奖两项、中华医学进步二等奖一项,北京协和医学院、北京市优秀教师奖,中央保健工作先进个人奖。第十届、第十一届北京市政协委员。第十一、第十二届、十三届全国政协委员、全国政协人口环境资源委员会委员。

前　言

心血管植入型电子器械（CIED）治疗包括心脏起搏器、植入型心律转复除颤器（ICD）及心脏再同步治疗（CRT）。随着适应证的拓展和植入量的增加，CIED术后随访变得越来越重要。医生可以通过随访了解患者体内植入器械的工作状况，评价器械工作的有效性、合理性，解决可能存在的问题。必要时，可结合CIED的诊断功能针对患者的不同情况做出参数调整；在保证患者安全的同时，给予最合理、有效的治疗。

CIED种类不同，其程控随访目的、方式、频度和内容均不同。2012年中华医学会心电生理和起搏分会发布了《心血管植入型电子器械术后随访的专家共识》，对于上述内容进行了规范和推荐。随着植入数量的不断增加，传统的常规诊室随访方式出现了越来越明显的局限性，表现为患者需要定期到医院随访，在两次随访间歇不能及时发现并解决问题，这可能导致错过最佳治疗时机。对于早期无症状的问题患者，尤其存在安全隐患。近年来，远程随访已逐渐成为常规诊室随访的重要补充。2019年中华医学会心电生理和起搏分会发布了《心血管植入型电子器械远程随访中国专家共识》，以促进我国CIED远程随访的规范化管理。

尽管出台了CIED随访和程控相关的专家共识，但是目前国内系统介绍CIED随访和程控的专业书籍鲜见，尤其对于植入术后出现的常见问题及处理缺乏规范的诊断思路和处理流程。本套CIED随访和程控专著包括《心脏起搏器随访与程控》《植入型心律转复除颤器随访与程控》《心脏再同步治疗随访与程控》。

《心脏起搏器随访与程控》内容包括：起搏器的概述、起搏器的时间间期、起搏心电图、起搏器的特殊功能、起搏器的随访程控、起搏器的故障识别和处理，以及起搏器程控随访的病例分析。对于近年出现的希浦系统起搏也有专门章节介绍其特有的程控和随访方法等。

《植入型心律转复除颤器随访与程控》内容包括：ICD的概述、ICD的诊断治疗、信息存储功能、ICD的随访程控、ICD的故障识别和处理，以及ICD程控随访的病例分析，同时对于常见特殊疾病的ICD程控以及全皮下ICD的程控和随访也进行了详细介绍。

《心脏再同步治疗随访与程控》内容包括：CRT的概述、双心室起搏的时间间期及起搏心电图、CRT参数设置和优化、CRT随访程控、CRT的故障识别和处理、CRT无反应的原因和处理，以及CRT程控随访的病例分析。

　　本书编写团队是中华医学会心电生理和起搏分会电生理女医师联盟的专家们,她们长期在临床一线从事 CIED 的植入和随访,并一直致力于推广和普及 CIED 的随访和程控,具有非常丰富的临床经验。本套专著有一个鲜明特点:图文并茂,结合案例讲解如何进行程控随访及优化,如何识别和处理起搏器、ICD 和 CRT 的常见故障,希望能使心内科医生了解 CIED 术后随访程控的重要性;使从事起搏电生理的专科医生及专门的技术人员能熟悉和掌握 CIED 术后随访的目的、内容,以及随访程控流程;更重要的是能优化 CIED 功能,及时识别和处理常见故障,从而使患者能从 CIED 治疗中最大获益。为了使广大医生能结合临床尽快掌握 CIED 随访与程控技术,编写中将不同生产厂家的 CIED 功能特点进行了详细介绍,特此说明。

　　我们将此书呈献给心内科医生和起搏电生理的专科医生以及专门的技术人员,共同提高对 CIED 随访与程控的认识,尽快掌握 CIED 随访与程控的实操。随着学科的发展与患者数量的增加,本书只能是今后漫长道路的起点或参照。

　　感谢全体编者的辛勤劳动和付出。本书的出版得到了中华医学会心电生理和起搏分会同仁的支持,在此一并表示感谢。由于编写时间仓促,对于书中存在的不足之处,恳请广大读者、同行批评指正。

陈柯萍　张　澍

2020 年 10 月

目 录

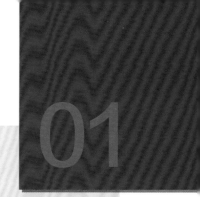

第1章
概述

充血性心力衰竭(心衰)是多种心血管疾病的严重和终末阶段,除因心功能不断恶化而出现的体循环及肺循环进行性淤血外,在疾病的进展过程中出现的各种恶性心律失常也时刻威胁着患者的生命,是 21 世纪全球慢性心血管疾病的最后战场。我国 2003 年流行病学调查发现,中国成人心衰患病率为 0.9%,女性患病率高于男性,北方高于南方,城市高于农村,这种地域差异与我国冠状动脉粥样硬化性心脏病(冠心病)、高血压等主要的心衰上游疾病的地区分布一致。从心衰"事件链式、阶段式"发展的特点来看,心血管疾病及其危险因素的增加会导致事件链终点的心衰患病增加,特别是我国人口老龄化的趋势也使未来发展为心衰的人群更为庞大,《中国心血管病报告 2017》指出,我国心衰的患病人数达 450 万。作为心衰治疗基石的药物,从经典的血管紧张素转换酶抑制剂(ACEI)/血管紧张素受体拮抗剂(ARB)、β 受体阻滞剂及醛固酮受体拮抗剂组成的"黄金三角",到近年来血管紧张素受体脑啡肽酶抑制药(ARNI)、伊伐布雷定等新型抗心衰药物的问世,仍然存在相应的不足,无法很好地改善患者的临床症状及减少心脏性猝死的风险,心衰患者的高住院率、反复性发作以及病情恶化等加重了患者的经济负担和精神压力,同时造成大量医疗资源的浪费。

一、充血性心力衰竭与心脏失同步

临床研究发现,约 1/3 充血性心衰患者的 QRS 时限超过 120ms,常见于完全性左束支传导阻滞(LBBB)。伴 LBBB 的充血性心衰患者的左心室激动明显晚于右心室,左心室心内膜激动发生于经室间隔由右向左激动之后,室间隔无法支持左心室射血,左心室丧失了协调的球形收缩功能。最晚激动位点通常是左心室侧壁、侧后壁,在收缩晚期,左心室侧壁收缩,室内压迅速上升,室间隔受压力影响向右凸出,产生矛盾运动,进而减少前向射血;室间和室内电传导延迟引发的左心室内区域性机械延迟,导致功能性的二尖瓣反流、左心室收缩功能降低。心脏收缩不同步不仅影响左心室的收缩功能,还可导致左心室舒张期充盈障碍,从而降低心脏的泵血功能。这种不同步在体表心电图表现为 QRS 时限的延长或增宽,通常 QRS 时限 >120ms 是心衰的一个独立危险因素,研究发现 QRS 波越宽,病死率越高。心脏再同步治疗(cardiac resynchronization therapy,CRT)是在传统右心房、右心室双腔起搏的基础上增加左心室起搏,通过起搏双心室恢复室间隔和左心室侧壁收缩的同步性,提高左心室机械功能,增加舒张期充盈时间,减少室间隔的矛盾运动及二尖瓣反流,从而降低充血性心衰患者的病死率、再入院率,改善患者症状和生活质量,具有植入型心律转复除颤器(implantable cardioverter defibrillator,ICD)功能的双心室起搏,称为心脏再同步治疗除颤器(CRT-D)。

1994 年,法国医师 Cazeau 等首先报道对 1 例伴有 LBBB 的男性充血性心衰患者实施四腔(双心房、双心室)起搏治疗,明显改善了其临床症状。Cazeau 等阐明的完全静脉系统植入 CRT 与 Auricchio 等发明的导线技术共同开启了 CRT 的新时代,1997 年获美国食品药品监督管理局(FDA)批准应用于临床。我国于 1999 年 5 月首次将这项技术用于严重心衰治疗,经过近 20 年的努力,CRT 的应用已初具规模。国家心律失常介入质量控制报告显示我国 2018 年植入心脏再同步治疗起搏器(CRT-P)/CRT-D 共 4 432 台,已经成为慢性心衰患者重要的、有效的治疗手段。

二、心脏再同步治疗的机制

心衰是多种因素综合作用下逐渐进展的病理生理过程,是一种复杂的临床综合征,目前多项基础和临床研究均证实了 CRT 可以通过设定适当的房室(AV)间期和室间(VV)间期,纠正异常的心房、心室电的传导,以改善心脏机械收缩的不同步。其治疗机制如下。

1. **优化 AV 间期,纠正舒张功能障碍** 充血性心衰患者舒张功能减退主要表现:舒张期持续时间明显缩短,等容舒张期相对延长,使有效舒张期更短,超声心动图出现 A 峰或 E 峰被切尾,E、A 两峰发生融合。通过程控优化获得最佳的 AV 间期值,使舒张期 E 峰和 A 峰持续时间明显延长,心室有效舒张功能的各项指标得到一定的恢复,心脏前负荷提高,从而改善心功能。

2. **优化 VV 间期,改善心室收缩功能** 正常右心室收缩开始稍早于左心室,结束稍晚于左心室,但两者基本同步,左、右心室收缩起始时间的差值应小于 40ms,当两者收缩时间差值 >40ms 时,则代表左、右心室间收缩不同步。设定适当的 VV 间期,纠正左、右心室收缩的时间差,避免了室间隔的矛盾运动,增加了射血。从理论上为最大化提高 CRT 的疗效,最佳选择是将左心室导线植入左心室最延迟的部位,通常是左心室的侧后壁,通过发放电刺激提前激动该部位心肌,使左心室心肌同步收缩,缩短左心室等容收缩时间,进而提高心室收缩功能。

3. **纠正乳头肌功能不全,减少二尖瓣反流** 近年的研究发现,充血性心衰患者存在

LBBB 时,左心室后侧壁基底部的心肌电活动和机械活动病理性延迟,心室舒张末期内压高于心房压力,血流顺压差流向左心房,二尖瓣被反向压差推起并提前关闭,造成了舒张期二尖瓣反流。同时收缩严重滞后的后乳头肌功能发生障碍时,可使二尖瓣后叶脱垂进一步加重了二尖瓣反流。CRT 植入术中左心室导线的植入部位就是要尽可能靠近左心室侧后壁的基底部,使该部位原来处于最滞后的电和机械活动大大提前,纠正了后乳头肌功能不全,使二尖瓣反流明显减少或消失,心功能得到改善。

4. 减少室内分流,逆转左心室重构 心室重构是充血性心衰发生后的严重结果,又是充血性心衰进一步加重的一个起因。引起心室重构的病理因素很多,而室内分流是其中一个重要的机制。正常心脏做功以长轴为主,以短轴为辅,所以正常心脏的形态一直保持为椭圆形。另外,心脏正常时不同部位心肌的电和机械活动的起始时间虽然不同,但心肌收缩速率达峰的时间是相同的。充血性心衰尤其是伴有 LBBB 的患者,其左心室后侧壁的电 - 机械活动病理性滞后,该部位心肌收缩速率的达峰时间明显延迟,造成左心室内压达峰,而主动脉瓣射血时收缩还未达峰的左心室侧后壁处的局部压力较低,使左心室内压较高的血流向低压的左心室侧壁发生分流,逐渐引起心脏的横向重构并形成球形心。CRT 的左心室导线就是被植入到该部位,使后侧壁的心肌电 - 机械活动提前,收缩同步达峰,减少了室内分流,使已发生的左心室重构部分逆转,表现为治疗后心脏缩小。

由于各心腔的运动得以协调,避免了心肌收缩时的能量消耗在矛盾运动和无效射血中,使能量的利用率显著提高,有效射血也随之提高,而且此心脏功能的改善与拟交感活性药物不同,并不以增加心肌耗氧量为代价。

三、心脏再同步治疗的循证医学证据

为鉴别可受益于 CRT 治疗的人群、标准化评估心衰试验中各种治疗方案,同时也为制订和修改 CRT 适应证指南提供依据,自 20 世纪 90 年代起,已经获得大量有关 CRT 治疗心衰的循证医学证据。1998 年 11 月 Danid 等发表了心室多部位起搏治疗充血性心衰的多中心研究(InSync Study),此后 PATH-CHF、MUSTIC、MIRACLE、CONTAK-CD、InSync ICD 等试验相继发表,均提示 CRT 可以改善 QRS 波增宽的严重充血性心衰患者的心功能和生活质量,2004 年发表的 COMPANION 试验和 2005 年发表的 CARE-HF 试验更进一步确立了 CRT 在充血性心衰治疗中的地位。以下简要对主要的循证医学证据进行回顾。

1. InSync 研究 InSync 研究是心室多部位起搏治疗慢性心衰的多中心临床研究。该研究由欧洲和加拿大 14 个医学中心参加,为多中心、前瞻性、非随机临床研究,研究结果发表于 1998 年。入选标准:心功能Ⅲ~Ⅳ级(NYHA 分级),左心室射血分数(LVEF)<35%,左心室舒张末期内径(LVEDD)>60mm,QRS 时限 >150ms。研究入选 81 例心衰患者,68 例(84%)成功地经冠状静脉窦(coronary sinus,CS)途径起搏左心室。平均随访 10 个月,证实 CRT 术后心功能分级和生活质量显著改善,6min 步行距离增加,肯定了 CRT 改善心功能的疗效。

2. MIRACLE 研究 MIRACLE 研究为第一个双盲、多中心、随机对照、前瞻性研究。

结果发表于 2002 年。入选标准:缺血性或非缺血性心肌病,心功能Ⅲ～Ⅳ级(NYHA 分级),LVEF ≤ 35%,LVEDD ≥ 55mm,QRS 时限 ≥ 130ms,6min 步行试验 ≤ 450m。453 例慢性心衰患者随机分为对照组(225 例)和 CRT 组(228 例)。结果:与对照组相比,CRT 组 6min 步行试验增加,心功能好转,生活质量明显改善,而且住院率和静脉用药率下降。证实了 CRT 对于伴有室内传导阻滞的重度心衰患者有显著疗效。

3. COMPANION 试验　COMPANION 试验为前瞻性、多中心、随机对照试验。结果发表于 2004 年。入选标准:缺血性或非缺血性心肌病,经优化抗心衰药物治疗 3 个月以上,心功能Ⅲ～Ⅳ级(NYHA 分级),LVEF ≤ 35%,窦性心律,QRS 时限 ≥ 120ms,共入选 1 520 例。随机分为药物治疗组、CRT 组、CRT-D 组,平均随访 16 个月。因心衰死亡或住院的 CRT 组、CRT-D 组分别降低 34% 和 40%,总的病死率及住院率下降 19% 和 20%,CRT-D 总病死率降低 36%。对于合并 QRS 时限延迟的充血性心衰患者,CRT 可以降低全因死亡和首次心衰住院的联合事件,联合 ICD 可以进一步降低病死率。

4. CARE-HF 研究　CARE-HF 为一项具有里程碑意义的前瞻性、随机对照、多中心研究,共有 82 个欧洲医学中心参加,研究结果在 2005 年公布。入选标准:心功能Ⅲ～Ⅳ级,LVEF ≤ 35%,QRS 时限 ≥ 120ms。研究共入选患者 813 例,随机分为药物治疗组(404 例)、药物联合 CRT 组(409 例),平均随访 29.4 个月。研究证实,CRT 除了降低室间机械延迟、收缩末期容积指数以及二尖瓣反流、增加射血、改善症状和生活质量外,还可明显降低全因死亡率达 36%。

5. MADIT-CRT 研究　MADIT-CRT 研究主要针对心功能Ⅰ～Ⅱ级(NYHA 分级)的充血性心衰患者:研究共入选 1 820 例心功能Ⅰ或Ⅱ级、LVEF ≤ 30%、QRS 时限 ≥ 130ms 的心力衰竭患者,随机分为 CRT-D(1 089 例)或 ICD 组(731 例)。平均随访 2.4 年,结果提示 ICD 基础上联合 CRT 治疗可降低心衰风险达 41%,尤其是 QRS 时限 ≥ 150ms 的亚组患者。

四、心脏再同步治疗适应证的变迁

CRT 的适应证经历了由相对适应证到绝对适应证的发展历程,即由 1998 年美国心脏病学会(ACC)/ 美国心脏协会(AHA)心脏起搏指南的Ⅱb 适应证、2002 年 ACC/AHA/ 北美心脏起搏和电生理学会(NASPE)的Ⅱa 类适应证发展到 2005 年 ACC/AHA/ 欧洲心脏病学会(ESC)心衰指南的Ⅰ类适应证。

1. 2002 年 ACC/AHA/NASPE 心脏起搏治疗指南　2002 年 10 月 ACC/AHA/NASPE 发表的心脏起搏器临床应用指南中规定 CRT 的Ⅱa 类适应证:心功能Ⅲ～Ⅳ级,伴有室内阻滞,QRS 时限 ≥ 130ms,LVEDD ≥ 55mm,LVEF ≤ 35%(证据水平:A)。

2. 2005 年 ACC/AHA 心力衰竭治疗指南　2005 年 8 月 ACC/AHA 在修订的成人心衰诊断与治疗指南中首次将 CRT 升级为的Ⅰ类适应证:对于现时或之前有症状并伴有 LVEF 下降的患者,除非有禁忌证,凡是符合以下条件者均应得到 CRT 治疗:LVEF ≤ 35%,窦性心律,尽管使用了指南推荐的、充分的药物治疗,心功能Ⅲ级或不必卧床的Ⅳ级症状,心脏不同步,即 QRS 时限 >120ms(证据水平:A)。

3. 2010 年 ESC 心力衰竭器械治疗指南　首次将心功能 Ⅱ 级、LVEF ≤ 35%、QRS 时限 ≥ 150ms、窦性心律并接受最佳药物治疗的慢性心力衰竭患者列为 CRT 治疗的 Ⅰ 类适应证。

4. 2012 年 ACCF/AHA/HRS 心律失常器械治疗指南修订版　推荐 Ⅰ 类适应证为药物治疗基础上 LVEF ≤ 35%、窦性心律、LBBB 且 QRS 时限 ≥ 150ms、心功能 Ⅱ ~ Ⅳ 级的患者(心功能 Ⅲ ~ Ⅳ 者,证据级别 A;心功能 Ⅱ 级者,证据级别 B)。

5. 2016 年 ESC 急慢性心衰诊断及治疗指南　不再将心功能进行分级,更强调 QRS 时限。建议在优化药物治疗下 LVEF ≤ 35%、LBBB、QRS 时限 ≥ 130ms、窦性心律、有症状的充血性心衰患者植入 CRT 以改善症状、减低心衰发病率和病死率(Ⅰ 类推荐,证据级别:B;QRS 时限 ≥ 150ms 为 A 级证据)。

我国的 CRT 临床治疗工作始于 1999 年,为规范和促进 CRT 在国内的应用,2005 年中华医学会心电生理和起搏分会专门成立了 CRT 工作组,并于 2006 年制订并公布了国内 CRT 治疗指南,2009 年进行了指南更新。2013 年中华医学会心电生理和起搏分会根据 2009 年 ACCF/AHA/HRS 和 ESC 的指南,结合我国的实际情况,建议 CRT 适应证如下。Ⅰ 类适应证:① LVEF ≤ 0.35,窦性心律,LBBB 且 QRS 时限 ≥ 120ms,指南推荐的药物治疗基础上心功能 Ⅲ 级或不必卧床的 Ⅳ 级患者可植入有 / 无 ICD 功能的 CRT(证据级别:A)。② LVEF ≤ 0.35,窦性心律,LBBB 且 QRS 时限 ≥ 150ms,指南推荐的药物治疗基础上心功能 Ⅱ 级可植入有 / 无 ICD 功能的 CRT(证据级别:B)。2018 年中国心衰诊断和治疗指南强调 QRS 时限和左束支图形,常规 CRT 无效者,可使用左心室多部位起搏。对于左心室导线植入失败等情况患者增加希氏束起搏(HBP)。同时将窦性心律,QRS 时限 ≥ 130ms,LBBB、LVEF ≤ 35%、经过优化药物治疗的症状性心衰患者列为 Ⅰ 类推荐(QRS 时限 ≥ 150ms 为 A 级证据;QRS 时限 130~149ms 为 B 级证据)。

五、心脏再同步治疗系统

CRT 是一种低电压起搏的疗法,不管 CRT-D 还是 CRT-P,所有的装置都由脉冲发生器和插进发生器顶端透明环氧树脂连接器的三根电极导线组成。

1. 脉冲发生器　随着电子科学技术的迅猛发展,脉冲发生器功能明显增加,使用时间延长了,但体积却在变小。1993 年,Bakker 团队使用了双腔起搏器与 Y 形适配器完成了双心室起搏;1998 年,以改善合并 LBBB 心衰患者心功能的 CRT 问世;2002 年,整合 CRT 和 ICD 功能于一体的 CRT-D 应用于临床。装置经过 20 年的发展,功能从最初的通过调整 AV、VV 间期起搏双心室改善心功能,到现在对植入患者的心功能进行监测及各种自动化功能的应用,无不体现科技人员的智慧和追求。

(1)基于装置的自动优化 AV 及 VV 算法:不同厂家的程序虽然不同,如波士顿科学公司的 Smart Delay™、雅培公司的 QuickOpt™、SyncAV™ 间期优化功能和美敦力公司的 AdaptivCRT 等,其目的都是在保证双心室起搏百分比接近 100% 的前提下,优化 AV 间期和 VV 间期,通过自身电激动与双心室起搏相融合来提高泵血能力,改善房室、室间同步性及血流动力学,减少舒张期二尖瓣反流,增加心排血量,提高 CRT 的反应率,而且这些算法与有创血流动力学或超声心动图评价心功能的指标相关性良好。

(2)基于装置的诊断功能:现代 CRT 装置可以提供全面的临床参数,帮助早期识别心衰的发生和发展。如心脏指南针(包括心房及心室高频事件、平均夜间心率、心率变异性、左心室起搏比例、患者活动度等)、经胸阻抗趋势(OptiVol)、呼吸频率趋势及 ApneaScan™ 趋势(睡眠呼吸暂停监测功能)等,通过装置提供的多种诊断工具提前预警心衰恶化,协助临床医师更好地管理心衰患者,优化药物,减少心衰患者住院率,节约医疗资源。

2. 左心室导线　CRT 系统中独特的导线是放置在 CS 的心脏静脉某一分支内(侧静脉、后静脉)的导线,称为左心室导线。该导线的主要作用是起搏左心室。虽然左心室导线有着其他导线类似的导体、绝缘层及结构等,但由于它是经过 CS 放置于心脏静脉的分支中,所以大多数左心室导线具有为稳定放置而设计的独特外形和为提高反应率、减少膈肌刺激等提供的多个起搏向量的选择。

(1)单极导线:美敦力公司生产的 Attain™ 2187 是最早用于临床的起搏左心室的 CS 导线,为单极激素缓释导线,直径 6F,远端的弧形结构有利于进入心脏静脉分支,顶端大弯易于固定。Attain StarFix™ 4195(图 1-1)是首个主动固定左心室导线,同样为单极激素缓释导线,直径 5F,其独特之处是导线近头端的伸展伞叶主动固定设计,能够有效地减低左心室导线脱位的发生率。但导线只有一个远端电极,在 CRT-P/CRT-D 装置中只能通过左心室端电极与右心室导线的阳极环或与右心室除颤的线圈形成环路,容易出现阳极环夺获,特别是在左心室起搏领先右心室时,而且不能通过程控改变激动向量。目前临床较少使用。

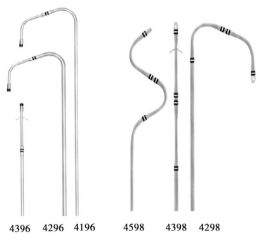

4396　4296　4196　　4598　4398　4298

图 1-1　美敦力公司 Attain™ 左心室系列导线

(2)双极导线:雅培公司生产的 QuickFlex™ 1258T(图 1-2)为左心室双极导线,导线头端直径约为 4.3F,其头端为 S 型设计,在术中方便术者将导线植入靶血管后抽出导丝,电极的远端自动形成 S 形固定于静脉内防止脱位。美敦力公司的 Attain OTW™ 4196、

4296、4396(图 1-1)，百多力公司的 Corox OTW™ 75-UP、85-UP 及波士顿科学公司的 Easytrak™ 2、Acuity™ Steerable(图 1-3)均为双极导线，提供了不同的头端形状，方便术者在冠状静脉逆行造影后根据靶血管的情况选择合适的导线，稳定固定。同时双极起搏可以通过改变起搏模式来改变左心室激动的部位和方向，便于术者选择最理想的起搏部位，最大限度地优化患者左、右心室间的激动顺序。

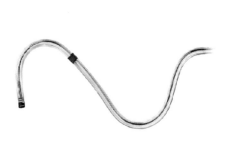

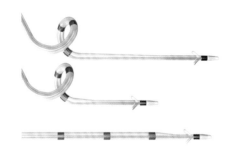

图 1-2　雅培公司 QuickFlex™ 1258T 　　　图 1-3　波士顿科学公司左心室系列导线
　　　　　左心室导线

　　(3)四极导线：虽然大量的循证医学证据表明 CRT 能有效改善充血性心衰的症状，提高患者生活质量，降低心衰住院率和全因死亡率，但仍有接近 30% 的患者术后临床症状、心脏结构、病死率等无明显改变，称为"无反应"。研究发现，导致 CRT 无反应的原因是多方面的，而非单一因素，包括心肌瘢痕负荷过重、左心室导线未植入理想部位，以及术后未达到有效的双心室起搏等，同时 CRT 植入后出现导线移位、膈神经刺激(PNS)、起搏阈值增高等并发症，会进一步影响 CRT 的反应性。左心室四极导线的出现在减少 CRT 植入并发症、提高 CRT 术后有效性上有着重要的作用。雅培公司生产的 Quartet™1458Q 于 2011 年美国 FDA 批准上市，于 2013 年 9 月在中国首次应用于临床。Quartet™ 四极导线共包括四个电极，由头端至近端分别为 D1、M2、M3、P4，其他三个电极距 D1 的距离分别为 20mm、30mm、47mm，可覆盖左心室的大部分；导线中的四个极都可作为阴极，其中 M2、P4 两极亦可作为阳极，而右心室导线电极(RV)仅可作为阳极，所以可以产生 10 个起搏向量的不同配置，分别为 D1-M2、M3-M2、P4-M2、D1-P4、M2-P4、M3-P4、D1-RV 线圈、M2-RV 除颤线圈、M3-RV 除颤线圈、P4-RV 线圈(图 1-4)。10 个不同的起搏向量可以有效地避免起搏高阈值、膈神经刺激以及导线脱位等并发症的出现，从而大大地降低了再次手术带来的风险；同时其 4 个电极可覆盖左心室的大部分，大大缩短了手术的时间，并可以有效地提高 CRT 术后疗效，减少了无反应的发生(图 1-4)。随后美敦力公司推出了 Attain performa™4298(成角型)(图 1-5)、4398(直线型)、4598(S 型)四极电极，Boston Scientific 公司也生产出 Acuity™ X4 Spiral L(3D 螺旋型)、Spiral S(3D 螺旋型)、Straight(直型)四极导线(图 1-6)，不同的结构可以适应不同的心脏结构，又不影响导线的操作便利性及稳定性。这些四极导线同样拥有 10 种以上的起搏配置，经证明可以有效降低膈神经刺激发生率。同时四极导线也拥有类固醇洗脱，可以降低慢性起搏阈值，有助于延长器械的使用寿命。四极导线的应用是左心室导线里程碑式的发展,2012 年欧洲心律学会 (EHRA)/美国心律学会(HRS)CRT 植入及随访专家共识中指出:①四极导线可以有效降低长期左心室起搏阈值;②可最小化膈神经刺激;③可降低左心室导线脱位风险,提高左心室导线的稳定性;④进一步改善 CRT 术后患者左心室血流动力学,进而提高 CRT 反应率。但并非所有患者左心室导线都适合使用四极导线,如果患者心脏静脉分支较为扭曲、血管较细并较短时,四极导线(4 个电极之间的距离为一般在 40mm 以上)的后两极会漂浮在 CS 之中,其起搏效果是不佳的。因此,使用双极导线则更具合理性。所以四极导线更适合四个电极能完全置于靶静脉内且能分布于大部分左心室的患者,对提高 CRT 术后临床疗效、增加稳定性、解决相关并发症有着重要的作用。

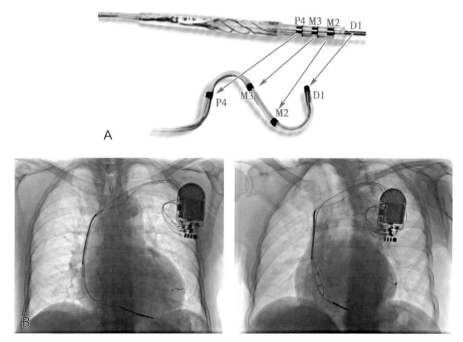

图 1-4　左心室四极导线

A:雅培公司 Quartet™ 1458Q 左心室四极导线;B:左心室四极导线植入术后前后位及左前斜位。

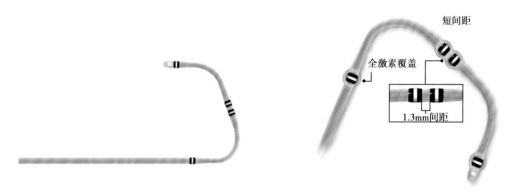

图 1-5　美敦力公司 Attain performa™ 4298 左心室四极导线

(4)左心室导线递送方式:目前常用的 CS 导线中心带孔,可以使用经皮冠状动脉成形术(PTCA)导引钢丝通过。操作时先将 PTCA 导丝塑形后送入靶血管分支,然后将电极导线沿 PTCA 导丝推送入靶血管分支,提高手术成功率。

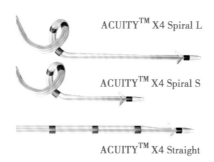

ACUITY™ X4 Spiral L

ACUITY™ X4 Spiral S

ACUITY™ X4 Straight

图 1-6 波士顿科学公司 Acuity™ X4 左心室四极系列导线

六、心脏再同步治疗植入技术

相对于普通起搏器植入而言,CRT 的特殊和关键之处在于增加了起搏左心室导线。理论上讲,左心室导线植入有 3 种途径:①经 CS 途径将起搏导线植入合适的心脏静脉起搏左心室,这是目前临床上应用的主要方法;②穿间隔,从右心至左心室,但这种方法操作难度大,成功率低,术后需要长期抗凝等,临床上为常规方法不能植入时的替代方法;③左心室心外膜起搏,即外科开胸或使用胸腔镜将导线缝在左心室心外膜,但是创伤大,目前临床上已很少应用。

作为保证 CRT 疗效的重要条件之一,左心室导线的植入技术难度大,而且接受植入的患者通常心功能不佳,手术耐受性相对较差,容易出现急性心衰或合并心律失常,因此,CRT 植入操作需要由经验较丰富的起搏电生理医师完成。主要操作包括 CS 插管、心脏静脉及心脏静脉逆行造影、左心室植入靶静脉等。

1. **CS 插管** 由于 CS 开口的特点和 ICD 的植入需要,手术一般从左侧进行,选择穿刺左锁骨下静脉 / 腋静脉或分离头静脉送入导引钢丝,然后将特殊设计的 CS 长鞘(图 1-7)送入 CS,在送入 CS 长鞘时可用 4 级或 10 极电生理标测导管作为导引先送入 CS,然后将 CS 长鞘送入 CS,或者用 Amplatz 造影导管配合泥鳅钢丝寻找 CS 口。对于心脏扩大特别是右心房扩大明显的充血性心衰患者,由于 CS 本身及周围组织解剖变形,CS 开口难以定位,常常导致插管困难甚至手术失败,术前应用 CT 心脏静脉成

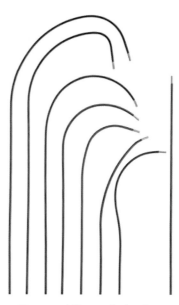

图 1-7 雅培公司多种形状的冠状静脉窦长鞘

像或冠状动脉造影（CAG）延迟显影了解心脏静脉开口情况及分支静脉的解剖特点，可以提高手术成功率。

2. **逆行心脏静脉造影** 当长鞘送至 CS 内后，将带球囊的造影导管沿长鞘送入 CS，随后将球囊充盈后经造影导管推注 10~20ml 的造影剂进行 CS 逆行造影，显示心脏静脉及其分支血管的分布，为充分了解靶血管的情况，建议多体位投照，包括前后位、左前斜及右前斜位。

3. **左心室导线植入** CS 逆行造影完毕后，撤出造影导管，再沿静脉鞘将导线送入心脏静脉，可先将预塑形的 PTCA 导丝插入导线中孔，然后将 PTCA 导丝沿 CS 长鞘送入选定的靶血管，再将左心室导线沿 PTCA 导丝推送入血管。靶血管最好选择左心室侧或后静脉，或者根据超声心动图或三维标测等提示左心室激动最延迟的部位。但由于10%~15% 的患者存在心脏静脉分支迂曲、成角等心脏静脉解剖变异，导致左心室导线植入失败，可以使用鞘中鞘或者 CAG 导管通过冠状静脉长鞘进入冠状静脉，缓慢、轻柔旋转，一旦确定达到靶静脉，经导管推入造影剂，以获取清晰的冠状静脉血管走行图像，然后将 PTCA 导丝送入血管远端，撤出鞘中鞘或 CAG 造影导管，将左心室导管沿 PTCA 导丝送入靶血管（图 1-8）。

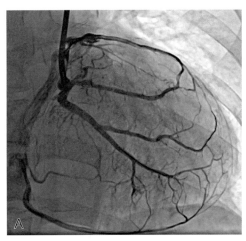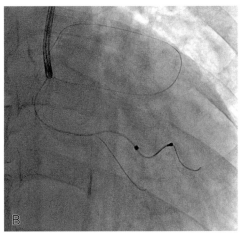

图 1-8 左心室导线植入

A：5F JR 3.5 CAG 造影导管超选择造影；B：左心室导线沿 PTCA 导丝送入靶血管。

4. **起搏测试** 左心室导线植入静脉后，进行左心室起搏阈值测试，并记录左心室电图及体表心电图。因为是心外膜起搏，左心室起搏阈值较高，可接受的参数：起搏阈值≤3.5V 或者比起搏器的最大输出电压低 2V，且不会因电压过高出现膈神经刺激，阻抗300~1 000Ω；通常需用高电压 7.5V 或者 10V 进行起搏，观察是否引起膈神经刺激。最后，常规方法将右心房、右心室导线植入，分别测试右心房、右心室及双心室起搏阈值、感知和阻抗。

总之，CRT 植入的"瓶颈"在于左心室起搏技术，随着导线的不断改进以及经验的积累，目前左心室导线植入成功率已提高至 90%~95%，减少了并发症，同时导线移位率由

20% 降低至不足 10%。对于选择最佳的心脏静脉而言,心脏静脉造影十分重要。已往的研究已经证实,为达到最大程度的同步化,通常应该起搏左心室侧壁或侧后壁,而不是前壁或心尖。如何到达最佳起搏位点尚需冠状静脉造影的引导。CRT 尚存在以下技术难点:如何将导线植入到最佳静脉、如何解决感知/起搏阈值增高以及膈神经刺激等问题。而新型四极导线的推出和鞘中鞘等传送装置的更新,可使 CRT 植入的成功率大大提高。

七、心脏再同步治疗面临的主要问题及展望

1. **心脏再同步治疗无应答** CRT 无应答的概念源自临床实践中观察到的 20%~30% 植入 CRT 患者无血流动力学改善的临床表现。既往研究证实,导致 CRT 无应答的原因主要有以下几种。① QRS 时限及形态:QRS 时限是电学指标,反映心肌除极情况,又与传导系统(如束支传导阻滞)密切相关。当 QRS 时限 <120ms 时,无法从 CRT 治疗中获益;当 QRS 时限≥ 150ms 且是 LBBB 形态时,CRT 疗效最佳。②多危险因素分层中,瘢痕心肌面积及透壁程度即瘢痕负荷是一个非常重要的预测因素。心肌无瘢痕组织或瘢痕组织透壁度 <25% 时,心功能恢复较好(阳性预测值 88%,阴性预测值 89%)。③心衰程度:目前认为 NYHA 心功能Ⅱ~Ⅳ级(不必卧床)可通过 CRT 治疗纠正心衰,对于病情不稳定的心功能Ⅳ级的终末期心力衰竭患者,由于预后已极差,手术风险高且植入过程相对困难,从 CRT 治疗中获益有限。另外,心衰的病程也影响 CRT 疗效,心衰病程 <12 个月是"超反应"的独立预测因子。④左心室导线位置:一般来说,侧壁是左心室激动最晚的部位,与之对应的侧静脉和侧后静脉也是左心室导线植入的最佳位置,并且左心室基底部或中部优于心尖部,亦可放置在左心室最晚激动区。⑤心房颤动(房颤):对房颤患者,要想发挥 CRT 的最大疗效,必须完全、有效地控制房颤的心室率,使双心室起搏比例在 98% 以上,另外,不合适的 AV 间期、二尖瓣反流、肾功能不全及肺动脉高压等都可以导致 CRT 无反应。

CRT 无应答术后的处理策略:①进行血管重建,改善心肌供血。②保证双心室起搏比率,及时随访检查左心室导线工作情况,避免阈值过高导致不起搏。保证双心室起搏夺获 >95%,消除导致不能夺获的因素,如频繁室性早搏,房颤患者心室率快等,可用药物及导管消融等方式保证双心室夺获,也可通过程控起搏器功能来减少心律失常的起搏器不跟踪状态。③优化 AV、VV 间期,CRT 无应答时优化 AV、VV 间期很重要,理想的 AV 间期能延长左心室充盈时间,使心房收缩后立即引起心室收缩,左心室充盈时间延长,减少舒张期二尖瓣反流。理想的 VV 间期可使心排血量更大。④充分发挥起搏器的功能,通过起搏器程控来观察每日的室性心动过速/心室颤动(VT/VF)、房性心动过速/心房颤动(AT/AF)事件,起搏比率,平均日、夜间心率,心率变异性,患者活动度等,针对不同的情况及时调整治疗。如通过 OptiVol 功能及时发现肺部水肿,并在早期给予处理,防止病情加重;如通过 AdaptivCRT 功能减少不必要右心室起搏等。⑤左心室多位点起搏功能:雅培公司推出的 MultiPoint ™ pacing(MPP)通过左心室四极导线提供左心室多位点起搏,夺获更大的心肌面积,尽可能解决瘢痕心脏不同步问题,提高急性/慢性的血流动力学,使左心室收缩更协

调一致,研究显示可以提高 19% 的应答率。⑥术后心衰的药物治疗也是非常重要的。

2. 指导左心室导线的植入 尽管机械运动失同步的影像学证据不能用作筛选 CRT 植入者的标准,但可能对于左心室导线的植入有一定的指导作用。TARGET 及 STARTER 研究显示,超声心动图确定最晚激动的节段(指导导线植入)可能有利于改善患者临床结局。心脏静脉的 CT 影像及心脏磁共振检查(CMR)可用于指导左心室导线避开瘢痕区域,对指导导线植入可能也有作用。另外,电解剖标测及体表心电图标测的出现,图像融合技术使得实时的、多种方式共同确定左心室导线植入位点的方法成为可能。利用计算机模型也可以预测个体患者不同起搏位点的治疗效果。

3. 左心室导线植入困难 由于充血性心衰患者的心脏静脉常常伴有迂曲、成角等而导致植入失败,而心脏磁导航系统是目前世界上最为先进的电生理辅助导管操作系统,借助系统于患者周围营造的局部磁场环境来控制位于患者心脏中导管的方向和走行,实现微小至 1mm 和 1° 的导管活动,远较人手工操作精细和准确,可以提高左心室导线植入成功率,缩短手术时间。

4. 左心室心内膜起搏 尽管经静脉途径左心室导线植入和左心室心外膜导线植入方法已较为成熟,但均为左心室心外膜的起搏,不同于正常的心室激动,因此,左心室心内膜起搏 CRT 越来越多地尝试。左心室心内膜起搏的优势:较低的左心室起搏阈值、较低的膈神经刺激风险、更多的左心室起搏位点选择、更生理且不易诱发心律失常及提高心室同步化效率。左心室心内膜起搏可以经房间隔穿刺、室间隔穿刺途径和经心尖植入左心室心内膜,但目前专门的植入工具少,患者需要终身抗凝,其有效性和安全性亦有待进一步临床研究证实。无导线起搏器是起搏器领域的发展趋势。2013 年无导线左心室心内膜实现心脏再同步系统(WiSE-CRT)应运而生,该系统需要与标准单腔 / 双腔起搏器、ICD 或常规 CRT 装置协同完成双心室起搏,其工作方式是通过植入左心室的无导线电极(左心室电极)对右心室导线的起搏信号进行感知,触发一个埋藏在胸腔皮下的脉冲发生器发射超声波能量,左心室电极将超声波能量转化为电能起搏左心室,实现双心室起搏(从右心室感知到左心室起搏的时间 3~5s)(图 1-9)。在 SELECT-LV 研究中,35 例传统途径植入 CRT 失败的患者植入无导线左心室心内电极及皮下脉冲发生器,植入成功率 97.1%,初步证明了无导线左心室心内膜起搏系统 WiSE-CRT 的可行性和安全性。

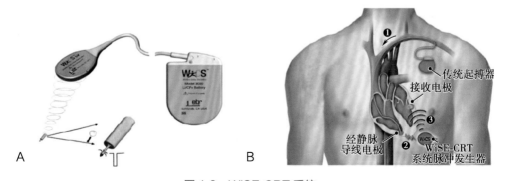

图 1-9 WiSE-CRT 系统

小　结

　　大量临床试验充分证明了在最佳药物治疗的基础上,对伴有束支阻滞的充血性心衰患者植入 CRT/CRT-D 不仅可以改善症状,提高生活质量,减少心衰事件和再住院率,而且可以降低病死率。目前 CRT 治疗已经发展为与药物治疗一样重要的适用于部分心衰患者的新的治疗方法。相信随着左心室导线和植入技术的不断进展,包括左心室四极导线、左心室多部位起搏、左心室多位点起搏和无导线起搏器等新技术在临床的应用,有望进一步提高 CRT 疗效,造福更多的心衰患者。

（俞　杉）

参考文献

［1］顾东风,黄广勇,吴锡桂,等.中国心力衰竭流行病学调查及其患病率.中华心血管病杂志,2003,31(1):6-9.

［2］JEEVANANTHAM V,DAUBERT JP,ZAREBA W.Cardiac resynchronization therapy in heart failure patients:an update.Cardiol J,2009,16(3):197-209.

［3］WANG NC,MAGGIONI AP,KONSTAM MA,et al.Clinical implications of QRS duration in patients hospitalized with worsening heart failure and reduced left ventricular ejection fraction.JAMA,2008,299(22):2656-2666.

［4］VERBEEK XA,VERNOOY K,PESCHAR M,et al.Quantification of interventricular asynchrony during LBBB and ventricular pacing.Am J Physiol Heart Circ Physiol,2002,283(4):H1370-H1378.

［5］GHOSH S,SILVA JN,CANHAM RM,et al.Electrophysiologic substrate and intraventricular left ventricular dyssynchrony in nonischemic heart failure patients undergoing cardiac resynchronization therapy.Heart Rhythm,2011,8(5):692-699.

［6］CAZEAU S,RITTER P,BAKDACH S,et al.Four chamber pacing in dilated cardiomyopathy.Pacing Clin Electrophysiol,1994,17(11 Pt 2):1974-1979.

［7］GRAS D,MABO P,TANG T,et al.Multisite pacing as a supplemental treatment of congestive heart failure:preliminary results of the Medtronic Inc.InSync Study.Pacing Clin Electrophysiol,1998,21(11 Pt 2):2249-2255.

［8］ABRAHAM WT,FISHER WG,SMITH AL,et al.Multicenter InSync randomized clinical evaluation.Cardiac resynchronization in chronic heart failure.N Engl J Med,2002,346(24):1845-1853.

［9］BRISTOW MR,SAXON LA,BOEHMER J,et al.Cardiac-resynchronization therapy with or without an implantable defibrillator in advanced chronic heart failure.N Engl J Med,2004,350(21):2140-2150.

［10］CLELAND JG,DAUBERT JC,ERDMANN E,et al.The effect of cardiac resynchronization on morbidity and mortality in heart failure.N Engl J Med,2005,352(15):1539-1549.

［11］MOSS AJ,HALL WJ,CANNOM DS,et al.Cardiac-resynchronization therapy for the prevention of heart-failure events.N Engl J Med,2009,361(14):1329-1338.

［12］中华医学会心血管病学分会心力衰竭学组,中国医师协会心力衰竭专业委员会,中华心血管病杂志编辑委员会.中国心力衰竭诊断和治疗指南 2018.中华心血管病杂志,2018,46(10):760-789.

［13］WU Q,YU S,AN YP,et al.PCI techniques to aid implantation of CRT-D in a senior patient with persistent left superior vena cava.J Geriatr Cardiol,2016,13(7):639-642.

［14］REDDY VY,MILLER MA,NEUZIL P,et al.Cardiac Resynchronization Therapy With Wireless Left Ventricular Endocardial Pacing:The SELECT-LV Study.J Am Coll Cardiol,2017,69(17):2119-2129.

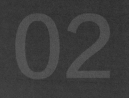

第2章
双心室起搏的时间间期

传统起搏的目的是避免心脏停搏和满足新陈代谢需要。为了达到这一目的,传统起搏的时间间期需要确保合适频率区间和房室同步。

心力衰竭(心衰)时常常合并心肌电传导不同步和机械收缩延迟。心室间和心室内收缩不同步降低心肌有效做功。双心室起搏可以减少或消除心室间和心室内收缩不同步,提高心肌做功效率,实现心脏收缩再同步化。临床研究证实,再同步治疗可以提高心衰患者的生活质量和心功能,降低病死率。因此,无论患者是否合并心动过缓,再同步治疗中都需要保证持续有效心室起搏。基于这个目的,双心室起搏的时间间期有别于传统单、双腔起搏。

一、起搏模式

双心室起搏时,起搏模式选择与传统起搏相似。合并有持续性心房颤动(房颤)的患者,应选择 VVIR 起搏模式。不合并持续性房颤的患者,应选择 DDD/DDDR 起搏模式。心衰患者起搏治疗中,持续心室夺获是实现双心室起搏、改善心肌收缩不同步的前提。因此,促进自身房室下传起搏模式(例如 AAI)或功能(AVsearch 等)都要避免或关闭。

二、基于右心室时间间期

与双腔起搏器基于心房的时间间期不同,双心室起搏是基于心室的时间间期,确切地说,是基于右心室的时间间期。因此在双心室起搏中,在感知右心室或起搏右心室后,起搏器开始一个新的计时间期(图 2-1)。

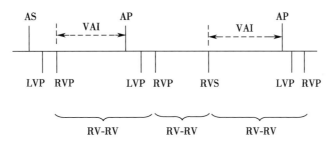

图 2-1 双心室起搏中,基于右心室的计时间期

从右心室起搏或感知事件之后重整间期,保持 VA 间期保持恒定。AS:心房感知;AP:心房起搏;VAI:室房间期(心房逸搏间期);LVP:左心室起搏;RVP:右心室起搏 RVS:右心室感知。

三、起搏间期

双腔起搏中低限起搏频率通常为 60 次 /min,低限起搏间期为 1 000ms。由于基于心房的计时间期,保证 AA 间期不变,因此 RR 间期可能由于起搏的房室间期(PAV)>感知的房室间期(SAV),导致实际的起搏间期略长于低限频率间期。而在双心室起搏中,其间期的设置是基于心室的计时间期,保证心房的逸搏间期(VA 间期)保持不变。因此,实际的起搏间期会随着房室间期(AV 间期)变化而变化,略短于低限频率间期。若程控了频率应答功能,起搏间期长短将由传感器驱动频率决定。

四、房室间期

房室顺序起搏或感知心房触发心室起搏的工作方式能保证房室顺序起搏,对于改善心衰患者血流动力学是非常重要。总之,适合的 AV 间期确保心室夺获是双心室起搏中关键。

在双心室起搏中,AV 间期设置通常要短于自身 PR 间期,以确保起搏器有效夺获心脏,避免产生融合波。此外,自身 PR 间期会随着心率加快(例如运动)而缩短。若设置一个固定的 AV 间期,适应不同频率下自身 PR 间期的变化,那么房室间期就需要设置非常短(60~80ms)。过短的 AV 间期又会影响心房有效收缩和心室舒张功能。因此房室间期设置需要注意以下两个方面。一方面,AV 间期不宜过长,确保心室夺获。另一方面,AV 间期也要足够长,保证有效心房收缩和心室舒张。此外,还需要兼顾 PR 生理性缩短。因此在双心室起搏中,需要设置频率适应性动态 AV 间期。

有一些特殊的算法也可以保证有效心室起搏。房室间期负滞后(AV negative hysteresis),当前一个心动周期中出现感知心室事件时,起搏器会按一定比例自动缩短下一个 AV 间期(图 2-2)。心室感知后反应(ventricular sensed response,VSR),当一侧心室出现感知事件时,会立即触发对侧心室起搏(图 2-3)。VSR 可以提高左心室激动延迟,提高心室间收缩同步化。此外,不同 VV 间期设置下,即左心室(LV)→ 右心室(RV)、RV → LV 或 LV-RV 同步,双心室的房室间期也有不同算法(图 2-4)。

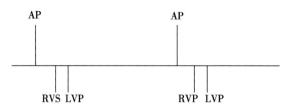

图 2-2 AV 间期负滞后
AP:心房起搏;LVP:左心室起搏;RVP:右心室起搏;
RVS:右心室感知。

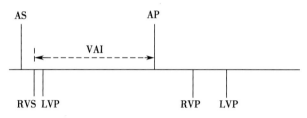

图 2-3 VSR 功能
右心室感知后立即触发左心室起搏。RVS-LVP 间期显著短于 RVP-LVP 间期。AS:心房感知;AP:心房起搏;VAI:室房间期(心房逸搏间期);LVP:左心室起搏;RVP:右心室起搏;RVS:右心室感知。

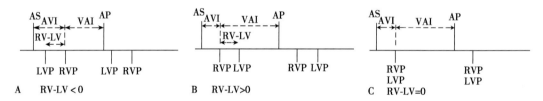

图 2-4 不同 VV 间期设置条件下,双心室起搏计时间期的变化
AS:心房感知;AP:心房起搏;AVI:房室间期;VAI:室房间期(心房逸搏间期);LVP:左心室起搏;RVP:右心室起搏;RV-LV:VV 间期。

五、室间间期

室间间期(VV 间期)是双心室起搏特有的时间间期。VV 间期可以设置为左心室提前、右心室提前或双心室同步,间期 0~60ms。以往研究显示,通过调整 VV 间期,可以提高部分"CRT 无反应"患者的疗效。超声组织多普勒(tissue Doppler imaging,TDI)可用于评估室间收缩不同步,进而常被用于 VV 间期的优化。

在双腔起搏器中,感知到心室自身 QRS 波后,会抑制心室脉冲发放,因此不会发生竞争性起搏。在双心室起搏中,当仅有一侧心室具有感知功能,在某些情况下就可能出现竞争性起搏。当左心室导线不具有感知功能时,且自身 LV-RV 激动传导延缓,来自左心室的早搏未能及时被起搏器感知到,起搏器顺序发放的双心室起搏就可能导致竞争性起搏,产生致心律失常效应(图 2-5、图 2-6)。当双心室均具有感知功能时,来自左、右侧心室的自身激动均能被心脏再同步治疗(CRT)感知到。感知后时间间期的变化取决于自身激动起源的位置和时间。若激动来自右心室,并在 AV 间期结束前发生。那么这个激动会触发一个新的 VA 间期和新的计时间期(图 2-7)。对于打开 VSR 功能的 CRT,当感知到右心室自身电活动时,还能立即或在程控 RV-LV 间期后触发左侧心室的起搏(图 2-8)。来自左心室的激动,会抑制左、右心室脉冲发放,在感知到右心室自身 QRS 波后起搏器重整计时间期(图 2-9)。此外,来自左心室的激动也可能触发右心室起搏,在右心室脉冲发放后起搏器重整计时间期(图 2-10)。双心室起搏中,心室安全起搏可以来自双心室,也可以来自右心室作为后备起搏。

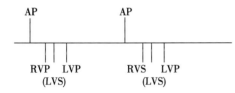

图 2-5　双心室起搏,仅右心室感知

来自左心室的激动不被感知,起搏器顺序发放脉冲,容易导致竞争心率。AP:心房起搏;LVP:左心室起搏;RVP:右心室起搏;LVS:不被感知的左心室激动。

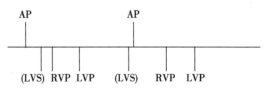

图 2-6　双心室起搏,右心室感知

来自左心室的早搏不被感知,起搏器顺序发放脉冲,容易导致竞争心率。AP:心房起搏;LVP:左心室起搏;RVP:右心室起搏;LVS:不被感知的左心室激动。

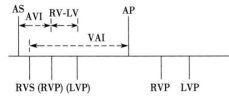

图 2-7　来自右心室早搏对计时间期的影响

来自右心室早搏开启一个新的计时间期和 VA 间期,并抑制了左、右心室脉冲的发放。AS:心房感知;AP:心房起搏;VAI:室房间期(心房逸搏间期);LVP:左心室起搏;RVP:右心室起搏;RVS:右心室感知;RV-LV:VV 间期;RVP:被抑制的右心室起搏;LVP:被抑制的左心室起搏。

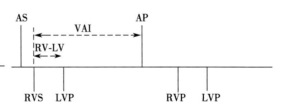

图 2-8　右心室感知后,在 VV 间期结束时触发左心室起搏

RVS-LVP 间期等于 RVP-LVP 间期。AS:心房感知;AP:心房起搏;VAI:室房间期(心房逸搏间期);LVP:左心室起搏;RVP:右心室起搏;RVS:右心室感知;RV-LV:VV 间期。

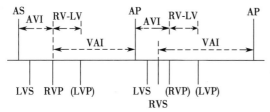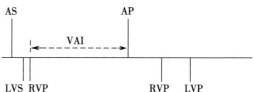

图 2-9　左侧：来自左心室的激动被起搏器感知到，起搏器抑制 LVP，但不重整 VA 间期和计时间期，在 AV 间期结束时起搏器发放 RV 脉冲，RVP 发放后起搏器重整 VA 间期。右侧：起搏器先后感知到来自左、右心室激动，在感知到 RVS 后起搏器重整 VA 间期

AS：心房感知；AP：心房起搏；AVI：房室间期；VAI：室房间期（心房逸搏间期）；LVP：左心室起搏；RVP：右心室起搏；RVS：右心室感知；RV-LV：VV 间期。

图 2-10　来自左心室的激动也可能触发右心室起搏，在右心室脉冲发放后起搏器重整计时间期
AS：心房感知；AP：心房起搏；VAI：室房间期（心房逸搏间期）；LVP：左心室起搏；RVP：右心室起搏；LVS：左心室感知。

对于 AV 间期和心室不应期之外的心室感知事件，CRT 会触发对侧心室脉冲发放。激动来自不同心室腔，CRT 计时间期略有不同。例如，当 VV 间期程控为左心室提前时，左心室自身电活动会抑制左心室自身电活动，同时触发一个 VV 间期，在 VV 间期结束时，若无自身右心室激动，起搏器触发右心室起搏。而与此不同，来自右心室自身电活动会触发一个新的计时间期，并立即触发左心室激动发放。

目前，随着带有感知功能左心室导线以及左心室四极导线的应用，VV 间期的优化也更为复杂，许多 CRT 都推出自动 VV 间期优化的功能。这就大大简化了临床工作。

六、心室后心房不应期

在心室起搏或感知事件之后会触发心室后心房不应期（PVARP）。在双腔起搏器中，PVARP 是为了避免心房通道不恰当地感知 QRS 波和 T 波。通常情况下，PVARP 被设置为 350ms。同时 PVARP 还是心房总不应期的一部分。因此，PVARP 延长，心房总不应期也随之延长，使得起搏器能跟踪的上限频率降低。在双心室起搏中，左、右心室都发放脉冲，PVARP 起始于右心室起搏（RVP）。与双腔起搏不同，双心室起搏为了保证房室 1∶1 跟踪，心房总不应期不宜设置过长。因此 PVARP 也不宜过长。当在 PVARP 中感知到的心房事件会被标记为不应期内心房感知（AR），不会触发心室跟踪。在双心室起搏中，频繁的 AR 会导致双心室起搏的比例降低。目前多数 CRT 中均将 PVARP 设置为 AUTO，也就是可以根据心房率的快慢动态调整，当感知到 AR 后，PVARP 会自动缩短，最短 PVARP 可达到 250ms（图 2-11）。

在双腔起搏中，当起搏器感知到室性早搏（室早）时，会自动延长 PVARP 达到 400ms，这一功能被称为室早后反应。起搏器对室早的定义是在心室感知事件之前无心房起搏或感知事件，这个心室感知就被定义为室早。在双腔起搏器中，室早会重整心房逸搏间期。

同时为了避免室早后逆传心房波被起搏器感知到,导致起搏器介导的心动过速,在双腔起搏器中,PVARP 会延长至 400ms。在双心室起搏中,室早 PVARP 的延长会导致潜在心房感知不足,影响再同步起搏(图2-12)。因此在双心室起搏中,室早后反应功能应被关闭。另外,心肌收缩不同步患者中,室间传导延迟,室早对双心室起搏计时间期的影响更为不确定。右心室感知到早搏后,会触发新的计时间期和左心室起

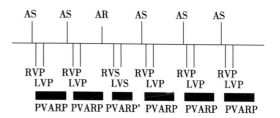

图 2-11　PVARP 自动缩短,保证有效双心室起搏

AS:心房感知;AR:不应期内心房感知;LVP:左心室起搏;RVP:右心室起搏;RVS:右心室感知;LVS:左心室感知;PVARP:心室后心房不应期;PVARP':心室后心房不应期缩短。

搏。同时心室内激动也会通过心肌向左心室传导。如此,左心室起搏脉冲就可能会落到易损期上,或是产生短 - 长间期,导致室性心律失常。

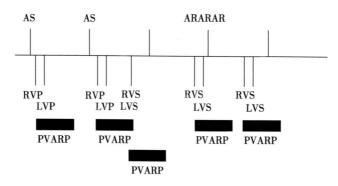

图 2-12　室早后 PVARP 导致心房落入不应期中,
导致双心室起搏中断

AS:心房感知;AR:不应期内心房感知;LVP:左心室起搏;RVP:右心室起搏;RVS:右心室感知;LVS 左心室感知;PVARP:心室后心房不应期。

七、上限频率间期

在双腔起搏器中,上限频率行为是为了避免跟踪快速的房性心律失常。通常,起搏器会设定一个上限跟踪频率(maximum tracing rate,MTR)。心房总不应期决定了 2∶1 房室阻滞频率。若 MTR 低于 2∶1 阻滞频率,心房率超过 MTR,当低于 2∶1 阻滞频率,起搏器就出现类文氏阻滞现象。若 2∶1 阻滞频率低于 MTR,当心房率高于 2∶1 阻滞频率时,心室率会突然下降 50%。

在大多数双心室起搏的患者中,自身房室传导正常。因此在时间间期设置方面要避免发生文氏阻滞或 2∶1 阻滞(图2-13),以确保起搏器能持续夺获心室。另外,临床上心衰合并快

速房性心律失常并不少见。因此为了保障双心室夺获,应缩短心房总不应期,并提高 MTR。

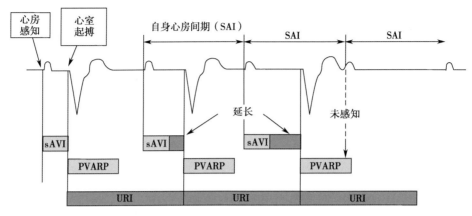

图 2-13　起搏器文氏阻滞示意图

sAVI:感知房室间期;URI:上限跟踪频率间期;PVARP:心室后心房不应期。

根据 P 波发生的时间,上限频率反应可分为两种类型。①文氏阻滞前现象(pre-empted Wenchebach upper rate response),PAV 逐渐延长,但 P 波尚未落入心室后心房不应期,出现 AS-VS(图 2-14)。②由于 P 波落入心室后心房不应期,出现 AR-VS。

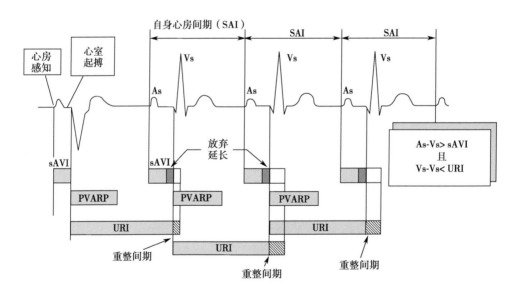

图 2-14　最大跟踪频率的限制导致双心室起搏失效示意图

As:心房感知;Vs:心室感知;sAVI:感知房室间期;PVARP:心室后心房不应期;
URI:上限跟踪频率间期。

1. 文氏阻滞前现象　在传统起搏器患者中,当上限频率间期 > 心房总不应期,当心房率超过上限频率间期室,SAV 会逐渐延长。心衰患者,由于自身房室传导良好,进行性 SAV 间期延长时,常常出现自身下传的 QRS 波,而表现为间断心室脉冲被抑制,心电图中出现完全的自身心律。①自身 RR 间期 <MTR；② PR 间期 >SAV 间期；③ P 波能恒定被感知，不存在间断感知不良，是导致上述现在的必要条件。在双心室起搏患者中，当心率加快（例如运动中），就容易发生这种现象（图 2-15）。因此双心室起搏的患者应设置较高上限跟踪频率。

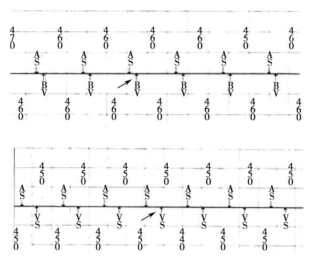

图 2-15　当 PP 间期从 470ms 缩短到 450ms，由于短于最大跟踪频率间期，PAV 间期延长，自身 PR 间期短于延长后 PAV 间期，双室起搏失效，出现 AS-VS 工作模式

2. P 波落入 PVARP　当 P 波落入 PVARP 中，起搏器就不能保持 1∶1 心房跟踪，而出现 AR-VS。当窦性心律低于程控上限跟踪频率，P 波就会持续落入到 PVARP 中。由于 AR-VS> 程控 SAV，因此 AR-VS+PVARP> 心房总不应期。起搏器就会持续按照 AR-VS 方式以低于上限的频率工作。当窦性心律间期超过（AR-VS+PVARP）间期，P 波脱离 PVARP，才能恢复双心室同步起搏。因此自动缩短的动态 PVARP 对于避免 P 波落入 PVARP 十分重要。

八、不应期

当右、左心室脉冲发放后，就触发了心室不应期（ventricular refractory period，VRP）。若还设定 VV 间期延迟，那么总心室不应期等于 VRP+VV。总心室不应期的延长会影响起搏器对室性心律失常识别。

时间间期参数与程控要点见表 2-1。

表 2-1　时间间期参数与程控要点

参数	程控
AV 间期	1. 避免长 AV 间期，保证双心室夺获
	2. 合适 SAV 减少与自身的融合波
	3. 程控频率适应性 AV 间期

续表

参数	程控
PVARP	1. 短 PVARP（通常为 250ms），同时打开 PMT 功能
	2. 关闭室早后 PVARP 自动延长
	3. 设置动态 PVARP
上限频率	1. 较高的上限跟踪频率，一般 >140 次 /min
	2. 对于合并变时功能不全的患者，打开频率应答功能

小　结

　　随着 CRT 临床应用推广，人们认识到持续有效（>98%）双心室起搏是保证 CRT 疗效的前提，双心室起搏时间间期也越来越受到重视。双心室起搏时间间期是在双腔起搏间期的基础上发展而来的，但又有其特殊之处。学习双心室起搏时间间期有助于我们优化 CRT，提高 CRT 疗效。

（刘　兵）

参考文献

［1］ STRAUSS DG,SELVESTER RH,WAGNER GS.Defining left bundle branch block in the era of cardiac resynchronization therapy.Am J Cardiol,2011,107(6):927-934.

［2］ BAROLD SS,HERWEG B.Usefulness of the 12-lead electrocardiogram in the follow-up of patients with cardiac resynchronization devices.Part Ⅱ.Cardiol J,2011,18(6):610-624.

［3］ BAROLD SS,HERWEG B,GIUDICI M.Electrocardiographic follow-up of biventricular pacemakers. Ann Noninvasive Electrocardiol,2005,10(2):231-255.

［4］ GLIKSON M,HAYES DL,NISHIMURA RA.Newer clinical applicationsof pacing.J Cardiovasc Electrophysiol,1997,8 :1190-1203.

［5］ OBIAS-MANNO D.Unconventional applications in pacemaker therapy.AACN Clin Issues,2001,12(1): 127-139.

［6］ CAZEAU S,LECLERCQ C,LAVERGNE T,et al.Effects of multisite biventricular pacing in patients with heart failure and intraventricular conduction delay.N Engl J Med,2001,344(12):873-880.

［7］ HERWEG B,ILERCIL A,MADRAMOOTOO C,et al.Latency during left ventricular pacing from the lateral cardiac veins:a cause of ineffectual biventricular pacing.Pacing Clin Electrophysiol,2006,29(6):574-581.

［8］ HERWEG B,ALI R,ILERCIL A,et al.Site-specific differences in latency intervals during biventricular pacing:impact on paced QRS morphology and echo-optimized V-V interval.Pacing Clin Electrophysiol, 2010,33(11):1382-1391.

［9］ BOGAARD MD,HESSELINK T,MEINE M,et al.The ECG in cardiac resynchronization therapy: influence of left and right ventricular preactivation and relation to acute response.J Cardiovasc Electrophysiol,2012,23(11):1237-1245.

［10］ VAN DEURSEN CJ,BLAAUW Y,WITJENS MI,et al.The value of the 12-lead ECG for evaluation and optimization of cardiac resynchronization therapy in daily clinical practice.J Electrocardiol,2014, 47(2):202-211.

第3章
双心室起搏心电图

心脏再同步治疗（CRT）是心力衰竭（心衰）患者重要的器械治疗。心衰患者常合并心脏电不同步。心电不同步常导致心肌收缩不同步。CRT通过再同步化心肌收缩，提高患者生活质量、活动耐力、心功能和生存率。临床上，有30%患者对CRT无反应。除了患者症状、心脏超声指标及心肌标记物外，心电图中QRS波形态和时限的变化常用于评估CRT疗效。CRT术后心电图因植入心脏静脉分支、左心室瘢痕程度、与自身心律融合比例以及右心室导线植入位置的不同而不同。

目前临床上还主要通过将左心室导线植入心脏静脉分支的心外膜面实现双心室起搏。也有报道通过小切口开胸植入左心室导线，通过房、室间隔穿刺，植入左心室导线。但目前多为个案或小样本报道。这些途径植入的左心室导线的电-机械同步性还需要更进一步研究。不过随着希氏-浦肯野系统（希浦系统）起搏发展，尤其左束支起搏，最大限度利用自身正常传导系统，实现心电和机械收缩同步性。这是目前起搏研究领域的热点，已有左束支起搏纠正心肌收缩不同步，改善心衰患者心功能的报道。本章主要讨论经心脏静脉植入左心室导线实现双心室起搏的心电图变化。

一、QRS 波形态

在CRT，心室不同部位激动常由不同导线触发，这就使得QRS波是左、右心室激动的融合波，因此也更为复杂多样。临床上常见的CRT工作方式有双心室起搏、单左心室起搏或左心室起搏与自身激动融合。下面进一步介绍不同起搏方式下的心电图变化。

1. **自身激动** 许多研究显示左束支传导阻滞（left bundle branch block，LBBB）是CRT有反应的标志之一。LBBB患者右束支传导功能正常，因此心室激动起源于右心室，并从右侧心内膜面传向间隔,再向左心室面扩布,左心室后侧壁常是最晚激动点。LBBB时,激动从右心室传导到间隔需要 40~50ms,从间隔传导到后侧壁需要 50ms,再到心肌内扩布需要 50ms。这就导致整个 QRS 时限达到 140~150ms。

经典的 LBBB 图形是 QRS 时限 ≥ 120ms,V_1 导联为 QS 型或 rS 型,Ⅰ 和 V_6 导联为单向 R 波无 Q 波。Strauss 等研究指出,在经典的 LBBB 中,Ⅰ、aVL、V_5 和 V_6 导联中 R 波应有切迹或顿挫。通常在 QRS 波起始之后 50ms 有一个切迹,它代表室间隔除极。当激动传导到左心室游离壁心外膜和侧壁心内膜面时,心电图上会出现第二个切迹(图3-1,图 3-2A)。LBBB 时由于激动都是跨间隔传导,并在左心室内扩布,侧壁是最晚激动点。因此当激动到左心室心内膜面时,心电向量的振幅和方向保持基本一致。而一些非典型 LBBB 患者的左心室激动时间可能短于典型 LBBB 患者,但前者室间传导时间(intraventricular conduction delay,IVCD)的不均一较后者显著得多。这也造成非典型 LBBB 患者心室间及心室内传导显著不同步。

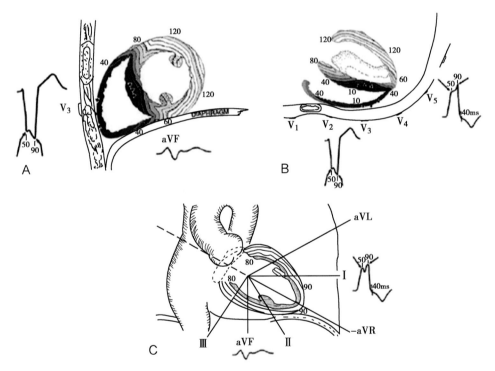

图 3-1　完全性左束支传导阻滞 QRS 波图形

矢状面 (A)、横截面 (B) 和额面 (C) 显示左束支传导阻滞时,激动传导过程及相应的 QRS 波。

2. 右心室起搏　右心室起搏部位包括心尖部、间隔部和流出道。但目前并未发现不同右心室起搏部位 CRT 疗效的差异。临床中,CRT 常用右心室起搏部位是右心室心尖部。

右心室起搏时,胸前导联产生一个类 LBBB 起搏图形,V_1 导联为负向波。右心室心尖部起搏时,激动来自心尖部,向上、向左传导,在额面电轴位于左上象限,Ⅰ 导联为正向,aVF 导联为负向。当心脏扩大伴有逆钟向转动时,心尖部起搏也可导致额面电轴位于右上象限。右心室间隔部起搏时,额面电轴指向左下,激动传导更接近于正常,Ⅰ、aVF 导联均为正向波(图 3-2B)。右心室流出道起搏时,随着电极位置自下而上,从前向后改变,起搏心电图电轴方向也左下向右下过渡(图 3-2C)。右心室起搏时,除了 V₁ 导联呈现 QS 型外,还可以为 rS 型。起始部的"r"波常常提示导线位于低位间隔。此处起搏导致激动先向上,紧接着向整个右心室流出道扩布。因此,双心室起搏中,V₁ 导联起始部"r"并不能提示左心室有效起搏。当激动来自左心室游离壁时,V₁ 导联出现正向 R 波的类右束支传导阻滞(right bundle branch block,RBBB)图形。因此,当右心室起搏时,V₁ 导联为正向波,就需要进一步评估导线位置。当导线误入心中静脉,可以出现上述情况。

右心室心尖部起搏可以产生类似 LBBB 图形,但其与真正 LBBB 还是有差异的。首先,右心室心尖部起搏后 QRS 时限较 LBBB 更宽。LBBB 时,右心室内激动传导是正常的,且激动呈环形包绕着传导到左侧,速度也更快。心尖部起搏时,激动是从心尖向心底,从右向左传导,无论在左心室还是在右心室,激动的扩布更为缓慢。且与 LBBB 相比,心尖部起搏后,心室内最晚激动点更靠基底部,更靠后。

3. **左心室起搏**　左心室游离壁中后部一直是 CRT 左心室导线植入的靶位点。目前越来越多证据表明,左心室导线植入于激动最延迟的部位,无论是电学激动还是机械收缩,都能提高 CRT 疗效。在分析左心室起搏时,为了避免融合波,常要设置一个非常短的 AV 间期或程控为 VVI 模式。冠状静脉系统起搏,激动来自左心室游离壁,在 V₁ 导联上表现为正向 R 波的类 RBBB 图形(图 3-2D、E)。若导线被植入到心中静脉,右心室激动会领先于左心室。而一旦导线进入心大静脉,那么右心室流出道的激动领先于左心室前壁。在这些情况下,V₁ 导联会出现类 LBBB 图形。其次额面电轴有助于判断导线位置高低。电轴位于左上或右上象限提示左心室导线为前壁或前侧壁。左心室起搏时,Ⅰ 导联不一定都是负向波。当左心室显著扩大伴有逆钟向转动,同时导线位于左心室基底部时,激动从心底部向心尖部,从左向右传导,此时 Ⅰ 导联就可以出现正向波(图 3-3)。因此,当左心室电极靠近前侧静脉时,额面电轴指向左下;当左心室电极远离前侧静脉时,额面电轴指向右下。当然利用电轴方向评估导线位置时,还要注意到心脏本身转位对电轴方向也有影响。胸前导联 QRS 波的移行可用于评估左心室导线高、中、低位置。导线位于左心室心尖部时,V₁ 导联呈 RBBB 图形,且移行早,通常 V₂ 导联就呈现完全负向 QS 波。胸前导联均为 R 波或到 V₆ 导联才移行,提示导线位于基底部;V₄~V₅ 导联移行,提示导线位于左心室中段;在 V₄ 导联就移行,提示导线更靠近左心室心尖部。在分析左心室起搏时,还要考虑到激动延迟对 QRS 波图形的影响。激动延迟是脉冲信号到 QRS 波起始的时间间期。间期越大,激动延迟越明显。在心内膜面起搏时,激动延迟短(<40ms)。而心外膜左心室起搏时,激动到心内膜下的希浦系统的距离增加。同时激动需通过血管壁、脂肪组织向心内膜传导,其扩布速度也慢于心内膜面传导。双心室同步起搏时,左心室的激动延迟会导致绝大多数心肌被右心室激动带起来,而影响 CRT 疗效(图 3-4)。左心

室起搏后相对窄 QRS 波形态可以用于预测 CRT 有反应。左心室起搏后,QRS 波碎裂或时限显著增宽,常常提示局部心肌纤维化严重,传导显著延缓,应避免将导线植入该部位。

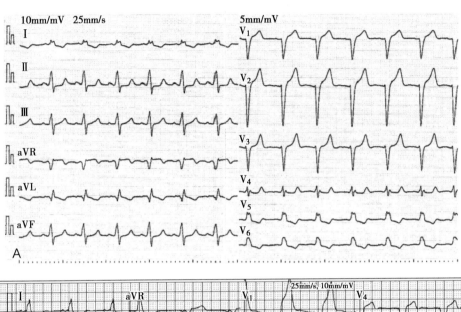

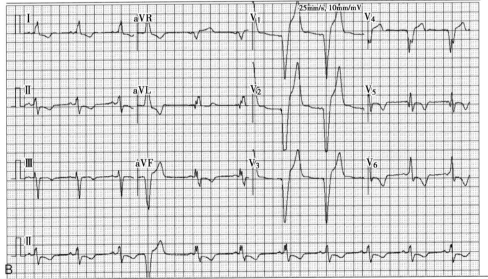

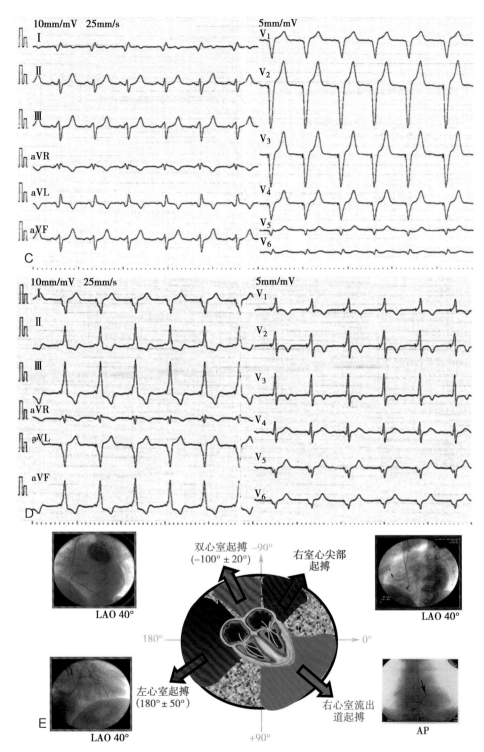

图 3-2 不同部位起搏心电图的特点

A:自身心率,V₁导联呈 LBBB 图形,Ⅰ、V₅、V₆导联可见切迹;B:右心室流出道间隔部起搏心电图,V₁导联为 LBBB 图形,Ⅰ、aVL 导联为正向;C:右心室起搏心电图;D:单左心室起搏心电图,电轴位于右下象限,V₁导联直立 R 波,移行位于 V₄导联;E:不同部位起搏,电轴方向与 X 线影像。LAO:左前斜位;AP:前后位。

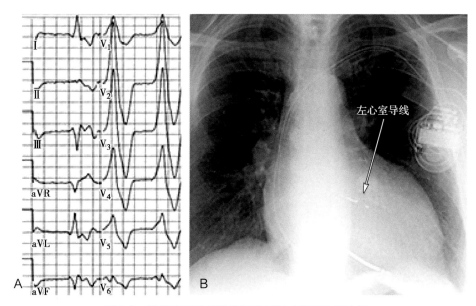

图 3-3　导线位于前侧静脉基底部时,I 导联为正向波

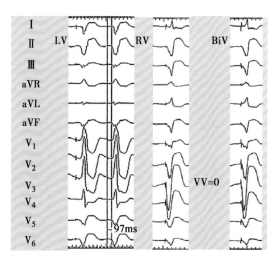

图 3-4　左心室激动延迟(97ms),并导致双心室起搏与右心室起搏无差异
LV:左心室;RV:右心室;BiV:双心室。

二、不同心脏静脉起搏心电图

当左心室导线经心脏静脉植入,V_1 导联为 RBBB 图形。当起搏部位位于心尖部,$V_4 \sim V_6$ 导联为负向波;位于基底部,$V_4 \sim V_6$ 导联为正向波。

1. **心中静脉**　心中静脉是心脏静脉第一个分支,向下走行于后室间沟。起搏时,心电图通常为 RBBB 样,但少数患者为 LBBB。心电图表现为 LBBB 常常是由于间隔左侧心肌瘢痕,导致激动优先进入右侧间隔。激动从左心室下壁向周围扩布,导致 II、III、aVF

导联为负向波,电轴位于左上象限(图 3-5)。

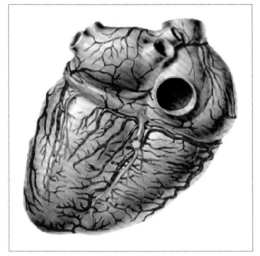
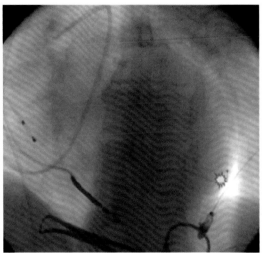

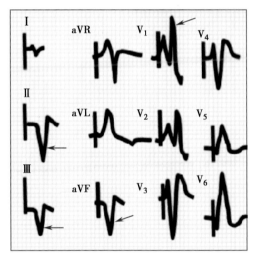

图 3-5　心中静脉解剖、X 线影像和起搏后心电图示意图

2. **心大静脉**　心大静脉是冠状静脉主干部分,自后向前走行于房室沟,其终末部向下走行于前室间沟成为前室间沟静脉。由于心大静脉较粗大,自下而上走行,使得导线不宜固定。通常导线都要进入到前室间沟位置才能有较好固定。此部位起搏,激动起源于左心室游离壁基底段,心电图表现为 II、III、aVF 导联正向波,V₁ 导联直立 R 波,其余胸前导联除了 V₃ 导联可能为负向波,其余导联主波均向上(图 3-6)。

3. **侧后静脉**　侧后静脉位于左心室游离壁,是冠脉静脉导线常用的起搏部位。心电图表现为 RBBB 图形,V₁ 导联为高 R 波,额面电轴常指向右上象限,少数为右下象限(图 3-7)。

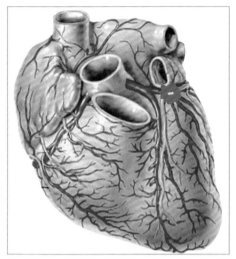
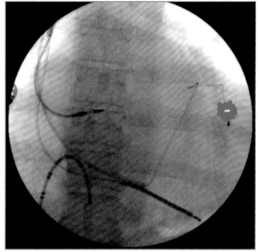

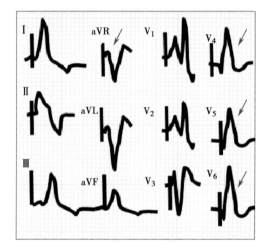

图 3-6　心大静脉解剖、X 线影像和起搏后心电图示意图

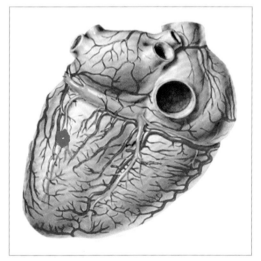
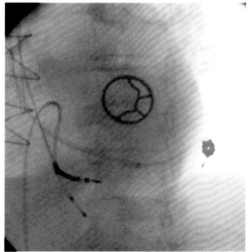

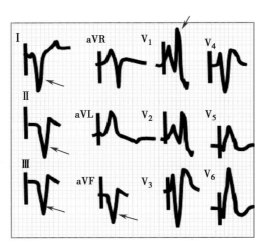

图 3-7　侧后静脉解剖、X 线影像和起搏后心电图示意

三、双心室起搏心电图

双心室起搏心电图实际上是左、右心室起搏的融合波。通过设置不同 AV 间期和 VV 间期,以期双心室融合波时限最窄(图 3-8)。双心室起搏时,额面电轴常常指向右上象限,aVR 导联为正向 R 波。当左心室导线放置偏后时,电轴方向指向左上象限。若左心室起搏与自身融合或左心室导线位于基底部时,电轴也可以完全正常。

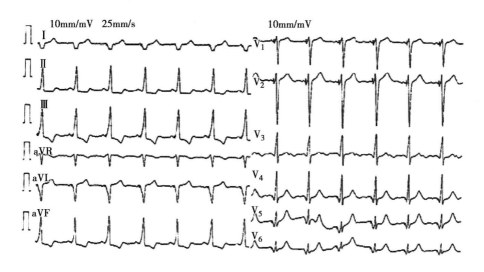

图 3-8　双心室起搏心电图

当患者自身 PR 间期短于起搏器设置的 AV 间期(SAV/PAV 间期)时,表现为自身下传图形。自身 PR 间期长于起搏器设置的 AV 间期(SAV/PAV 间期)时,表现为双心室起

搏图形。自身 PR 间期接近起搏器设置的 AV 间期（SAV/PAV 间期）时,表现为双心室起搏与自身下传融合图形。当右心室提前左心室起搏时,双心室起搏心电图更接近于仅右心室起搏图形;当左心室提前右心室起搏时,双心室起搏心电图更接近于仅左心室起搏图形。左、右心室同时起搏时,心电图兼具两者融合形态图形。图 3-9 显示患者 CRT 植入术后,程控不同 AV 间期和 VV 间期,双心室起搏心电图的变化。

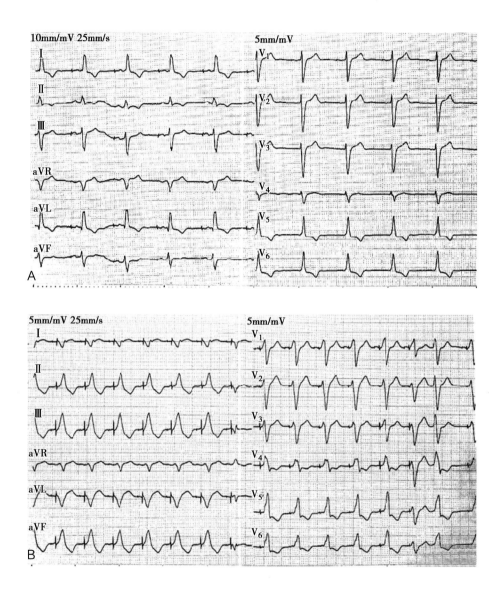

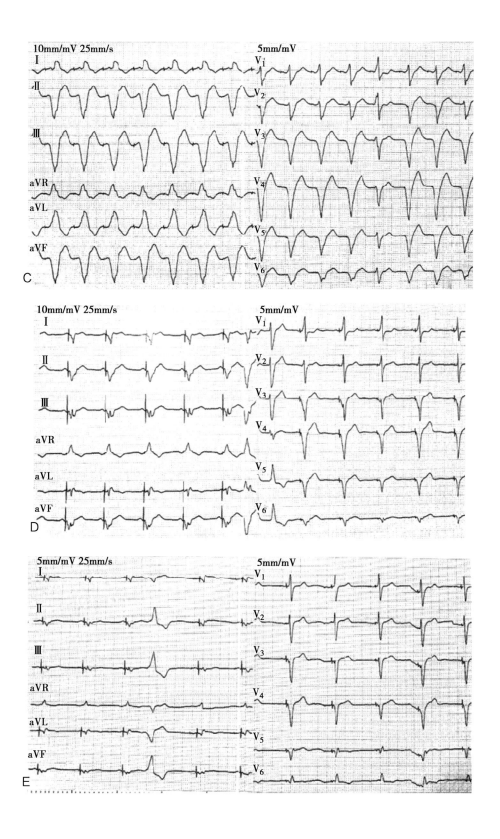

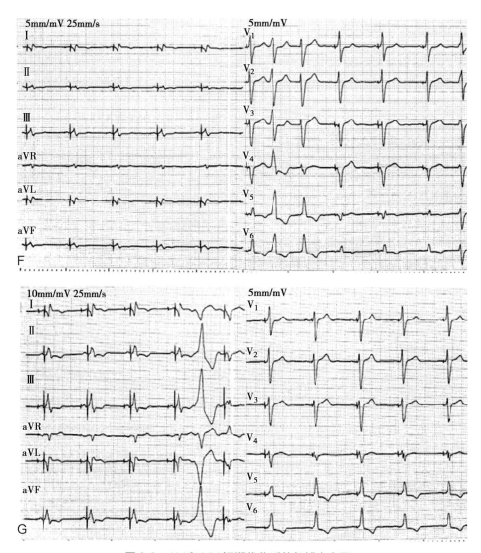

图 3-9　AV 和 VV 间期优化后的起搏心电图

A:患者自身 PR 间期 220ms,PAV=250ms 时,表现为自身下传 QRS 形态心电图,QRS 时限 140ms;B:单左心室起搏,PAV=150ms,心电图表现为:Ⅰ、aVL 导联呈 QS 型,Ⅱ、Ⅲ、aVF 导联主波向上,V₁ 导联呈现 rS 型,V₄~V₆ 导联为 R 波,QRS 时限 180ms;C:单右心室起搏,PAV=150ms,心电图表现:Ⅰ、aVL 导联主波向上,Ⅱ、Ⅲ、aVF 导联呈 QS 型,V₁ 导联呈现 rs 型,胸前导联主波向下,QRS 时限 200ms;D:双室起搏 PAV=150ms,VV 间期 =0ms,心电图表现为:Ⅰ、aVL 导联呈 Qr 型,V₁ 导联呈现 Rs 型,Ⅱ、Ⅲ、aVF 导联呈 QS 型,QRS 时限 150ms;E:双心室起搏 PAV=150ms,VV 间期 =20ms,左心室提前,心电图表现:Ⅰ、aVL 导联呈 Qr 型,V₁ 导联呈现 RS 型,Ⅱ、Ⅲ、aVF 导联负向波变小,Ⅲ 导联出现正向波,QRS 时限 130ms;F:双心室起搏 PAV=150ms,VV 间期 =40ms,左心室提前,心电图表现:Ⅰ、aVL 导联呈 Qr 型,V₁ 导联呈现 Rs 型,Ⅱ、Ⅲ、aVF 导联呈 rs 型,QRS 时限 140ms;G:双心室起搏 PAV=150ms,VV 间期 =60ms,左心室提前,心电图表现:Ⅰ、aVL 导联呈 Qr 型,V₁ 导联呈现 Rs 型,Ⅱ、Ⅲ、aVF 导联呈 Rs 型,起搏图形更像单左心室起搏图形,QRS 时限 140ms。

胸前导联常被用于评估左心室失夺获。双心室起搏时,$V_1 \sim V_2$ 导联通常为直立 R 波。V_1 导联负向波除了要排除左心室失夺获外,还应注意以下情况:① V_1 导联位置在高一肋间;②显著左心室激动延迟或传导缓慢;③左心室导线位置异常,植入到心中静脉。

小　结

12 导联心电图在 CRT 患者入选、导线位置、疗效评估、故障排除等方面都有重要作用。熟悉 LBBB、右心室起搏、左心室起搏心电图有助于准确分析双心室起搏心电图(图 3-10)。

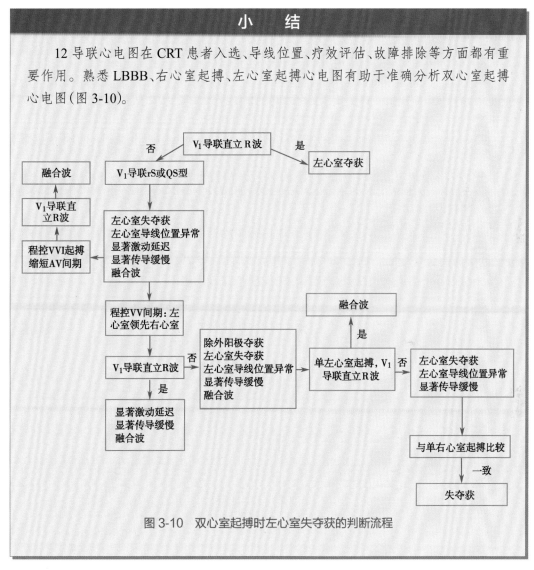

图 3-10　双心室起搏时左心室失夺获的判断流程

（刘　兵）

参考文献

［1］STRAUSS DG,SELVESTER RH,WAGNER GS.Defining left bundle branch block in the era of cardiac resynchronization therapy.Am J Cardiol,2011,107(6):927-934.

［2］BAROLD SS,HERWEG B.Usefulness of the 12-lead electrocardiogram in the follow-up of patients with cardiac resynchronization devices.Part II.Cardiol J,2011,18(6):610-624.

［3］BAROLD SS,HERWEG B,GIUDICI M.Electrocardiographic follow-up of biventricular pacemakers.

Ann Noninvasive Electrocardiol, 2005, 10 (2): 231-255.

[4] SWEENEY MO, VAN BOMMEL RJ, SCHALIJ MJ, et al. Analysis of ventricular activation using surface electrocardiography to predict left ventricular reverse volumetric remodeling during cardiac resynchronization therapy. Circulation, 2010, 121 (5): 626-634.

[5] BOGAARD MD, HESSELINK T, MEINE M, et al. The ECG in cardiac resynchronization therapy: influence of left and right ventricular preactivation and relation to acute response. J Cardiovasc Electrophysiol, 2012, 23 (11): 1237-1245.

[6] VAN DEURSEN CJ, BLAAUW Y, WITJENS MI, et al. The value of the 12-lead ECG for evaluation and optimization of cardiac resynchronization therapy in daily clinical practice. J Electrocardiol, 2014, 47 (2): 202-211.

[7] HERWEG B, ILERCIL A, MADRAMOOTOO C, et al. Latency during left ventricular pacing from the lateral cardiac veins: a cause of ineffectual biventricular pacing. Pacing Clin Electrophysiol, 2006, 29 (6): 574-581.

[8] HERWEG B, ALI R, ILERCIL A, et al. Site-specific differences in latency intervals during biventricular pacing: impact on paced QRS morphology and echo-optimized V-V interval. Pacing Clin Electrophysiol, 2010, 33 (11): 1382-1391.

[9] GOLDENBERG I. Survival with cardiac-resynchronization therapy in mild heart failure. N Engl J Med, 2014, 370 (18): 1694-1701.

[10] TANG AS, WELLS GA, TALAJIC M, et al. Cardiac-resynchronization therapy for mild-to-moderate heart failure. N Engl J Med, 2010, 363 (25): 2385-2395.

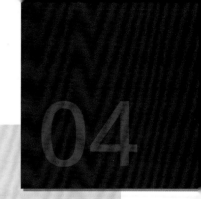

第4章
心脏再同步治疗的参数设置

心脏再同步治疗（CRT）通过位于右心房（RA）、右心室和左心室的电极导线，采用最佳的房室（AV）间期和双心室起搏来增加舒张期充盈时间、减少二尖瓣反流；通过最佳的左心室或右心室优先来协调左右心室间、心室内的同步收缩，增加每搏量，改善患者心功能。CRT 所有功能的实现需要参数的设置，包括基本参数和特殊功能的设置，以争取100% 双心室起搏，从而达到最大限度地改善患者心功能的目的。

一、基本参数

1. **CRT 上限频率**　　CRT 功能的实现需要很高的双心室起搏比例，最好达到100%。为防止窦性心动过速和患者运动时心房失去心室同步跟踪产生抑制作用，应程控较高的上限频率，通常设置为 140 次 /min。临床上，必要时还可通过 β 受体阻滞剂或依伐布雷定等控制患者快速心率。

2. **CRT 低限频率**　　低限频率的设置个体差异较大，通常以心房感知为目标进行设置，因为感知的血流动力学优于起搏。偶尔会有加速性自主节律或交界心律与双心室起搏竞争，此种情况就需要增加低限频率以抑制这些干扰节律。

3. **CRT 心室后心房不应期**　　心室后心房不应期（PVARP）一般设置较短，通常 PVARP ≤ 250ms，以避免双心室起搏模式下失去心脏再同步化。因为较长的 PVARP 容易出现心率加快时 P 波落入 PVARP，特别是在低的上限频率时引起功能性心房感知不足；或交界性或室性自主心律失去心脏再同步化。并且 CRT 患者中无休止的起搏介导的心动过速较为罕见，因此，短 PVARP 也更为安全。

4. **CRT 感知灵敏度**　　CRT 患者要注意远场 R 波过感知问题，心房通道的 R 波远场过感知会引起不恰当的模式转换以及 DDI 模式下的电学失同步。远场 R 波过感知通常表现为短和长心房周长交替现象,可以通过以下设置控制远场 R 波感知,如心室事件后自动降低心房感知灵敏度,或采用识别心房和心室事件的特殊形式的抑制算法。

5. 双心室起搏电压的输出　双心室持续起搏夺获(或称为 100% 双心室起搏)是 CRT 疗效的关键,但同时 CRT 装置的电池寿命也是需要重点考虑的因素,因此,为了保障起搏夺获并在此基础上尽可能延长电池寿命,多选择左心室起搏输出电压为相同脉宽下阈值的 1.5~2 倍。一般情况下,左心室起搏阈值会高于右心室起搏阈值,这就需要我们分别程控左心室电压和右心室电压,以保障双心室夺获。早期使用的 CRT 脉冲发生器,如美敦力公司 InSync 8040,其左心室、右心室导线用 Y 形接口相连后连接于脉冲发生器上,因此左心室、右心室的输出电压不能分别程控,左心室、右心室导线只能以相同的输出电压同时释放脉冲刺激左心室、右心室。目前临床上使用的 CRT 脉冲发生器双心室电压已经能独立输出,即左心室、右心室导线的输出可以分别进行程控,同时,独立的心室输出还提供了灵活且无创性的程控选项,可解决一些并发症,如出现膈神经刺激时降低左心室起搏电压至膈神经刺激阈值以下即可(图 4-1)。

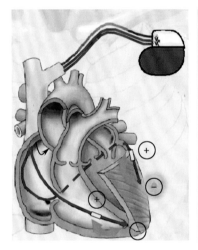

	A	RV	LV
Pulse Amplitude	2.6	2.4	3.6 V
Pulse Width	0.4	0.4	0.5 ms
Sensitivity	1.0	2.5	mV
Refract. Period...	AUTO	250	ms
Far-field Protection...	100	30	ms
PMT Detect/Protect...	ON/250		ms
Polarity Pace	UNIP	BIPL	UNIP
Polarity Sense	BIPL	BIPL	
Lead Check	ON	ON	ON

图 4-1　三通道(A、RV、LV)起搏参数单独设定

A:心房;RV:右心室;LV:左心室;Pulse Amplitude:输出电压;Pulse Width:脉宽;Sensitivity:感知灵敏度;Refract.Period:反拗期;far-field Protection:远场保护;PMT Detect/Protect:起搏器介导的心动过速检测 / 干预;Polarity Pace:起搏极性;Polarity Sense:感知极性;Lead Check:导线检查。

CRT 通过三通道使心房(A)、右心室和左心室相互独立,进而分别程控右心室及左心室的感知与起搏,为右心室和左心室设置不同的电压及脉宽输出,使各腔室实现有效夺获,同时形成更为有效的能量管理,为每个心腔开启定制起搏输出,以达到设备寿命最大化;同时,在植入及随访中提供灵活且非侵入性的程控选项,增加安全保障,并及时应对可能发生的膈神经刺激。

此外,CRT 要注意双心室起搏阳极刺激问题。在一定的起搏电压范围内,阳极作为被动电极并不能引起所接触部位心肌细胞的除极。但当起搏脉冲刺激强度(电压、脉宽)增加到一定程度时,同样也会引起阳极周围心肌的除极,此现象称为起搏电极的阳极夺获

(anodal capture)。植入 CRT 的患者,如果左心室导线采用左心室导线头端至右心室导线环端(LV tip to RV ring)的起搏方式,当进行左心室阈值测试时,较常能看到随着刺激输出电压的增加,起搏心电图由单纯左心室起搏心电图转换为类似双心室起搏心电图的表现,后者即发生了阳极夺获。通常在相同脉宽下,发生阳极夺获的输出电压高于左心室起搏阈值。阳极夺获主要的临床问题是造成 VV 间期优化时的调整丧失作用,可能会影响患者 CRT 疗效;另外,阳极夺获还可导致左心室阈值测试的复杂化。因此 CRT 治疗中应该避免阳极环夺获。避免阳极夺获通常采取的措施包括:使用左心室真双极起搏导线,降低左心室电压输出或脉宽(保持无阳极夺获的左心室安全起搏范围),避免程控为左心室导线头端至右心室导线环端(LV tip to RV ring)。

　　6. CRT 起搏心腔及起搏顺序选择　　每例患者心脏失同步的方式不一样,CRT 可以根据患者测试结果提供个性化治疗,如双心室(BiV)起搏、单纯右心室起搏或者单纯左心室起搏(图 4-2)。

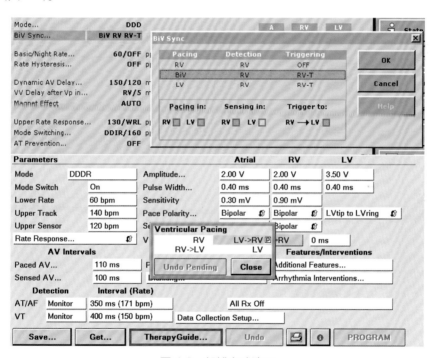

图 4-2　起搏心腔选项

Mode:模式;DDD:双腔起搏,双腔感知,感知后触发或抑制;DDIR:频率应答式双腔起搏,双腔感知,感知后抑制;DDDR:频率应答式双腔起搏器;BiV Sync:双心室同步;Basic/Night Rate:基本 / 夜晚心率;Rate Hysteresis:频率滞后;Dynamic AV Delay:动态房室间期;VV Delay after Vp in:心室起搏后心室间延搁;Magnet Effect:磁铁效应;Upper Rate Response:上限反应频率;Mode Switching:模式转换;AT Prevention:房速预防;Pacing:起搏;Detection:检测;Triggering:触发;Parameters:参数;Lower Rate:低频率;Upper Track:上限跟踪;Upper Sensor:上限感知;AV Intervals:房室间期;Paced AV:房室起搏间期;Sensed AV:房室感知间期;AT/AF:房速 / 房颤;VT:室速;Monitor:监控;Atrial:心房;RV:右心室;LV:左心室;Amplitude:振幅 / 电压;Pulse Width:脉宽;Sensitivity:感知灵敏度;Pace Polarity:起搏电极;Bipolar:双电极;LV tip to Lv ring:左心室尖端到左心室环;Ventricular Pacing:心室起搏;Features/Interventions:特性 / 干预;Additional Features:额外特性;Arrhythmia Interventions:心律失常干预。

为了进一步提高 CRT 的反应率,雅培公司为患者提供了先进的 CRT 起搏系统——左心室多点位起搏系统(multipoint pacing,MPP),在传统双心室起搏的基础上,增加一个左心室起搏点,进一步降低 CRT 无反应发生(图 4-3)。

MPP工作原理

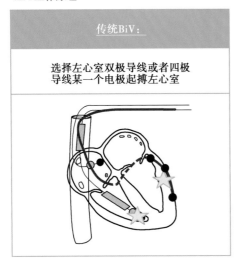
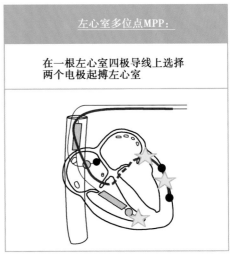

传统BiV:	左心室多位点MPP:
选择左心室双极导线或者四极导线某一个电极起搏左心室	在一根左心室四极导线上选择两个电极起搏左心室

结合左心室四极导线,提供左心室多位点起搏

提供更协调一致的左心室收缩;更好地解决左心室内不同步问题

改善CRT疗效

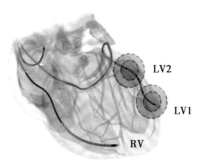
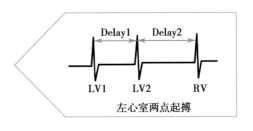

图 4-3　MPP 工作原理示意图

双心室起搏顺序的调整:双心室起搏时,需要设置起搏心腔优先顺序及心室间起搏间期,根据优化原则选择左心室优先起搏、右心室优先起搏或左右心室同时起搏。

每个公司 CRT 起搏系统都可以设置优先的顺序,如 RV → LV(30ms),右心室领先左心室 30ms,反之亦然。双心室的 VV 间期是根据患者具体需求个性化设置的,可以设置区间为 5~80ms(图 4-4)。

雅培公司的 MPP 带来更多的程控,可能会为患者带来更高的治疗反应。

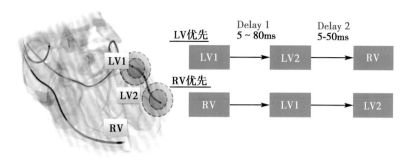

图 4-4　MPP 起搏顺序调整

7. 心室感知向量选择　CRT 中心室由于存在右心室和左心室两根导线,因此感知的选择具有多样性。感知的恰当设置对保证正确的心室感知具有重要的临床意义,它决定了脉冲发生器采用何种方式来感知心室除极信号。理论上,感知极性的程控可以有单独右心室感知、单独左心室感知或双心室同时感知。但实际上,临床上多选用单独右心室导线感知或右心室 / 左心室导线组成的集合感知。这是由于左心室导线相对于右心室导线容易发生脱位或微脱位,引起诸如感知功能障碍或起搏阈值升高等参数的变化。而一旦左心室导线发生误感知,则会抑制心室脉冲的发放,进而导致心脏停搏。因此为了安全起见,通常建议使用右心室感知,如果实在需要左心室导线参与的感知环路,则建议 6 个月后左心室导线参数稳定再尝试。

8. 双心室起搏向量　双心室起搏向量取决于左心室导线的起搏点,从最初的单极导线到双极导线,再到四极导线,左心室导线技术得到了快速的发展。

(1)单极导线 CRT 通常可提供 1~2 个起搏向量:左心室导线头端(LV Tip)至右心室导线环端(RV Ring),左心室头端到机壳(LV Tip to Can),选择比较局限,如果出现高阈值或膈神经刺激且患者血管条件又不好的情况,只能放弃左心室导线植入,因此早期 CRT 的植入成功率也相对较低。

(2)普通双极导线 CRT 可提供 3~5 个左心室起搏向量:左心室头端至右心室环端(LV Tip to RV Ring,广义的双极起搏向量);左心室环端至右心室环端(LV Ring to RV Ring,广义的双极起搏向量);左心室头端至左心室环端或机壳(LV Tip to LV Ring/Can,专用的双极起搏向量);左心室环端到机壳(LV Ring to Can,专用的双极起搏向量)。所有使用左心室环端(LV Ring)的起搏向量必须确保左心室导线为双极导线。对于心脏再同步治疗除颤器(CRT-D),右心室导线为除颤导线,感知通常为右心室真双极(Bipolar),一般不选择 LV-Can(阴极为电极顶端,阳极为机器外壳)作为起搏向量,单极起搏环路存在刺激囊袋下方骨骼肌的可能性;在体表心电图上产生较大的起搏刺激信号,虽然易识别,但过大的起搏刺激信号可能干扰对自身波形的判断。CRT 型号以及左心室导线的类别不同,则起搏配置数量不同。

四极导线为实现 CRT 治疗提供更多可行的起搏向量选择。常用的四极导线包括雅培公司的 Quartet 和美敦力公司的 Attain™Performa 四极导线。

美敦力优化左心室四极导线(图 4-5),利用短双极电极间距提高膈神经刺激阈值,从而减少膈神经刺激以及患者不适,使得术者可以轻松植入最优的起搏位置。此外,4 个导线头包含激素以最小化起搏阈值,局部激素洗脱能减轻导线老化过程中起搏阈值的升高,使所有起搏向量的长期起搏阈值更稳定,从而降低能耗,进而延长器械使用寿命,减少因导线导致的寿命减少及再次手术。Attain Performa 左心室四极导线可与美敦力左心室亚选择鞘管兼容使用,具备更多选择,有效减少手术时间。

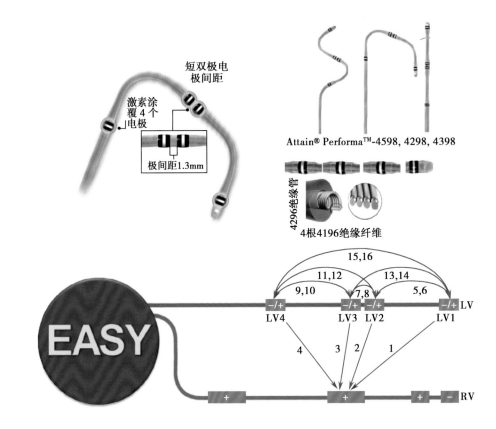

	双极向量	短双极向量	扩展的双极向量
向量选择	LV1→LV2, LV3, LV4 LV2→LV1, LV4 LV3→LV1, LV4 LV4→LV1, LV2, LV3	LV2→LV3 LV3→LV2	LV1→RVCoil LV2→RVCoil LV3→RVCoil LV4→RVCoil

图 4-5　美敦力公司 Attain™ Performa 四极导线

美敦力公司 VectorExpress™ 一键向量选择,可在 2min 内提供 16 个向量的临床数据,替代耗时的手动多种向量测试,供临床快速为患者选择最优起搏向量。相比普通双极 CRT-D,可降低 88% 植入失败率。与此同时,可以选择阈值最低的起搏向量,降低能耗,进而延长器械使用寿命,减少因电极导致的寿命减少及再次手术。

雅培公司 MultiPoint™（MPP），结合 Quartet™ 左心室四极导线提供左心室双位点起搏，可产生 10 个起搏向量的不同组合：D1-RVcoil、D1-M2、D1-P4、M2-RVcoil、M2-P4、M3-RVcoil、M3-M2、M3-P4、P4-RVcoil、P4-M2（图 4-6）。MPP 向量可根据最终测得的起搏与膈神经刺激（PNS）选择。根据 MPP IDE 研究，建议选择物理间距最远的两点（≥ 30mm，D1&P4，D1&M3）作为最佳起搏位点。

VectSelect Quartet™ 多种向量测试

向量	夺获阈值	膈神经刺激
近端4·右室线圈	1.75V@0.5ms	不存在7.5V@0.5ms
近端4·中间2	2.75V@0.5ms	不存在7.5V@0.5ms
中间3·右室线圈	0.75V@0.5ms	不存在7.5V@0.5ms
中间3·近端4	1.25V@0.5ms	不存在7.5V@0.5ms
中间3·中间2	1.25V@0.5ms	不存在7.5V@0.5ms
中间2·右室线圈	0.75V@0.5ms	不存在7.5V@0.5ms
中间2·近端4	1.25V@0.5ms	不存在7.5V@0.5ms
远端tip1-RVcoil	0.75V@0.5ms	不存在7.5V@0.5ms
远端tip1-近端4	1.25V@0.5ms	不存在7.5V@0.5ms
远端tip1-中间2	1.25V@0.5ms	不存在7.5V@0.5ms

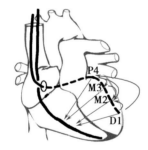

图 4-6　Quartet™ 左心室四极导线及其向量选择

D1：顶端电极；M2：远端环状电极；M3：中间环状电极；P4：近端环状电极。

9. **AV、VV 间期的设置**　AV 延迟或房室间期（AVI）是指心房事件（感知的或起搏的）与按时发放的心室刺激之间的间期。起搏和感知的心房事件可采用各自不同的 AV 间期。通常 sAVI<pAVI，sAVI 一般比 pAVI 短 30~50ms。AV 间期可被程控为某一固定值或（可选择）频率适应性（即 AV 间期随心房频率增加而缩短），后者模拟了心脏的生理性反应。健康人静息时，最佳 AV 间期为 120~210ms，不同患者的最佳 AV 间期可能相差很大，同一患者在不同时期可能也有较大差异。通常用超声心动图来确定每例患者产生最大每搏量和心排血量时的最佳 AV 延迟，但耗时。

AV 间期不当是 CRT 无反应的最重要因素（图 4-7），有研究报道约占 45%。一般先优化 AV 间期，再选择最佳的 VV 延迟，之后再做一次 AV 间期的优化验证，也有学者提出应该先选择最佳 VV 间期。感知和起搏的 AV 间期不同，AV 间期优化的目的是确保双心室起搏,促进舒张期心室充盈,减少二尖瓣反流,从而增加心排血量。AV 间期过长,心房收缩辅助泵的作用降低,心房主动收缩可引起舒张期二尖瓣反流和舒张期心室充盈受限。AV 间期过短,左心室充盈时间缩短,使前负荷和心排血量都降低。VV 间期优化的目的是改善心室间(左心室和右心室)及心室内不协调运动。

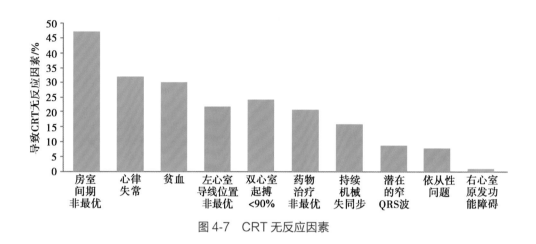

图 4-7　CRT 无反应因素

对于 AV 间期参数值,各家公司 CRT 大致相同,在 10~350ms 范围内可调,多以 10ms或者 25ms 步幅调整,具体程控时应该根据患者情况做个性化调整。

对于 VV 间期参数值,各家公司 CRT 也基本相同,在 5~100ms 范围内可调,多以 5ms或者 10ms 步幅进行调整。具体程控也应该可根据患者自身情况做个性化设定。

AV、VV 间期优化对提高 CRT 反应率有着决定性的作用,第 5 章将着重介绍 AV、VV间期的优化。

二、特殊功能

CRT 植入后,需要保证双心室起搏比例和最佳的间期优化,才可能最大限度改善患者心功能。为此,CRT 的众多特殊功能相继出现,为提高 CRT 的反应率做出了较大贡献。在此从 3 个方面总结归纳如下:

1. CRT 基础参数管理部分

(1)自动起搏阈值管理功能:各个公司的 CRT 起搏系统均有阈值管理系统,使 RA、RV、LV 自动测试并调整输出(图 4-8),既保障了双心室起搏比例,又能延长装置寿命,还降低膈神经刺激可能。

美敦力左心室阈值管理(图 4-9)可设置的参数包括安全范围(左心室急性期在阈值基础上加 1.5V,慢性期在阈值基础上加 0.5~1.0V);急性期(导线植入到导线包埋成熟时间段,一般默认 120d)、ACM(心房阈值管理)和 RVCM(右心室阈值管理)的最小值、LVCM(左心室阈值管理)的最大值。雅培公司可程控安全范围、搜索周期、自动搜索时 AV 间期变量。

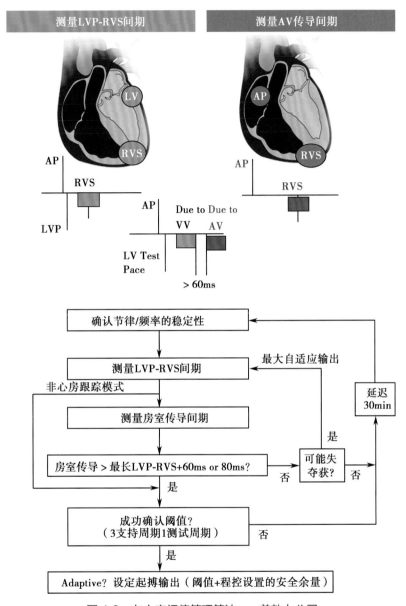

图 4-8　左心室阈值管理算法——美敦力公司

AP：心房起搏；LVP：左心室起搏；RVS：右心室感知；LV test pace：左心室测试脉冲；VV：左右室间期；
AV：房室间期；LVP-RVS：左心室起搏 - 右心室感知；Adaptive：阈值管理模式为 "Adaptive"。

（2）自动电极阻抗监测功能 / 自动感知灵敏度调节功能：CRT 起搏系统都具有自动电极阻抗监测功能，目的是时刻监测导线阻抗，保障起搏器正常工作，如果阻抗超过正常范围（通常 200~2 000Ω 为正常范围），CRT 还会及时报警(声音报警或振动报警)通知患者，同时无线传输设备会将异常情况传输给医师，做到有效监控，保证治疗效果。

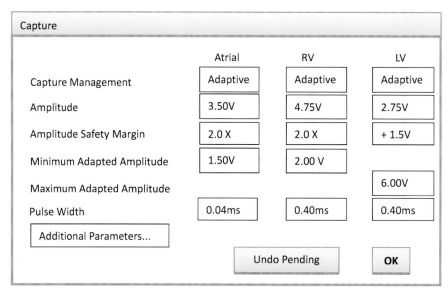

图 4-9　完全阈值管理

Capture Management：阈值管理；Amplitude：输出电压；Amplitude Safety Margin：输出电压安全范围；Minimum Adapted Amplitude：最小可接受的输出电压；Maximum Adapted Amplitude：最大可接受的输出电压；Pulse Width：脉宽。

此外，自动感知灵敏度的调节能够更好地做到精准感知，防止感知不良和过感知情况出现，保证起搏比例（图 4-10）。

夺获与感知	心房	右心室	左心室
自动阈值管理(Cap Confirm)	监测	打开	打开
脉冲振幅（范围）	2.0V（4：0：1）	2.0V	2.375V
脉宽	0.5ms	0.5ms	0.5ms
自动感知灵敏度(AutoSense)	打开	打开	
感知灵敏度	自动	自动	

图 4-10　雅培公司 CRT 起搏系统全自动化管理：阈值、阻抗、自动感知灵敏度等

（3）肺水肿监测功能：美敦力公司于 2004 年首先在 InSyncSentry™ CRT-D 中采用了 OptiVol™ 液体滞留监测系统，后续又进行了算法升级。

OptiVol™ 液体滞留监测系统的主要工作原理是通过检测经胸阻抗的变化来判断肺部液体滞留状态（图 4-11）。心力衰竭（心衰）患者肺淤血不明显或经治疗消退后，经胸阻抗上升；心衰加重时，肺水肿液体滞留，导致经胸阻抗下降。OptiVol 算法（图 4-12）：每天中午至 17：00，每隔 20min，从机壳自右心室线圈（Can to HVB）测定阻抗，阻抗计算方法与当前的亚阈值测试方法相同。当心衰恶化时则液体潴留增加，从而导致阻抗下降。自动测试，无手动测试功能。OptiVol™ 液体滞留监测系统不受呼吸和电极位置的影响，无

需额外的硬件。

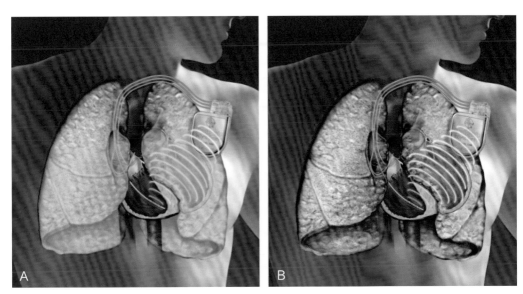

图 4-11　OptiVol™ 工作原理示意图

A:液体在肺部滞留,经胸阻抗下降;B:肺部水肿消退,经胸阻抗上升。

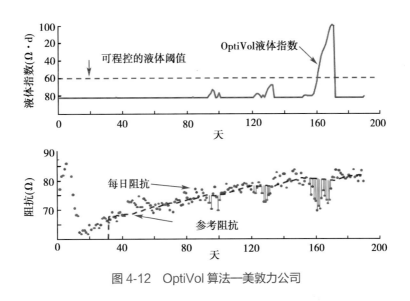

图 4-12　OptiVol 算法—美敦力公司

　　OptiVol™ 液体滞留监测系统可持续跟踪患者肺部液体滞留情况,并可根据患者实际情况程控液体阈值指数。它能将每天所测得的阻抗与患者自身参考阻抗进行比较并记录液体指数,超过定的液体指数阈值时会自动进行声音报警、远程 CareLink 报警及程控界面显示。

　　液体指数升高是预测心衰事件发生的独立预测因子,液体指数 >100(Ω·d)的患者在随后 6 个月内发生心衰事件是液体指数 <100 患者的 2 倍(图 4-13)。当心衰患者发生代谢失调时,经胸阻抗与液体潴留呈负相关性,阻抗下降早于在患者心衰症状出现,通过植入起搏器导线来检测经胸阻抗能早期对代谢失调的心衰患者进行预警,早期减少心衰入院的预警功能。

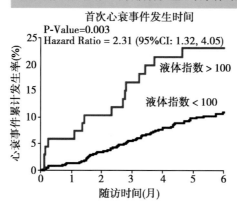

图 4-13　液体指数预测心力衰竭事件

液体指数 >100 的患者在随后 6 个月内发生心衰事件是液体指数 <100 患者的 2 倍(风险比值比为 2.31,*P*=0.003)。

百多力公司通过 Home Monitoring®,Heart Failure Monitor 提供了多种趋势图数据,每日传输数据,做到连续监测和远程评估患者心衰状况。心衰早期,肺淤血,液体增多,阻抗降低。经胸阻抗的变化是心衰失代偿的早期潜在表现。可生成每日平均值,通过家庭监测进行长期阻抗监测。

2. CRT 间期优化部分

(1)自动优化 AV、VV 间期功能:大多数 CRT 患者很难接受传统超声方法的 AV 间期和 VV 间期的优化,这是因为超声优化通常需要很长时间,超声医师也需要相应的培训。目前常用的自动优化 AV、VV 间期功能包括 Quick Opt™,SmartAVDelay™ 和 CardioSync™,方法便捷,临床实用性很好。

1)雅培公司 Quick Opt™(图 4-14)是基于腔内心电图(IEGM)的 AV/PV 间期优化,目的是使前负荷最大化,且允许二尖瓣在合适的时间关闭。通过心腔内电图测量程序,在 90s 内自动显示最佳的 AV 间期和 VV 间期。该系统采用独特的算法来计算最佳的时间数值,再手动程控于 CRT 装置中。目前多数研究证明用 QuickOpt 法和传统的超声心动图方法确定的最优化 AV 间期和 VV 间期一致。Quick Opt™ 的运作,只需在测试界面"间期优化"中选择"执行测试"。起搏器会迅速自动地测量并计算出适合患者的 AV 间期及 VV 间期。

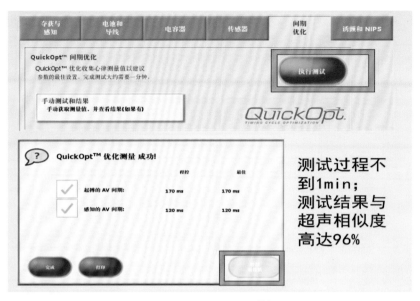

图 4-14　雅培公司 Quick Opt^{TM} 优化测量

2）波士顿科学公司 SmartAVDelay^{TM} 也是基于程控仪的 AV 间期快速确定。该算法采用基于准确预测与最大左心室 dp/dt 相关的 AV 间期的腔内心电图公式,测量感知和起搏的 AV 间期(AS-VS 和 AP-VS);还可以在左心室双极导线情况下测量右心室和左心室腔内心电图之间的心室间传导间期,然后系统自动算出最佳 AV 间期。

3）美敦力公司 CardioSync^{TM} 可高效自动优化 AV、VV 间期和心室起搏设置,并减少由于不恰当的 AV、VV 间期引起的双心室起搏比例降低,简便、一键式,与超声优化效果类似,可代替复杂的超声优化。

(2) 负向 AV、PV 滞后功能:负向 AV、PV 滞后可用于促进双心室起搏,可提升双心室起搏百分比。可程控打开,但最短 AV 间期建议程控为 100ms。AV 负向滞后自动调整 AV 延迟,保证连续的心室起搏(由 RVS 触发)。负向 PAV/SAV 滞后可使 PAV/SAV 间期降低至一个血流动力学恰当的值。

(3) 动态 AV 间期调整功能:常用的包括美敦力公司的自适应性 CRT 起搏模式(adaptive cardiac resynchronization therapy,AdaptivCRT,aCRT)功能和雅培公司的 Sync AV 功能。

1) Sync AV^{TM}(图 4-15)是根据患者自身心律,个性化动态调整 AV 间期,基于负向滞后功能,每 256 个心动周期搜索一次,双心室起搏比例仍可超过 98%,利用内在心律促使融合以改善电同步和缩窄 QRS 波宽度,可配合 MultiPoint^{TM} 起搏,实现四点融合(房室结下传 + 右心室起搏 + 左心室双点起搏),同步性更好。

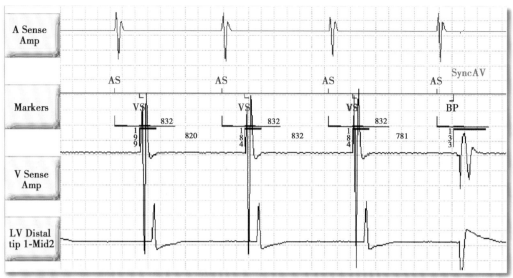

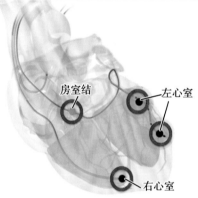

图 4-15　Sync AV™

A Sense Amp：心房感知电压/振幅；Markers：标记；V Sense Amp：心室感知电压/振幅；LV Distal tip 1-Mid 2，左心室远端电极（D1）-远端环状电极（M2）；AS：心房感知；VS：心室感知；SyncAV：房室同步。

2）AdaptivCRT 包括自适应左心室起搏（Adaptive LV）即自适应优化 AV 间期提前起搏左心室，同步右心室；自适应双心室起搏（Adaptive BiV），即动态优化 AV 间期和 VV 间期同步起搏。

AdaptivCRT 是由美敦力公司开发的旨在通过动态调整参数、优化起搏，从而提高患者的反应率的一种流程算法，尤其是针对 AV 间期不当导致的反应不良。AdaptivCRT 功能可每分钟进行动态优化 CRT 起搏模式（适应性单左心室起搏和适应性双心室起搏）和 AV 间期，每 16h 优化 VV 间期，是生理性的 CRT 治疗方式（图 4-16）。

AdaptivCRT®（图 4-17）有 3 种程控运作模式，其中前两种算法是独特的：①Adaptive BiV and LV（适应性单左心室起搏和适应性双心室起搏动态调整）；②Adaptive BiV（适应性双心室起搏）；③Nonadaptive CRT（传统 CRT 模式）。

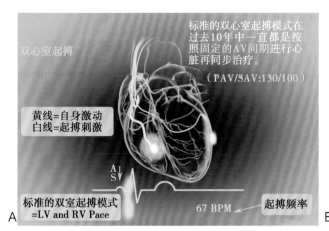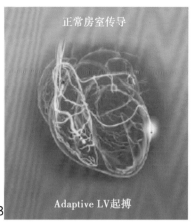

图 4-16　传统的标准 CRT 与 AdaptivCRT 简单模式图
A:标准的双心室起搏按固定设置的 AV 间期起搏;B:AdaptivCRT 模式图。

图 4-17　Adaptive CRT® 程控运作模式

注意:Adaptive CRT 仅适用于 DDD/R 模式。Adaptive Bi-V and LV:在 Adaptive CRT 中程控为动态双心室和单独左心室转换的模式;V.pacing:左、右心室起搏顺序;V-V Pace Delay:左、右心室起搏延迟的时间;Paced AV:AP-VP 时间;Sensed AV:AS-VP 时间;Rate Histograms:频率直方图;CardioSync:现场一键化优化 AV/VV 间期的功能。

警告:如果患者有持续房室传导阻滞和没有室性逸搏心律,可能不适合设置自适应双心室和左心室模式。如果仅单左心室起搏模式且左心室导线未能夺获心脏(例如你移位),则可能丧失心室功能。

3. CRT 节律管理部分

(1)心房颤动传导反应(conducted AF response,CAFR):当 CRT 患者合并心房颤动(房颤)时,双心室起搏比例降低,心房失去正常收缩功能,从而无法调整 AV 间期。房颤是失去双心室同步的最大单个因素，快速下传的房颤导致 CRT 起搏的丧失。CAFR 可能给患者带来益处，即使不能达到 100% 起搏。CAFR 原理包括规整心室率和增加双心室起搏百分比；在每个心室事件后调整起搏逸搏间期；VP-VP 后增加逸搏间期；VS-VS 后减少逸搏间期。CAFR 可最大化双心室起搏比例，房颤下提高双心室起搏比例的同时并不增加平均心室率；每搏动态变化模式转换起搏频率。CAFR 在房颤下提高双心室起搏比例，但并不增加平均心室率；每跳动态变化模式转换后起搏频率；默认开启（图 4-18、图 4-19）。

Ventricular Arrhythmia Pacing Additional Settings	
V.Sense Response	On
Maximum Rate	130 bpm
Conducted AF Response	On
Response Level	Medium
Maximum Rate	110 bpm
V.Rate Stabilization	Off
Undo Pending	OK

图 4-18　心房颤动传导反应（Conducted AF Response）

V.Sense Response：心室感知反应；Maximum Rate：心室感知反应的最大频率；Resp onse level：房颤传导反应响应水平，图中为中等；Maximum Rate：房颤传导反应响应的最大频率；V.Rate Stabilization：心室频率稳定性；bpm：次 /min。

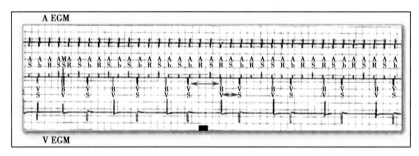

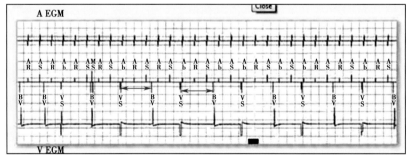

图 4-19　CAFR 关闭

心律不规整，同步起搏减少；CAFR 开启：心律规整，同步起搏增加。

（2）心室感知反应（ventricular sense response，VSR）：在 AV 间期发生的传导事件或房颤时的心室快下传事件会抑制心室起搏，从而不能进行 CRT 治疗。CRT 心室导线感知到一个心室事件后会同时发放双心室起搏脉冲。VSR 可最大化双心室起搏比例，如果心室感知发生在 AV 间期，VSR 就会立即发送一个心室 / 双心室起搏，起搏频率不超过最大反应心率。即自身激动下传触发双心室起搏，不改变心室率，仍确保双心室起搏发放。与没有 CRT 相比，VSR 能显著改善心功能。

VSR 更多应用于房颤，房颤发作时，模式转换为 DDIR 时，感知到心室事件时也给予双心室起搏，起搏频率不超过最大反应心率。为确保对传导感知的事件进行 CRT 治疗。VSR 在非跟踪模式（DDIR、VVI 等）和跟踪模式（DDDR）均适用（图 4-20）。

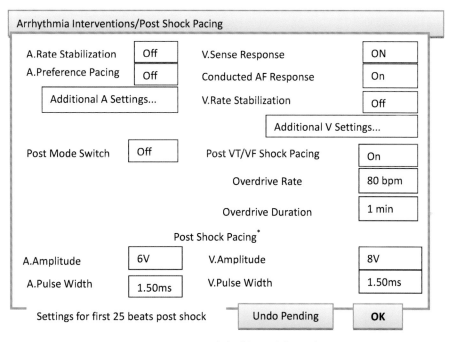

图 4-20　心室感知反应（VSR）

注意：VSR 起搏脉冲不包括在快速心律失常检测的间隔计算中，VSR 仅通过右心室电极感知。在快速性心律失常治疗、系统测试、电复律和除颤治疗期间，VSR 功能不可用。心室感知反应和心室安全起搏均程控开启时，在心室安全起搏间期优先进行心室安全起搏操作。Arrhythmia Interventions/Post Shock Pacing：心律失常干预 / 电击后起搏参数设置 Rate Stabilization：心房频率稳定性；A.Preference Pacing：心房优先起搏；Conducted AF Response：房颤传导反应；V.Rate Stabilization：心室频率稳定性；Post Mode Switch：模式转换后超速抑制；Post VT/VF Shock Pacing：室速 / 室颤电击后起搏参数；Overdrive Rate：超速起搏频率；Overdrive Duration：超速起搏持续时间；Post Shock Pacing A./V.Amplitude：电击后超速起搏时心房 / 心室输出电压；Post Shock Pacing A./V.Pulse Width 电击后超速起搏时心房 / 心室的输出脉宽。

（3）心房跟踪恢复（atrial tracking recovery，ATR）：一个或更多的室性早搏可能导致随后的心房事件落入 PVARP，结果使心房事件变成 AR，使装置失去房室同步，最终导致心脏再同步丧失。ATR 其实质就是监测丧失心室跟踪的心房事件,通过缩短 PVARP 而恢复双心室同步起搏。

心房跟踪恢复(ATR),即节律紊乱时恢复心房跟踪,其原理是寻找 8 个连续的 AR-VS 模式,同时每个 A-A 至少长于上限跟踪频率间期(UTRI)50ms,每个 A-A 与之前的 A-A 相差 <50ms,程控的 SAV+PVARP 不大于 A-A,PVAB 中的心房事件被忽略(通常默认 150ms),干预时 PVARP 适当缩短,ATR 只在 DDDR 和 DDD 模式中可用(图 4-21,图 4-22)。

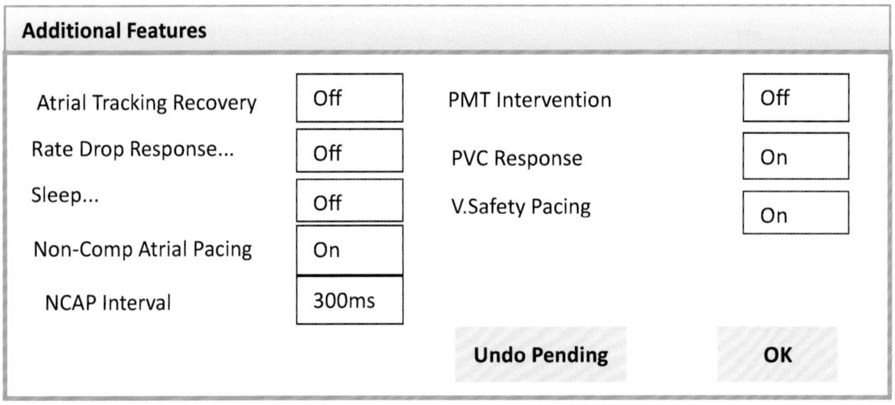

图 4-21　心房跟踪恢复(ATR)

Rate Drop Response:频率骤降响应;Sleep:睡眠功能;Non-Comp Atrial Pacing:非竞争性心房起搏;PMT Intervention:起搏器介导的心动过速干预;PVC Response:室早后反应;V.Safety Pacing:心室安全起搏。

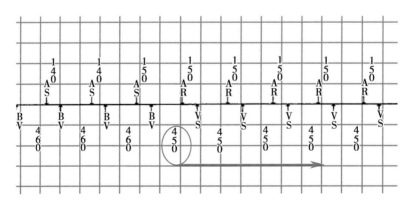

图 4-22　窦性心率超过上限跟踪频率,丧失 CRT 治疗(美敦力公司)

ATR 算法:针对由室性期前收缩或 1:1 快下传导致的 CRT 失同步情况,主动恢复房室同步和双心室发放。临时缩短心室后心房不应期 PVARP 以恢复心房跟踪。默认设置为 OFF。图 4-23 为 ATR 的心电图。

一项包含来自美敦力 Carelink 数据库的 80 000 例患者的研究显示,开启 VSR、CAFR、ATR 后双心室起搏比例 <90% 的患者显著减少(图 4-24)。表明 VSR、CAFR、ATR 功能可高效和自动最大化双心室起搏比例。

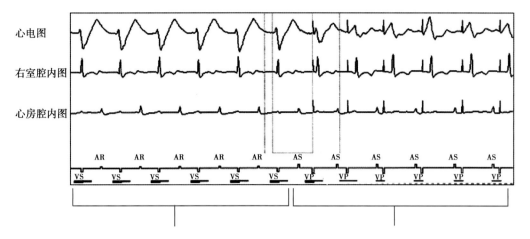

图 4-23　ATR 心电图（美敦力公司）

由于心房率增加导致的心室感知事件心房跟踪恢复 ATR 缩短 PVARP，（引发心房不应期事件）恢复 AS-VP 的起搏模式。AR：不应期内心房感知；AS：心房感知；VS：心室感知；VP：心室起搏。

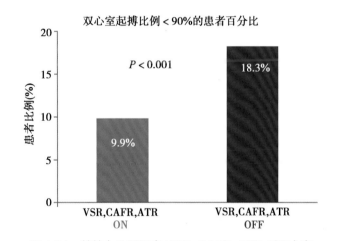

图 4-24　美敦力公司开启 VSR、CAFR、ATR 后双心室起搏比例 <90% 的患者显著减少

VSR：心室感知反应；CAFR：心房颤动传导反应；ATR：心房跟踪恢复。

（4）自动模式转换（AMS）：AMS 开启并确保无心房远场感知，建议 AMS 后基本频率设置为 80ppm。检测到房性心律失常时由 DDD（R）模式转为 DDIR，避免心室起搏跟踪在上限频率范围（房室传导阻滞患者）。起搏器通过比较感知的心房频率与设定的模式转换频率来诊断房性心律失常，当感知的心房频率超过模式转换频率时，起搏器不再跟踪心房节律，触发模式转换。AMS 可与 CRT 一起使用，程控一个较高的 AMS 基本频率可以提供更好的血流动力学支持，并促进双心室起搏。在心房通道的腔内心电图上评价远场信号非常重要，不正确的 AMS 后就无 AS-Vp 功能。关注 AMS 时的心室率图表，根据提供的信息可以设置 AMS 基本频率，调整药物治疗及消融术。

小　结

　　CRT 作为有左心室收缩失同步心衰患者的治疗措施已经被研究证实并被指南推荐,但其中有少部分(约 **30%**)患者对 CRT 反应不明显或无反应。而正确的 CRT 参数设置可以帮助我们获取最大的心功能改善并减少对 CRT 无反应患者的发生。

(蔡　琳)

参考文献

［1］ SERGEBAROLD S,STROOBANDT RX,ALFONS F, et al.Cardiac pacemakers and resynchronization step-by-step:an illustrated guide.Oxford:Blackwell Publishing Ltd,2010.

［2］ BIENIE D,LEMKE B,AONUMAK,et al.Clinical outcomes with synchronized left ventricular pacing:analysis of the adaptive CRT trial.Heart rhythm,2013,10(9):1368-1374.

［3］ 吴国宏,陈康玉,严激.心脏再同步治疗的新利器——左心室四极导线.中国心脏起搏与心电生理杂志,2017,31(2):101-104.

［4］ BIFFI M,FOERSTER L,EASTMAN W,et al.Effect of bipolar electrode spacing on phrenic nerve stimulation and left ventricular pacing thresholds:an acute canine study.Circ Arrhythm Electrophysiol,2012,5(4):815-820.

［5］ BIFFI M,ZANON F,BERTAGLIA E,et al.Short-spaced dipole for managing phrenic nerve stimulation in patients with CRT:the "phrenic nerve mapping and stimulation EP" catheter study.Heart Rhythm,2013,10(1):39-45.

［6］ NIAZI I,BAKER N J,CORBISIERO R,et al.Safety and efficacy of multipoint pacing incardiac resynchronization therapy:the multipoint pacing trial.JACC Clin Electrophysiol,2017,3(13):1510-1518.

［7］ CROSSLEY GH,MEAD H,KLECKNER K,et al.Automated left ventricular capture management. Pacing Clin Electrophysiol,2007,30(10):1190-1200.

［8］ ROWE M K,KAYE G C.Advances in atrioventricular and interventricular optimization of cardiac resynchronization therapy-what's the gold standard ?.Expert Rev Cardiovasc Ther,2018,16(3):183-196.

［9］ KHAN FZ,VIRDEE MS,PUGH PJ,et al.Non-invasive cardiac output measurements based on bioreactance for optimization of atrio-and interventricular delays.Europace,2009,11(12):1666-1674.

［10］ VOLLMANN,D.Biventricular pacing improves the blunted force-frequency relation present during univentricular pacing in patients with heart failure and conduction delay.Circulation,2006,113(7):953-959.

［11］ MULLENS W,GRIMM RA,VERGA T,et al.Insights from a cardiac resynchronization optimization clinic as part of a heart failure disease management program.J Am Coll Cardiol,2009,53(9):765-773.

［12］ LEMKE B,BIRNIE D,AONUMA K.Comparison of cardiac resynchronization therapy optimization methods with respect to biventricular pacing percentage:sub-analysis of adaptive CRT trial.J Card Fail,2012,18:S53-S54.

［13］ MARTIN DO,LEMKE B,BIRNIE D,et al.Investigation of a novel algorithm for synchronized left ventricular pacing and ambulatory optimization of cardiac resynchronization therapy.Heart Rhythm,2012,9(11):1807-1814.

［14］ KRUM H,LEMKE B,BIRNIE D,et al.A novel algorithm for individualized cardiac resynchronization therapy：rationale and design of the adaptive cardiac resynchronization therapy trial.Am Heart J,2012, 163（5）：747-752.

［15］ KURZIDIM K,REINKE H,SPERZEL J,et al.Invasive optimization of cardiac resynchronization therapy：role of sequential biventricular and left ventricular pacing.Pacing Clin Electrophysiol,2005,28 （8）：754-761.

［16］ KNIGHT B P,DESAI A,COMAN J,et al.Long-term retention of cardiac resynchronization therapy.J Am Coll Cardiol,2004,44（1）：72-77.

［17］ ABRAHAM W T,COMPTON S,HAAS G,et al.Superior performance of intrathoracic impedance-derived fluid index versus daily weight monitoring in heart failure patients：results of the Fluid Accumulation Status Trial（FAST）.J Card Fail,2009,15（9）：1.

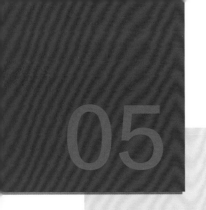

第 5 章
心脏再同步治疗参数的优化

　　包括 MIRALCE、COMPANION、REVERSE、MADIT-CRT 等在内的诸多临床试验已经证实,心脏再同步治疗(CRT)是心力衰竭(心衰)合并 QRS 时限延长患者的有效治疗方式。上述临床试验设计中,CRT 房室间期(AV interval,AV 间期)、室间间期(VV interval,VV 间期)的参数优化是应用了超声或者心电图方法。然而,近年来进行的 SMART AV、Adaptive CRT、RESPOND CRT 研究却发现,参数优化不能额外获益,未优于经验性设置。据此,目前不推荐对所有 CRT 患者进行常规参数优化。

　　然而,CRT 患者中仍有 30% 治疗反应欠佳,原因之一是 CRT 参数设置不理想。再者,SMART AV 等阴性结果的临床试验本身的设计也存在不足,以 SMART AV 研究为例。①研究将左心室收缩末期容积作为主要终点未必恰当。②研究中参数优化只限于急性期,而现有研究已表明,最佳的参数设置不是一成不变的,未进行动态的参数优化可能是阴性结果原因之一。③参数优化是在卧位、静息状态下进行的,而这一特定状态得到的所谓最佳参数是否适用于日常生活中的各种状态,尚不得而知;而且,没有将间期优化细分至心房起搏、心房感知不同状态时。④研究中所应用的超声优化方法是依据二尖瓣血流频谱。鉴于目前有诸多的参数优化方法,这一方法是否最准确、操作者技术水平以及操作者间差异,都有可能影响研究结果。⑤研究在女性和 CRT 无反应者的亚组人群中观察到参数优化有意义。鉴于此,目前虽不主张对所有患者进行常规参数优化,但对于部分患者,尤其是非左束支传导阻滞植入 CRT 的人群、CRT 治疗无反应者、心房起搏并存在或可疑存在心房传导阻滞、CRT 植入后仍存在持续的严重二尖瓣反流者,参数优化还是有意义的。因此,本章仍将讨论 CRT 的参数优化。由于 CRT 的血流动力学主要受 AV 间期和 VV 间期的影响,因此,参数优化主要涉及 AV 间期优化和 VV 间期优化。

一、房室间期优化

(一) AV 间期优化的意义

正常情况下,心房收缩应出现在心室舒张结束之后、收缩开始之前,以充分发挥心房收缩对心室充盈的贡献,增加前负荷,使左心室舒张末期压力迅速增高。根据 Frank-Starling 定律,心肌收缩力将随之增加而使心排血量提高。房室运动不同步可以由于房室传导或房间传导异常所致,前者使得左心室收缩相对延迟,后者导致左心房收缩延迟。就房室传导而言,过长和过短的 PR 间期都不生理,都会导致房室运动不同步。过长的 PR 间期使得左心房室运动不匹配,左心房收缩相对提前发生于心室舒张的中期甚至早期,左心室的充盈时间缩短,充盈量减少。另一方面,左心房舒张亦相对提前,引起心房内压力下降。心室舒张末期心室内压力高于心房内压力,血流顺压差流向左心房,二尖瓣被反向压差推起并提前关闭。但提前关闭的二尖瓣关闭质量较差而形成关闭不全,造成了舒张期的二尖瓣反流。左心室充盈不足基础上再有二尖瓣反流将使有效排血量进一步减少。但过短的 PR 间期也不生理:如果左心房的峰压出现在左心室收缩开始之后,而此时左心室压力大大超过了左心房峰压,左心房收缩无法使二尖瓣开放,因此无法起到充盈左心室的作用,表现为 A 波的消失,实际的有效充盈时间缩短。

AV 优化的目的是促进双心室起搏、增加舒张期充盈时间和减少二尖瓣反流。

(二) 超声指导下的 AV 间期优化

超声指导的 AV 间期优化方法主要包括 Ritter 法、二尖瓣血流频谱法、主动脉血流速度时间积分(VTI)法等。理想的 AV 间期:左心房的收缩峰压出现在左心室舒张末收缩前,使左心室的充盈时间最长,而且不限制左心房收缩引起的主动充盈。也就是说,最佳 AV 间期是指在最可能短的 AV 间期内实现最充分的心室充盈,从而最大化每搏量,最小化反流量,最大限度改善心脏功能。

AV 间期的优化多在患者平静状态(评估前休息 10min)下进行。优化操作时,注意要保证尽可能高比例的左心室起搏。此外,若患者窦房结功能正常,用感知心房触发心室的 AV 间期(SAV);若心房起搏比例超过 50%,用起搏心房的 AV 间期(PAV)。每次改变 AV 间期 15s 后记录参数数据以适应变化。常用指标及方法:

1. Ritter 法　Ritter 等提出应用多普勒超声评估电机械间期的方法相对简单、实用。这个方法需要把 AV 间期程控到一个较短和较长值,检测它对舒张末充盈的影响。分别用长 AV 间期(须保证双心室完全为起搏,否则适当缩短)和短 AV 间期起搏(心室收缩开始于心房收缩还未结束时),同时在心尖四腔心切面记录二尖瓣前向血流频谱,测量从心室起搏信号到二尖瓣关闭的 QA 时间。可根据如下公式计算:优化 AV= 长 SAV−(短 AV 间期时的 QA− 长 AV 间期时的 QA),其中长 AV 间期时的 QA 通常为负值。需强调的是,

QA 间期的测量是从心室起搏信号的开始到 A 波的结束。

Ritter 公式应用于 CRT 患者也存在一定的不足。由于部分患者图像不理想，识别 QRS 波的起点和 A 波终点较为困难，容易导致测量差异。而且目前仅肯定了该方法在完全性房室传导阻滞患者 AV 间期优化的疗效。因此，AV 间期的优化需要在 Ritter 公式的基础上，结合二尖瓣血流频谱进行优化。

2. 优化二尖瓣血流频谱　采用血流多普勒超声记录二尖瓣前向 E A 频谱及反流情况。其中反流量的测定可以用估算反流束面积占左心房面积百分率、二尖瓣反流速度时间积分（VTI$_{MR}$）等方法。优化前首先进行基线评估，检测是否存在 EA 融合以及反流程度如何。然后以每挡缩短 5~10ms 的方法程控 AV 间期，尽可能使 E、A 峰分离，同时观察反流及 E、A 波速度，直至缩短 AV 间期后出现 A 峰切尾现象。此后再以每挡 10ms 延长 AV 间期，直到完整的 A 波再现，此时的心室收缩恰好发生于心房收缩结束，E、A 峰完整分离，峰值速度最大，EA 时间，即左心室充盈时间最长，且反流程度最轻，此时对应的 AV 间期即为最佳 AV 间期（图 5-1、图 5-2）。此外，有研究表明，经二尖瓣前向血流时间速度积分（VTI$_{MV}$）指标亦可用于指导 AV 优化。操作方法同前，注意程控不同 AV 间期值时保证取样位置稳定，取 VTI$_{MV}$ 最大（即左心室充盈最完全）的 AV 间期为优化 AV 间期。

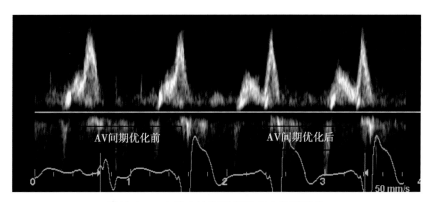

图 5-1　二尖瓣血流频谱指导房室间期优化

通过间期优化，可实现 E、A 峰完整、分离，峰值速度最大。EA 时间，即左心室充盈时间最长。

3. 主动脉前向血流速度时间积分（VTI$_{AO}$）/ 每搏量（SV）　进行 AV 间期优化时，也可以测量不同 AV 间期时的主动脉前向血流速度时间积分（VTI$_{AO}$），选择 VTI$_{AO}$ 最大时的 AV 间期为最佳的 AV 间期。同理，在同一平面测量主动脉瓣环截面积，得到的 SV 最大时的 AV 间期也可代表优化的 AV 间期。

此外，应用心功能指数——Tei 指数也可以指导进行 AV 间期优化。

（三）自动 AV 间期优化

自动化优化算法主要包括雅培公司的 QuickOpt^{TM} 算法、美敦力公司的 AdaptivCRT^{TM}

算法和波士顿科学公司的 SmartDelay™ 算法。

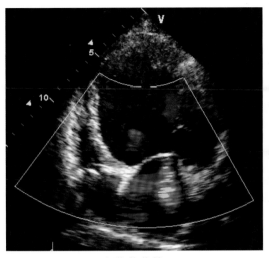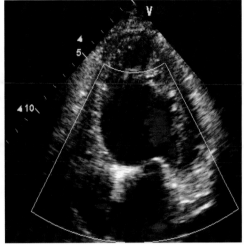

AV 间期优化前　　　　　　　　　　　　　　AV 间期优化后

图 5-2　二维超声四腔心切面评估二尖瓣反流情况

可见 AV 间期优化前二尖瓣中度反流,优化后反流明显改善。

1. QuickOpt™　最早应用于临床的是雅培 QuickOpt™ 算法,这一算法可以自动化优化起搏 / 感知的 SAV/PAV 间期,实现了"一分钟、一键式"优化,显著节约随访时间。

运作方式:QuickOpt™ 优化 AV 间期主要基于右心房腔内图记录到的自身心房除极时限。根据心房腔内图测量 P 波宽度,若 P 波宽度 <100ms,优化 SAV 间期 =P 波宽度 +60ms;若 P 波宽度 >100ms,则优化 SAV=P 波宽度 +30ms。该算法所确定的最佳 SAV 间期可保证心室起搏发生在心房除极、机械收缩完全之后。而 PAV 则是在最佳 SAV 的基础上加 50ms。

由于该算法是基于腔内心电图进行计算的,所以不适用于自主心房率较慢、房颤患者。而且,此方法也未考虑自身 AV 间期。

研究证实,QuickOpt™ 得出 SAV 和 PAV 最优值与超声最大主动脉 VTI 得出的最优间期之间,相关性高达 97.5% 和 96.1%。但仍缺乏评估该算法指导参数优化后长期临床疗效的数据。

2. AdaptivCRT™　与普通起搏器一样,CRT 也强调生理性起搏,即自身下传好时,尽量减少右心室起搏,仅左心室起搏,实现左心室起搏和自身激动融合;若自身下传阻滞,双心室起搏。美敦力公司的 AdaptivCRT™ 算法可以根据患者不同的状态,智能调整适应性单左心室起搏和双心室起搏,同时自动优化 AV、VV 间期。值得提出的是,这一算法区别于其他公司算法的优势在于:优化是"动态"进行的,每分钟自动运行。其原理是进行单左心室起搏和双心室起搏的自动转换,并根据患者自身心率、房室传导、P 波 /R 波宽度,动态调整 AV、VV 间期。

运作方式：

（1）测量 AV 间期：每分钟延长 AV 间期至 300ms 鼓励自身下传，测量自身 AV 间期，取最后 3 个心动周期的平均值。

（2）测量 P 波、QRS 波的波宽：每 16h 延长 AV 间期至 300ms 鼓励自身下传，测量 5 个心动周期中间 3 个周期的 P 波（包括 AS 时的 P 波宽度和 AP 时的 P 波宽度）、QRS 时限，取平均值。

（3）若患者满足：①窦性心律、自身心率 ≤ 100 次 /min；②自身房室传导正常（AS-VS ≤ 200ms、AP-VS ≤ 250ms）；③打开左心室阈值管理确保左心室夺获，则进行适应性单左心室起搏。若不满足其中 1 条或以上，则进行动态双心室起搏。

（4）单左心室起搏时，自适应优化 AV 间期提前起搏左心室，同步右心室。自身 AV 间期 ×70%、自身 AV 间期 –40ms，取两者中较短的数值为优化 AV 间期。双心室起搏时，则动态优化 AV 间期和 VV 间期同步起搏。优化 AV 间期选择下面两个数值中较短的数值：AS 时的 P 波宽度 +30ms/AP 时 P 波宽度 +20ms、自身 AV 间期 –50ms。

Adaptive CRT 研究作为一项前瞻性、多中心、随机双盲对照研究，考量了 AdaptivCRT™ 算法。证实该算法不劣于超声优化方法，而且可以减少 44% 的右心室起搏，降低住院率和房颤发生率，比传统 CRT 提高 12% 的反应率。

3. SmartDelay™　SmartDelay™ 算法的研发始于 20 世纪 90 年代，包括 PATH-CHF、COMPANION、DECREASE-HF、SMART AV 等临床研究中得到验证和发展，并应用于再同步装置中。其原理是将自身激动和延迟部位的起搏激动实现最佳的融合，最大化自身激动在同步化中的贡献，协调心室收缩，增加收缩效率。主要是基于应用左心室 dp/dtmax 指导优化 AV 间期的以下几点临床研究结果：①心房起搏状态下优化的 AV 间期比心房感知状态的 AV 间期更长；②心房起搏时由于心房内传导延迟导致优化的 AV 间期延长；③左心室起搏位点影响急性期血流动力学，根据起搏位点的不同，根据左心室 dp/dtmax 得出的最优 AV 间期亦不同。也就是说，AV 间期受到自身房室传导、左心室导线起搏位置的影响。

运作方式：利用腔内心电图测量自身 AV 间期（感知的 AS-VS、起搏的 AP-VS）、最宽的自身 QRS 波（即自身心室内传导时间，RVS-LVS），以及左心室起搏导线位置（需要在患者信息界面输入），计算最佳 AV 间期。该功能可以"一键式"激活，在 70s 内收集 AS-RVS、AS-LVS、AP-RVS、AP-LVS 四种间期数据，每个间期收集 15 次。其中，AP 时需要临时将起搏频率程控为大于自身心率 10~15 次 /min，而且需 <100 次 /min。若患者自身心率过快，无法进行 100 次 /min 以下的心房起搏，则无法运用此算法。之后根据内置公式：优化 SAV=K1× QRS 时限 +K2× 感知的自身 AV 间期 +K3，PAV= K1× QRS 时限 +K2× 起搏的自身 AV 间期 +K3，自动计算出个体化的 SAV 和 PAV 间期。K1、K2、K3 具体数值根据左心室导线的位置而不同（表 5-1）。需要注意的是，该算法计算出的最佳 AV 间期不

能 <50ms 或 >250ms。目前，SmartDelay^{TM} 算法适用于 QRS 时限 ≥ 120ms、窦性心律、房室传导正常，且自身 AV 间期 100~140ms 的患者。

表 5-1　SmartDelay^{TM} 算法中 AV 间期自动优化内置公式对应的 K 值

	K1	K2	K3
LV-Anterior	−1.325	0.918	135.3
BV-Anterior	−0.835	1.041	49
LV-Free Wall	−0.459	0.911	−4.3
BV-Free Wall	−0.728	0.757	71.3

注：LV= 左心室；BV= 代表双心室；Anterior= 前壁；Free Wall= 游离壁。

该算法在 CRTAVO 研究中进行了前瞻性测试：有创性测量左心室 dp/dtmax，比较 SmartDelay^{TM} 优化、超声主动脉 VTI/ 每搏量优化、Ritter 法优化、固定 AV 间期（100、120、140 和 160ms）数种间期优化疗效。发现：SmartDelay^{TM} 优化所建议的 SAV、PAV 间期能最大化左心室的收缩（LVdp/dt），最佳血流动力学反应与 SmartDelay 计算出的 AV 间期获得的反应之间显著相关。提示该算法能精确预测 CRT 最优 AV 间期。SMART AV 研究也说明，SmartDelay^{TM} 算法不劣于超声优化。

（四）经验性设置

AV 间期经验性的设置通常是设定 SAV 为 100ms，PAV 为 130ms，或者简单地根据公式优化 AV 间期 = 自身 AV 间期 ×70%。举例：若自身 SAV 为 160ms、PAV 为 200ms，则设置优化的 SAV 为 110ms、PAV 为 140ms。当然，作为仅仅是"经验性"的设置，恰当与否尚需评估。

（五）其他优化方法

除了目前常用的经验性设置、超声指导下的优化和自动 AV 间期优化，诸如三维超声、核素心血池、磁共振、心导管术等技术也可以用来评估心脏运动同步性并指导参数优化，其中，有创性的 dp/dtmax 准确性最高。

（六）AV 间期优化待解决的问题

目前，关于 AV 间期优化仍存在诸多未解之惑。现有的研究主要是针对 CRT 植入围术期的间期优化，缺乏动态的、长期的 AV 间期优化研究。相对而言，除了 SMART AV 研究外，其他研究多入选病例较少，所以研究结论的力度打折扣。该如何设置 SAV 和 PAV 的差值、频率适应性 AV 间期等都有待进一步研究。

二、室间间期优化

(一) VV 间期优化的意义

心衰患者常合并传导阻滞。室间不同步往往表现为室内传导阻滞或束支传说阻滞，最常见的是左束支传导阻滞。左束支传导阻滞时，右心室收缩早于左心室，其收缩产生的压力使得室间隔左移；而左心室收缩延迟，心肌激动时室间隔已舒张，左心室收缩产生的压力使室间隔向右心室移动，从而导致室间隔的矛盾运动，左心室射血分数降低。而且，心衰时左心室扩张导致室内传导延迟，使得部分心肌提早激动，部分相对延迟激动，从而改变左心室电激动顺序。早激动的心肌产生的收缩力较小，不能形成足够的压差而不能有效射血；延迟激动心肌收缩产生的压力将使得已开始舒张的提早激动心肌产生矛盾运动，导致收缩力减弱，心排血量下降，同时舒张末期容积增加，室壁应力增大，舒张功能减低。

VV 间期优化的目标是通过设置合适的 VV 间期，以改善心室的机械收缩，从而实现心室电 - 机械偶合，进而提高射血分数和心排血量。

(二) 超声指导下的 VV 间期优化

VV 间期的优化通常在 AV 间期优化后进行，包括设置提前激动的心腔以及提前激动的时差。不同型号起搏器的 VV 间期可程控值跨度不同，多在 0~80ms。值得注意的是，若 VV 间期优化时的起搏极性设置为 LV tip/RV ring（左心室导线头端 / 右心室导线环端），须保证仅左心室起搏，无右心室阳极起搏，以使 VV 间期发挥作用。此外，鉴于优化 AV 间期时多是以左心室的参数作为指标，最佳 AV 间期实际上是右心房与左心室的最佳 AV 间期，所以程控为右心室提前起搏时，设置的 AV 间期应等于优化的 AV 间期减去 VV 间期。在 VV 间期优化完成后，可再做一次 AV 间期的优化以验证。VV 间期程控常用参考指标与方法：

1. **主动脉前向血流速度时间积分（VTI$_{AO}$）/ 每搏量（SV）** 主动脉前向血流 VTI 法是目前优化 VV 间期最简单、最常用的方法。VV 间期程控为一定数值后等待 15s，于心尖五腔切面上记录主动脉前向血流频谱，测量该频谱的速度时间积分，即 VTI$_{AO}$。该值最大时的 VV 间期为优化的 VV 间期。此外，每搏量也可用于 VV 间期的优化。

2. **不同步参数的改善** VV 间期的优化可改善运动同步性，因此反映同步性的指标亦可用于指导其优化。能够使同步性改善最多的 VV 间期值即为优化的 VV 间期。此方法有很大的临床意义，但未确立最佳指标和统一标准。评估左、右心室间或左心室室内不同步的指标包括以下几个。

(1) 室间延迟 (IVD)：胸骨旁短轴切面记录肺动脉前向血流频谱，测量同步记录心电图上的 QRS 波起点至肺动脉血流出现的时间，表示肺动脉射血前时间。心尖五腔心切面记录主动脉前向血流频谱,测量 QRS 波起点到主动脉血流出现的时间,表示主动脉射血前时间,两者差值表示 IVD。正常人右心室射血较左心室射血稍晚,但差值 <20ms。当左右心室间运动不同步且左心室收缩延迟时(如左束支传导阻滞),此差值 ≥ 40ms;若右心室收缩延迟(如右束支传导阻滞)则差值变为负值。而且,多数研究表明以此指标衡量的室间不同步与 QRS 时限相关。此外,若主动脉射血前时间 ≥ 140ms,代表左心室收缩延迟,也提示存在室内不同步。图 5-3 显示,CRT 参数优化前 IVD 为 68ms,优化后 IVD 缩短至 28ms,提示同步性改善。此时对应的 VV 间期即优化 VV 间期。

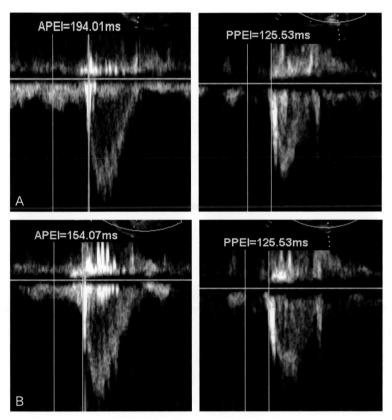

图 5-3 CRT 优化前后代表室间运动不同步的指标 - 室间延迟的变化

A:优化前,室间延迟(APEI 与 PPEI 时差)为 68ms;B:优化后室间延迟(APEI 与 PPEI 时差)缩短至 28ms。室间延迟的改善代表同步性改善,此时设置的 VV 间期可作为优化 VV 间期。
APEI:主动脉射血前时间;PPEI:肺动脉射血前时间。

(2)右心室侧壁与左心室最晚激动部位心肌的收缩 S 波达峰时差(TsRV-LV):超声组织速度显像技术能够反映不同节段心肌的收缩速度和时间,结合同步记录心电图可提供电 - 机械偶联的准确信息。节段性电机械延迟可以通过测量 QRS 波起点至该节段心肌收缩达峰的时间表示,即 Ts。目前认为,右心室游离壁与左心室最晚激动部位心肌的收缩达峰时差约为 20ms,大于此值可以作为室间不同步的指标。

（3）间隔 - 左心室后壁运动时差（septal-to-posterior wall motion delay，SPWMD）：取胸骨旁长轴切面或乳头肌水平胸骨旁短轴切面，获得 M 型超声图像。间隔部和左心室后壁达到最大位移点的时差即为 SPWMD，SPWMD ≥ 130ms 可作为室内不同步的标准，用于显示典型的左束支传导阻滞导致的室间隔矛盾运动。然而，SPWMD 用于评价左心室内不同步也存在不足之处，有时无法确切地描记 SPWMD，如，广泛前壁心肌梗死的患者间隔运动幅度减低，甚至无运动、无法精确定位后壁最大位移点、存在室间隔矛盾运动无法判断收缩末的波形等。此外，它仅测量室间隔和后壁收缩的时间差，其他室壁（如侧壁、前壁等）的运动不做评价，故而不能反映心脏各个室壁的收缩运动。

（4）Ts（室间隔 - 左心室室壁）：多数研究表明，左束支传导阻滞时室壁运动最受影响的部位为左心室侧壁或侧后壁，仅有少数患者的最晚激动位点出现在前壁或间隔部。因此，通过心尖四腔心切面可以同时定量间隔和侧壁的运动情况，从而推测室壁运动全貌。研究表明，室间隔和左心室侧壁基底段心肌收缩达峰时间（Ts）差值 >60ms 可反映室内不同步。CRT 后射血分数的增加与基线状态时不同步程度有关，Ts（室间隔 - 左心室侧壁）>60ms 预示 CRT 疗效好。此外，通过测量前间隔和左心室后壁的达峰时差，表明 Ts（前间隔 - 左心室后壁）≥ 65ms 能够预测 CRT 疗效，表现为 CRT 后每搏量增加 15% 以上，预测敏感性为 87%，特异性 100%。因此，以 Ts 改善作为衡量指标可以指导参数优化。图 5-4 为 VV 间期优化前后室间隔 - 左心室侧壁组织多普勒图像，可见优化前：间隔、左心室侧壁达峰时间不一；侧壁收缩速度慢。优化后：间隔、左心室侧壁同时达到收缩峰值；侧壁收缩速度增快。

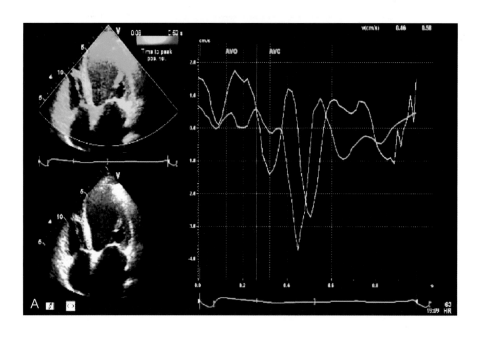

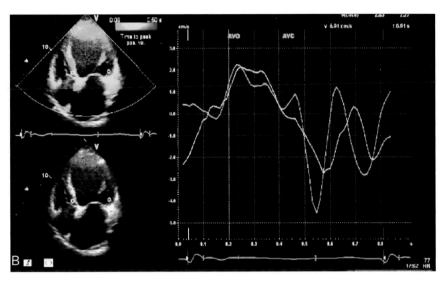

图 5-4　CRT 优化前后心尖四腔心组织多普勒图像

用于评估左心室室内运动同步性。黄线代表室间隔、绿线代表左心室侧壁基底部
的组织速度图。A:VV 间期优化前,间隔、左心室侧壁达峰时间不一;侧壁收缩速
度慢,提示左心室室内运动不同步。B:VV 间期优化后,间隔、左心室侧壁同时达
到收缩峰值;侧壁收缩速度增快,提示左心室室内运动同步性改善。此时的 VV 间
期设置可作为优化的 VV 间期。

(5) 12 节段心肌收缩达峰时间的标准差(Ts-SD):Ts-SD 表示左心室 12 节段心肌收缩
达峰时间的标准差。应用组织多普勒超声心动图技术将左心室心肌分为 12 节段,分别在
左心室基底部和中间段取 6 个点,测量 QRS 波起点至收缩达峰的时间。以 12 节段的收缩
达峰时间的标准差 >32.6ms 作为室内不同步指标,证实 Ts-SD 越大,收缩不同步程度越大。

(6) 左心室纵向延迟收缩(DLC):借助左心室 16 节段模型获得各节段心肌的组织追
踪图像,定义等容舒张期出现的长轴方向运动为左心室纵向延迟收缩(DLC)。以 DLC 比例,
即出现 DLC 的心肌节段数占左心室 16 节段的百分比,表示左心室室内不同步。研究发现,
DLC 比例与 CRT 后左心室收缩功能的改善有关。DLC 的比例≥ 30% 可以预测 CRT 术后
的心功能改善及左心室重塑逆转。此外,研究还表明 DLC 所处位置可能会影响 CRT 疗效。

(7) 其他:应用左心室心内膜半自动定位技术,对间隔、侧壁心内膜的周期运动进行了
傅立叶分析,并以相角表示其运动时相。间隔 - 侧壁相角差可定量反映室内不同步。亦
有学者将间隔的运动速度和侧壁的速度做曲线,相关系数作为同步性指标。实时三维超
声心动图可以准确测量心室整体或局部的容积,并能根据 16 节段容积 - 时间变化曲线的
离散度定量左心室内的不同步。

(三) 自动 VV 间期优化

前述的 QuickOpt™、AdaptivCRT™ 和 SmartDelay™ 算法亦可以进行自动的 VV 间期优化。

1. QuickOpt™　QuickOpt™ 算法运作方式:假设在最佳 VV 延迟时,左、右心室导线
激动的两个激动除极波峰在接近室间隔处相遇;分别测量心室感知、右心室起搏及左心室

起搏的 8 个腔内图事件。①心室感知时,测量左、右心室电极感知自身下传心室激动的时间差值(Δ 值),即测量右心室腔内图上和左心室腔内图上 R 波峰值的时差,定义为"自身除极项 Δ"。②右心室起搏时,左心室可感知到右心室传播过来的 R 波。在腔内图上测量起搏钉至左心室腔内图上 R 波峰值的时差。同理,左心室起搏时,右心室亦可感知到左心室传播过来的 R 波,在腔内图上测量起搏钉至右心室腔内图上 R 波峰值的时差。上述两个时差的差值为"修正值 ε"。IEGM 法最佳 VV 间期 $=0.5 \times (\Delta + \varepsilon)$。如果 VV 间期为正值,则左心室先起搏,如果 VV 间期为负值,则右心室先起搏。

研究证实,QuickOpt^{TM} 得出 VV 间期最优值与超声最大主动脉 VTI 得出的最优间期之间,相关性达 96.6%。

2. AdaptivCRT^{TM}　AdaptivCRT^{TM} 算法的优势是可以根据患者状态进行单左心室起搏或双心室起搏的自动转换。如前所述,装置自动优化得出优化的 SAV 和 PAV 间期。如果优化 SAV/PAV 间期与自身 AV 间期相差 >140ms,提示单纯左心室提前激动不能实现左心室起搏和自身右心室激动的融合,故进行双心室起搏,此时 VV 间期为 0ms。当自身 AV 间期与优化 AV 间期差值 ≤ 140ms,便认为有融合,此时再结合 QRS 时限来确定双心室同时起搏还是某心室优先,以及优先程度。若 50ms ≤ QRS 时限 <150ms,则左心室提前起搏;若 150ms ≤ QRS 时限 ≤ 180ms,则右心室提前起搏;具体提前的程度见图 5-5。若 QRS 时限 <50ms 或 QRS 时限 >180ms,则固定左心室提前右心室 10ms 起搏。

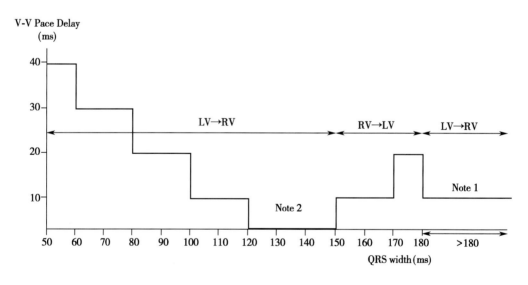

图 5-5　Adaptiv CRT^{TM} 算法中 VV 间期自动优化值

横坐标代表 QRS 时限(ms),纵坐标代表 VV 间期(ms)。LV → RV 代表左心室优先起搏;
RV → LV 代表右心室优先起搏。

3. SmartDelay^{TM}　SmartDelay^{TM} 算法运作方式:程控为自身房室传导的模式,约 10 个周期,根据腔内心电图计算 RVS-LVS 时差平均值。内置公式计算 LV offset,即 VV 间期 $=-0.33 \times$(RVS−LVS 时差)-20ms,得出最优 VV 间期值。此公式适用于 RVS 出现于 LVS 之前, 即左束支阻滞时。若 LVS 出现在 RVS 之前, 则 LV off set 为 0ms。

(四) 基于 QRS 时限的优化

目前经验性的基于 QRS 时限的优化, 其目的是通过优化间期得到最窄的 QRS 波。毕竟, QRS 时限是目前最简单、直接的同步性评价指标, QRS 波越宽, 代表运动越不同步; QRS 波窄, 则代表同步性好。

(五) 其他优化方法

与 AV 间期优化一样, 三维超声、核素心血池、磁共振、心导管术等技术也可以用来指导 VV 间期优化。

(六) VV 间期优化待解决的问题

VV 间期优化也需要进一步深入研究。首先, 与优化 AV 间期一样, VV 间期最优值或许不是一成不变的, 也需要动态调整。其次, 优化 VV 间期后, 虽然表现出血流动力学改善, 但程度不大, 所以可能不能导致明确的临床获益, 以致某些临床研究得出优化参数阴性意义的结论。再者, VV 间期优化究竟适用于何种人群? 最后, AV 间期、VV 间期优化应该孰先孰后, 目前一般是先 AV 间期后 VV 间期优化。但有研究表明, 若反转优化顺序, 得到的最优值亦不同。

总之, 目前认为, 对于非传导阻滞的 CRT 适应人群、CRT 治疗无反应者, 以及心房起搏合并房内传导阻滞等患者, 建议进行参数优化。优化方法主要包括经验性设置、基于 QRS 时限的优化、超声指导下优化和自动间期优化。经验性设置通常是将 AV 间期设置为 100~130ms; 基于 QRS 时限的优化目的是力求得到窄的 QRS 波。超声指导的参数优化是广为接受、便于施行的优化方法, 具备性价比好、无创伤性、可重复等优点。然而, 迄今最佳的超声指标仍未确定, 而且操作耗时、超声操作者差异较大, 操作技术有待进一步规范和提高。近年来, 基于腔内图的自动化优化算法已经普及, 《2015 年 ICD 程控及测试优化专家共识》第一次提出: 对于 CRT-D 患者, 建议开启自动调整 AV 间期及 VV 间期的功能, 以获得更高比例的再同步起搏, 减少临床事件发生风险 (Ⅱb 类适应证, B 级证据)。据此, 临床上要根据患者具体情况, 酌情采取适当措施进行参数设置和优化。

小 结

为充分发挥 CRT 的疗效, 个体化的参数优化仍具有一定地位。本章总结了目前针对 AV 间期、VV 间期这两项主要参数的优化意义、优化方法和存在的问题。鉴于超声指导参数优化临床应用最为切实可行, 详细介绍了可用于指导参数优化的超声指标, 同时, 就各公司产品中内置的自动化优化算法进行了详细介绍。

(牛红霞 陈柯萍)

参考文献

［1］ ABRAHAM WT, FISHER WG, SMITH AL, et al.Cardiac resynchronization in chronic heart failure.N Engl J Med, 2002, 346 (24): 1845-1853.

［2］ BRISTOW MR, SAXON LA, BOEHMER J, et al.Cardiac-resynchronization therapy with or without an implantable defibrillator in advanced chronic heart failure.N Engl J Med, 2004, 350 (21): 2140-2150.

［3］ LINDE C, ABRAHAM WT, GOLD MR, et al.Randomized trial of cardiac resynchronization in mildly symptomatic heart failure patients and in asymptomatic patients with left ventricular dysfunction and previous heart failure symptoms.J Am Coll Cardiol, 2008, 52 (23): 1834-1843.

［4］ MOSS AJ, HALL WJ, CANNOM DS, et al.Cardiac-resynchronization therapy for the prevention of heart-failure events.N Engl J Med, 2009, 361 (14): 1329-1338.

［5］ ELLENBOGEN KA, GOLD MR, MEYER TE, et al.Primary results from the SmartDelay determined AV optimization: a comparison to other AV delay methods used in cardiac resynchronization therapy (SMART-AV) trial: a randomized trial comparing empirical, echocardiography-guided, and algorithmic atrioventricular delay programming in cardiac resynchronization therapy.Circulation, 2010, 122 (25): 2660-2668.

［6］ MARTIN DO, LEMKE B, BIRNIE D, et al.Investigation of a novel algorithm for synchronized left-ventricular pacing and ambulatory optimization of cardiac resynchronization therapy: results of the adaptive CRT trial.Heart Rhythm, 2012, 9 (11): 1807-1814.

［7］ BRUGADA J, DELNOY PP, BRACHMANN J, et al.Contractility sensor-guided optimization of cardiac resynchronization therapy: results from the RESPOND-CRT trial.Eur Heart J, 2017, 38 (10): 730-738.

［8］ EUROPEAN HEART RHYTHM ASSOCIATION, EUROPEAN SOCIETY OF CARDIOLOGY, HEART RHYTHM SOCIETY, et al.2012 EHRA/HRS expert consensus statement on cardiac resynchronization therapy in heart failure: implant and follow-up recommendations and management.Heart Rhythm, 2012, 9 (9): 1524-1576.

［9］ BAKER JH 2nd, MCKENZIE J 3rd, BEAU S, et al.Acute evaluation of programmer-guided AV/PV and VV delay optimization comparing an IEGM method and echocardiogram for cardiac resynchronization therapy in heart failure patients and dual-chamber ICD implants.J Cardiovasc Electrophysiol, 2007, 18 (2): 185-191.

［10］ BIRNIE D, LEMKE B, AONUMA K, et al.Clinical outcomes with synchronized left ventricular pacing: analysis of the adaptive CRT trial.Heart Rhythm, 2013, 10 (9): 1368-1374.

［11］ GOLD MR, NIAZI I, GIUDICI M, et al.Acute hemodynamic effects of atrial pacing with cardiac resynchronization therapy.J Cardiovasc Electrophysiol, 2009, 20 (8): 894-900.

［12］ COBB DB, GOLD MR.The Role of atrioventricular and interventricular optimization for cardiac resynchronization therapy.Heart Fail Clin, 2017, 13 (1): 209-223.

［13］ WILKOFF BL, FAUCHIER L, STILES MK, et al.2015 HRS/EHRA/APHRS/SOLAECE expert consensus statement on optimal implantable cardioverter-defibrillator programming and testing.Heart Rhythm, 2016, 13 (2): e50-e86.

［14］ GOLD MR, AURICCHIO A, LECLERCQ C, et al.The rationale and design of the SMART CRT trial. Pacing Clin Electrophysiol, 2018, 41 (9): 1212-1216.

［15］ BOGAARD MD, KIRKELS JH, HAUER RN, et al.Should we optimize cardiac resynchronization therapy during exercise？.J Cardiovasc Electrophysiol, 2010, 21 (11): 1307-1316.

［16］ SHANMUGAM N,PRADA-DELGADO O,CAMPOS AG,et al.Rate-adaptive AV delay and exercise performance following cardiac resynchronization therapy.Heart Rhythm,2012,9(11):1815-1821.

［17］ MARTIN DO,DAY JD,LAI PY,et al.Atrial support pacing in heart failure:results from the multicenter PEGASUS CRT trial.J Cardiovasc Electrophysiol,2012,23(12):1317-1325.

［18］ GOLD MR,YU Y,SINGH JP,et al.Effect of interventricular electrical delay on atrioventricular optimization for cardiac resynchronization therapy.Circ Arrhythm Electrophysiol,2018,11(8): e006055.

第6章
心脏再同步治疗的随访

对植入心脏再同步治疗(CRT)的患者进行定期规范的随访是 CRT 治疗的重要环节。在 CRT 植入技术已十分成熟、器械不断完备的当今,即使严格按照 CRT 植入指南选择患者,仍有约 30% 的患者存在 CRT 无反应。CRT 无反应与很多因素有关,其中,CRT 术后患者的有效随访,包括 CRT 术后并发症及心功能的评价,优化心力衰竭(心衰)药物治疗,同时对 CRT 进行参数优化,使 CRT 处于最佳的工作状态,患者从而获得最优的治疗效果,已成为提高 CRT 疗效的关键之一。然而,目前国内普遍存在重植入、轻随访现象,CRT 术后随访长期得不到足够的重视,原因包括患者的因素、植入医师工作繁忙、医院无专职随访团队、缺乏相应的随访质控标准等。

CRT 的理想随访模式应该由植入医师根据患者的具体病情为患者个体化制订。CRT 的随访工作应该由专门的起搏门诊或者心衰随访门诊负责。CRT 随访门诊基本设备应该包括心电图、心脏超声、各起搏公司的程控仪、必要的抢救设备,同时 CRT 植入中心应该建立本中心 CRT 植入患者的数据库资料。本章对 CRT 术后的随访进行全面阐述。

一、随访目的

CRT 术后随访的主要目的:了解患者情况、评价 CRT 植入装置的状况、评价 CRT 的反应性及与患者进行相关沟通。

1. **患者方面** 了解患者的一般情况;药物治疗方案,服药的依从性;鉴别非 CRT 相关的健康问题,并对患者及家属进行适当的心衰宣传教育及生活方式的指导。

2. **CRT 植入装置方面** 第一,及时发现 CRT 术后并发症,如伤口感染、囊袋血肿、导线移位、膈神经刺激;第二,评估 CRT 起搏系统的各项起搏参数是否正常,包括起搏导线的感知、起搏阈值与阻抗、电池的寿命状况等;同时,识别起搏导线存在障碍的风险,在保证 CRT 最佳工作状态及患者安全的前提下,尽可能延长脉冲发生器的寿命。

3. CRT 反应性方面　①评价患者临床心功能的改善及心脏超声左心室收缩功能;②评估患者是否存在心房颤动(房颤)、频发室性早搏(室早)等影响 CRT 反应性的情况;③评估双心室起搏百分比,CRT 的程控优化,通过优化 AV 间期和 VV 间期,提高双心室起搏百分比;④评估心衰治疗药物,制订个体的优化治疗方案。

4. 其他方面　保存患者 CRT 程控参数记录并建立数据库,及时将 CRT 与心衰的相关信息与患者和相关植入医师进行沟通。

二、随访方式和频度

决定 CRT 随访方式和频度的因素包括患者基础心脏病情况,植入 CRT 的类型、植入后的时间,患者居住地的医疗情况、与随访门诊的路途远近及方便情况等。①患者因素:心衰症状发作的频率和严重程度;抗心律失常或心力衰竭治疗方案的调整;患者、患者家属或当地医师对 CRT 随访提出的特殊要求;其他医疗或社会因素等。② CRT 因素:CRT 的反应率;CRT 系统的程控参数变化(起搏阈值、起搏频率、双心室起搏百分比、电击治疗频率、心房和心室高频事件、经胸阻抗、电池寿命等);CRT 围术期、近期及远期并发症的发生情况。

随访方式主要有诊室随访和远程监测两种。①诊室随访:诊室随访是目前国内的主要随访方式,是由 CRT 植入专科医师、随访技师和器械制造商技术代表(technical service representative,TSR)在诊室进行检测的随访方式。由随访技师或 TSR 对患者经程控仪询问读取起搏信息,同时检测心衰相关的实验室指标、拍摄 X 线胸片,进行心电图、心脏超声检查,并询问患者病情变化、服药和生活情况,最后进行 CRT 参数优化和决定是否调整药物治疗方案。②远程监测:2015 年美国心律学会(HRS)关于远程监测的专家共识明确提出将远程监测作为所有植入性心血管电子器械(CIED)患者常规的随访管理策略。随着远程通信技术的发展,带有家庭监测功能的 CRT 设备能通过每天自动传输患者心率变异率、心房 - 心室感知起搏功能、双心室起搏百分比、室早、活动量、经胸阻抗监测肺淤血程度等指标,通过 GSM 无线通信网络或电话线上传至云端。远程监测能通过早期发现心律失常、设备问题及放电事件来提高 CRT 的临床获益。远程监测能提供及时、准确的等同于诊室的 CRT 工作数据和信息,某种程度上具有与传统的诊室询问相当的功能。

目前的 CRT 远程监测有两种传输方式。①患者启动的远程传输:询问和资料传输由患者主动启动。可以是 CRT 随访门诊按计划预定的 CRT 询问和传输,也可以是当患者出现呼吸困难、植入型心律转复除颤器(ICD)电除颤或 CRT 报警触发的非预定 CRT 询问和传输。这两种情况均需要患者主动参与并启动 CRT 询问和传输。② CRT 自动实施的远程传输:CRT 询问和资料上传均由 CRT 主动启动。为了成功连接和询问,家庭监测仪必须与患者植入的 CRT 保持在一定的距离内,然后将数据传输到专用网络。这种远程传输可以定时发放或由程控的参数启动,如当发生起搏导线阻抗显著改变、持续性心房颤动、频发的非持续性室性心动过速(室速)、频繁电击等均可自动启动 CRT 询问和传输。

远程监测尤其适用于心室起搏依赖、CRT、ICD 患者,但有其局限性。缺点是不能进行直接的心血管疾病评估,不能远程程控,仍需要诊室调整参数,尤其对 CRT 患者的优化是不能远程进行的。所以,CRT 的远程监测适用于临床状况稳定且不需要进行预期 CRT 参数优化的患者。如远程监测发现患者需要紧急处理的情况,患者必须及时到医院就诊,进行面对面的 CRT 随访。所有 CRT 植入患者仍然需要至少每 6 个月进行一次诊室随访。

远程医疗模式是指运用计算机、通信,通过数据、文字、语言和图像资料的远距离传送,实现专家与患者和家属,专家与专科医师之间的异地"面对面"交流。随着心衰中心的推广和建立,CRT 植入中心通过远程医疗模式对偏远地区的 CRT 患者进行异地"面对面"交流,有利于提高患者的依从性,从而达到多学科团队综合性随访管理。

根据"2008 HRS/EHRA CIEDs 术后随访建议"及"2012 年中国心血管植入型电子器械术后随访专家共识",每例 CRT 植入患者都应在出院前做一次随访和 CRT 优化。CRT 优化程控的根本目的是通过调整房室和心室间电传导,使衰竭心脏尽可能实现心脏机械同步,进而改善心功能。表 6-1 是 CRT 植入后需要进行诊室随访或远程监测的最低频度。

表 6-1　CRT 患者诊室随访或远程监测最低频度

植入器械	诊室随访	最低频度	远程监测	最低频度
CRT	CRT 植入出院前	植入后 4~12 周	每 3~6 个月	每 3~6 个月
出现电池耗竭提示时,每 1~3 个月进行随访				

三、随访内容

1. CRT 随访评估内容

(1)病史询问:患者心衰症状是否改善或加重。

(2)体格检查:CRT 植入处囊袋有无红肿、破溃、感染,脉冲发生器有无移位;脉冲发生器周围肌肉是否有抽动,有无膈神经刺激征;CRT 植入侧颈部与手臂有无肿胀及静脉曲张,有无静脉血栓形成等。

(3)起搏心电图记录:12 导联心电图及动态心电图检查有无双心室起搏或间歇性左心室失夺获,感知、起搏功能异常等。

(4)实验室检查:有无电解质紊乱、低钠低氯血症、肾功能不全、脑钠肽(BNP)持续升高等。

（5）心脏超声检查：了解左右心室大小、左心室收缩及舒张功能、二尖瓣及三尖瓣反流、导线情况（如赘生物等）等。

（6）X 线胸片：确定有无导线脱位、导线绝缘层磨损、导线断裂、导线与脉冲发生器连接问题、心肌穿孔等并发症。

（7）6min 步行试验、纽约心功能分级或使用明尼苏达心衰生活质量问卷表进行量化的心功能评估。

（8）CRT 程控检查：起搏感知参数测试，双心室起搏百分比评估，心律失常发生情况评估（房颤、室性心律失常等），电池消耗情况评估，优化 AV 间期及 VV 间期，提高 CRT 反应率。

（9）心衰药物调整。

（10）建立 CRT 随访程控资料档案。

2. CRT 出院前随访　评估时应明确有无围术期并发症；了解初步设置的起搏参数及功能，对患者设置个体化的程控参数；对双心室同步化参数进行优化设置；对患者及其家属进行心衰宣传教育和心理辅导支持。

3. 出院后随访　通常分为 3 个阶段。

（1）早期：植入 CRT 后 4~12 周内，目的是评价 CRT 治疗效果及患者心衰改善情况，确定有无并发症。主要内容为检查起搏器囊袋愈合情况、监测急性期起搏阈值变化及确定起搏导线稳定性。在此期间，必须对器械进行一次完整的评估和 CRT 参数的优化，包括询问脉冲发生器、回顾诊断功能、测试起搏、感知阈值和导线阻抗，测试电池寿命、优化起搏参数及进行双心室同步参数的优化。

（2）中期：依据患者临床心衰情况和 CRT 类型，每 3~6 个月应进行一次诊室随访或远程监测，保持 CRT 以最佳状态工作。由于植入 CRT 的均是心衰患者，如果患者当地医疗条件好，当地医院有 CRT 植入随访门诊，患者随访路途遥远，同时病情稳定，CRT 植入后中期亦可在当地医院进行 CRT 随访，并将随访情况及时与植入医师进行沟通，但至少每 6 个月要到植入医院进行一次 CRT 诊室随访。

（3）后期：CRT 电池耗竭前 1 年，或当 CRT 接近择期更换适应证（ERI）时，患者应每 1~3 个月进行一次随访。随访期间若怀疑导线功能障碍或发生心律失常事件，则每个月进行一次随访。

CRT 随访时尤其要关注左心室起搏与否、双心室起搏百分比；了解是否存在心律失常，包括房性和室性，因为都会降低双心室起搏百分比；了解是否存在房颤（夜间、无症状性），采取提高双心室起搏百分比参数设置，针对心衰及存在的心律失常调整药物治疗，决定是否需要抗凝。CRT 术后患者与未植入器械者相比，更加需要药物干预心律失常；心脏再同步治疗起搏器（CRT-P）/ 心脏再同步治疗除颤器（CRT-D）术后一定要注意临床用药的持续性和必要的调整。出现心衰预警，应尽早干预，降低再住院率。CRT 术后随访的主要内容建议见表 6-2。

表 6-2　CRT 术后诊室随访内容

随访内容	
CRT 程控	所有导线的起搏感知、阈值、阻抗及 BIV%、心律失常事件"报警"情况、电池电压及阻抗、AV 和 VV 间期优化等
实验室检查	脑钠肽、电解质、肾功能、肝功能、心脏超声、X 线胸片等
其他	6min 步行试验、生活质量问卷等

4. 随访病例　患者，男性。因"反复胸闷、气促 3 年"入院；扩张型心肌病、完全性左束支传导阻滞、频发室早、阵发室速（图 6-1）；心脏超声：左心室射血分数（LVEF）21%。患者经优化心衰药物治疗，2017 年 10 月 24 日植入雅培公司 Quadra 3249-40Q CRT-D，左心室四极导线置于侧静脉（图 6-2）。术后 QRS 时限 138ms（图 6-3）。

2017 年 12 月 6 日患者 CRT-D 术后第一次随访，无胸闷、气促不适，CRT-D 植入囊袋愈合良好，无红肿。常规行心电图检查，提示左心室失夺获（图 6-4）。胸部 X 线片可见左心室导线脱位（图 6-5）。

2017 年 12 月 11 日行左心室导线重置术，左心室四极导线重置于前侧静脉（图 6-6）。术后患者行 CRT 程控优化，心电图 QRS 时限 136ms（图 6-7），术后 1、3、6、12 个月门诊随访，X 线胸片可见心脏明显变小（图 6-8、图 6-9），BiV 99%（图 6-10）。2018 年 12 月 24 日心脏超声左心室舒张末期内径（LVDD）65mm，LVEF 38%，患者 CRT 超反应。

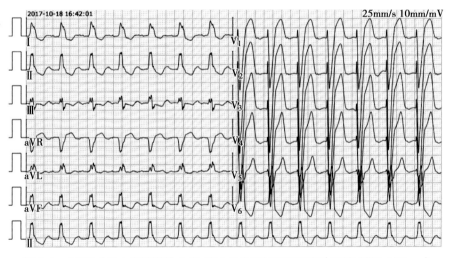

图 6-1　CRT 术前心电图窦性心律，完全性左束支传导阻滞（QRS 时限 187ms）

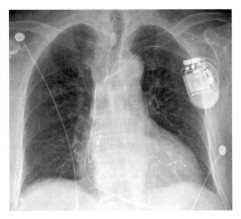

图 6-2　CRT-D 术后第 2 天,左心室四极导线
置于侧静脉(2017 年 10 月 25 日)

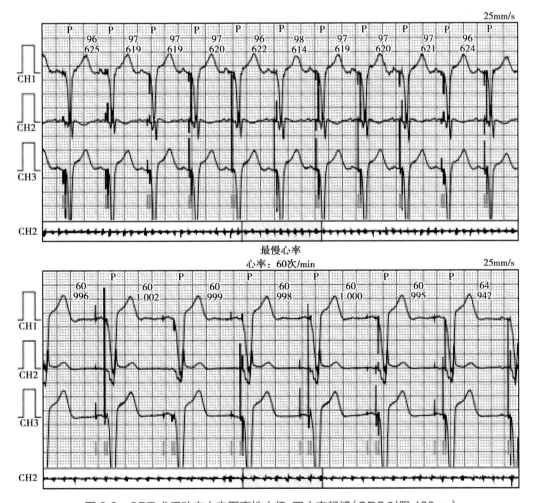

图 6-3　CRT 术后动态心电图窦性心律,双心室起搏(QRS 时限 138ms)

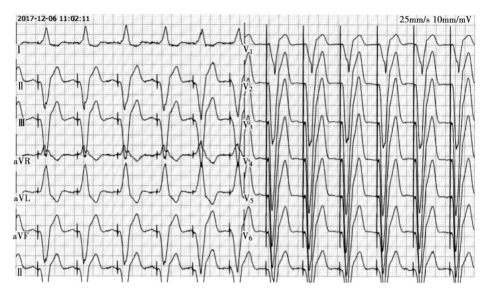

图 6-4 CRT-D 植入术后 1 个月随访左心室失夺获

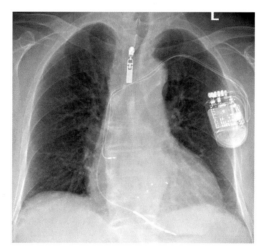

图 6-5 左心室导线脱位(2017 年 12 月 6 日)

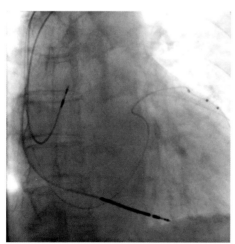

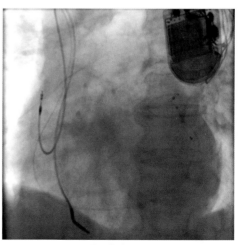

后前位　　　　　　　　　　　　　　LAO 45°

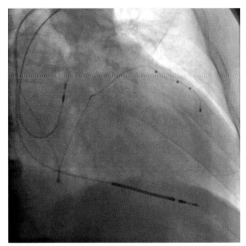

RAO 30°

图 6-6　左心室导线重置术后，左心室四极导线重置于前侧静脉（2017 年 12 月 11 日）

LAO：左前斜位；RAO：右前斜位。

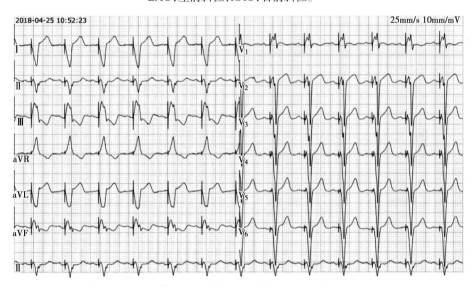

图 6-7　CRT 术后心电图双心室起搏（QRS 时限 136ms）

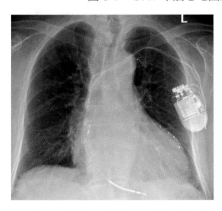

图 6-8　CRT-D 术后 6 个月后前位片

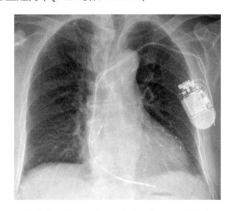

图 6-9　CRT-D 术后 12 个月后前位片

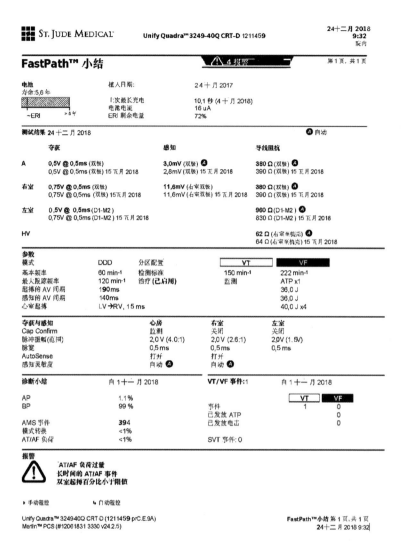

图 6-10　CRT-D 术后优化程控报告

四、建立随访资料数据库

为了更有效地管理 CRT 患者,所有开展 CRT 植入的中心均应建立 CRT 患者随访数据库。数据库必须包括以下方面。①患者基本信息:包括患者姓名、性别、出生日期等人口统计学资料,以及详细的联系地址、联系方式(至少 2 个)等。②患者临床信息:心血管疾病及伴随疾病诊断、心律失常诊断、心衰药物治疗,以及慢性疾病的药物治疗方案等。③患者 CRT 植入信息:手术适应证、CRT 植入日期、植入器械信息、植入医师等。④患者每次随访信息:随访日期、有无并发症、有无器械故障、CRT 优化参数、X 线胸片、心脏超声、6min 步行试验、生活质量问卷等。

医院在建立本中心数据库的同时,应完成国家心律失常介入治疗信息网络直报系统,数据的录入要准确。起搏生产厂商应为每例CRT植入患者提供植入担保卡。植入卡应包括:患者姓名、出生日期、CRT植入日期、植入医院、植入医师以及脉冲发生器和起搏导线的型号及序列号等。患者随访时要携带此卡,便于随访医师了解患者植入CRT的具体信息。

五、随访人员

CRT的随访工作应由心血管相关专业包括CRT植入医师、心衰专科医师、心脏超声医师、随访技师(心电图室技师)、生产厂商技术服务人员等组成的综合团队进行。目前欧美国家的医院均设有专门的CRT随访技师岗位,国内部分大的起搏器植入中心有专门的起搏器随访技师,但大部分医院尚无此类专门岗位。目前,国家卫生健康委已经颁布了《心血管疾病介入诊疗技术管理规范》,中国医师协会心律学专业委员会成立了心律失常介入诊疗工程技术人员培训项目,2018年开始开展了起搏器术后随访临床及公司技术人员的规范化操作培训项目,并正在逐步建立符合规范要求的CRT随访制度,对CRT随访工作人员提出以下要求。

1. **植入医师、随访医师** 随访医师可以是植入医师,也可以是专门从事CRT随访的医师。整个随访过程中CRT植入医师决定患者的诊治方案,包括随访计划、参数调整、CRT优化方案与患者沟通等。随访医师同时负责保留患者随访档案,包括患者病史及植入适应证、CRT植入记录及术中CRT参数记录、历次随访程控报告。随访医师对随访时发现的"紧急"报警信息给予及时的处理意见及建议。随访医师对于生产厂商发布的某些产品纠正或召回信息决定如何通知及管理随访患者。

2. **随访技师** 随访技师多由长期从事电生理临床专业的技师承担。主要是辅助随访医师的日常CRT随访工作,维护患者的档案管理,以便随访医师能够快速高效地调阅既往患者的随访报告。同时,按照随访医师对CRT植入患者的程控优化参数建议,对CRT的程控参数进行设置。随访技师对于生产厂商发布的某些产品纠正或召回信息,协助随访医师和TSR与患者进行沟通和管理。对随访时发现的"紧急"报警信息及时通知随访医师,并协助随访医师进行患者沟通和管理工作。

3. **生产厂商技术服务人员**(technical service representative,TSR) TSR是患者随访程控中不可或缺的一部分,主要起辅助医师的作用,但在临床中应规范化行为。不同品牌起搏公司的起搏程控仪程控界面不同,参数设置各有特点,各公司的TSR对本公司的起搏程控界面熟悉,并通过相关考核。在CRT患者随访中,TSR主要是对患者的随访提供技术支持,使用和操作相关公司的起搏程控仪,对患者进行CRT程控检查。但TSR在对患者进行CRT程控随访时,不能单独对患者进行程控检查,必须在医院随访医师的要求下,需责任医师在场,在医院随访室对患者进行程控检查。除特殊紧急情况,TSR不得为竞争公司的器械提供技术支持。

六、术后随访展望

由于CRT需要复杂的手术操作及高昂的医疗费用。因此规范CRT术后随访,如何通过术后随访管理最大限度提高患者CRT应答率是临床医师在实践中需要不断思考的核心问题。通过术后优化心衰药物管理、CRT程控优化、心理疏导及社会支持,积极提高房颤患者CRT应答,改善CRT患者生存质量,减少医疗资源的浪费,减轻患者家庭经济及心理负担是CRT术后随访的目标。CRT术后随访为患者制订个体化的治疗方案,是提高患者CRT反应率的关键。

小　结

● 对植入CRT的患者进行定期规范的随访是CRT治疗的重要环节,已成为提高CRT疗效的关键之一。

● CRT术后随访的主要目的有4个方面:了解患者情况、评价CRT植入装置的状况、评价CRT的反应性及与患者进行相关沟通。

● CRT的随访工作应由心血管相关专业包括CRT植入医师、心衰专科医师、心脏超声医师、随访技师(心电图室技师)、TSR等组成的综合团队进行。

● CRT的随访方式主要有诊室随访和远程监测两种。诊室随访是目前国内的主要随访方式。每个CRT植入患者都应在出院前做一次随访和CRT优化,对双心室同步化参数进行优化设置,CRT随访时尤其要关注左心室起搏与否、双心室起搏百分比。出院后随访通常分为3个阶段。早期:植入CRT后4~12周内,进行诊室随访,对患者做完整的评估和CRT参数的优化;中期:每3~6个月应进行一次诊室随访或远程监测,保持CRT以最佳状态工作;后期:CRT电池耗竭前1年,或当CRT接近择期更换适应证(ERI)时,患者应每1~3个月进行一次随访。

● 为了更有效地管理CRT患者,所有开展CRT植入的中心均应建立CRT患者随访数据库。

(周　颖)

参考文献

[1] RINKUNIENE D,KRIVICKIENE A,LAUKAITIENE J,et al.Pharmacological treatment changes of chronic heart failure during cardiac resynchronization therapy:A 1-year follow-up study.Int J Cardiol,2017,238:92-96.

[2] ALTMAN RK,PARKS KA,SCHLETT CL,et al.Multidisciplinary care of patients receiving cardiac resynchronization therapy is associated with improved clinical outcomes.Eur Heart J,2012,33(17):2181-2188.

[3] 张澍,陈柯萍,黄德嘉,等.心血管植入型电子器械术后随访的专家共识.中华心律失常学杂志,2012,16(5):325-329.

[4] EUROPEAN HEART RHYTHM ASSOCIATION,EUROPEAN SOCIETY OF CARDIOLOGY,

HEART RHYTHM SOCIETY, et al.2012 EHRA/HRS expert consensus statement on cardiac resynchronization therapy in heart failure: implant and follow-up recommendations and management. Heart Rhythm, 2012, 9(9): 1524-1576.

［5］ BRIGNOLE M, AURICEHIO A, BARON-ESQUIVIAS G, et al.2013 ESC Guidelines on cardiac pacing and cardiac resynchronization therapy: the Task Force on cardiac pacing and resynchronization therapy of the European Society of Cardiology(ESC).Developed in collaboration with the European Heart Rhythm Association(EHRA).Eur Heart J, 2013, 34(29): 2281-2329.

［6］ LIU WH, CHEN KP, SU YG, et al.Patient acceptance of and satisfaction with the carelink remote monitoringsystem.Chin J Cardiac Arrhythm, 2016, 20(6): 481-485.

［7］ INGLIS SC, CLARK RA, DIERCKX R, et al.Structured telephone support or non-invasive telemonitoring for patients with heart failure.Heart, 2017, 103(4): 255-257.

［8］ PONIKOWSKI P, VOORS AA, ANKER SD, et al.2016 ESC Guidelines for the diagnosis and treatment of acute and chronic heart failure: The Task Force for the diagnosis and treatment of acute and chronic heart failure of the European Society of Cardiology(ESC).Developed with the special contribution of the Heart Failure Association(HFA) of the ESC.Eur J Heart Fail, 2016, 18(8): 891-975.

［9］ BAKOS Z, REITAN C, WERTHER-EVALDSSON A, et al.Cardiovascular drug utilization post-implant is related to clinical outcome in heart failure patients receiving cardiac resynchronization therapy.Cardiol J, 2017, 24(4): 374-384.

［10］ BEKELMAN DB, ALLEN LA, PETERSON J, et al.Rationale and study design of a patient-centered intervention to improve health status in chronic heart failure: The Collaborative Care to Alleviate Symptoms and Adjust to Illness(CASA) randomized trial.Contemp Clin Trials, 2016, 51: 1-7.

［11］ OYANGUREN J, LATORRE GARCÍA PM, TORCAL LAGUNA J, et al.Effectiveness and factors determining the success of management programs for patients with heartfailure: a systematic review and Meta-analysis.Rev Esp Cardiol(Engl Ed).2016, 69(10): 900-914.

［12］ REITAN C, BAKOS Z, PLATONOV PG, et al.Patient-assessed short-term positive response to cardiac resynchronization therapy is anindependent predicto rof long-term mortality.Europace, 2014, 16(11): 1603-1609.

［13］ VARMA N, PICCINI JP, SNEU J, et al.The relationship between level of adherence to automatic wireless remote monitoring and survivalin pacemaker and defibrillator patients.J Am Coll Cardiol, 2015, 65(24): 2601-2610.

［14］ SIABANI S, DRISCOLL T, DAVIDSON PM, et al.A randomized controlled trial to evaluate an educational strategy involving community health volunteers in improving self-care in patients with chronic heart failure: rationale, design and methodology.Springerplus, 2014, 3: 689.

［15］ DUBNER S, AURICCHIO A, STEINBERG JS, et al.ISHNE/EHRA expert consensus on remote monitoring of cardiovascular implantable electronic devices(CIEDs).Europace, 2012, 14(2): 278-293.

［16］ SLOTWINER D, VARMA N, AKAR JG, et al.HRS Expert Consensus Statement on remote interrogation and monitoring for cardiovascular implantable electronic devices.Heart Rhythm, 2015, 12(7): e69-e100.

［17］ ZANON F, MARCANTONI L, BARACCA E, et al.Optimization of left ventricular pacing site plus multipoint pacing improves remodeling and clinical response to cardiac resynchronization therapy at 1 year.Heart Rhythm, 2016, 13(8): 1644-1651.

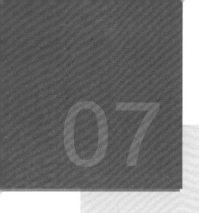

第7章
心脏再同步治疗的程控

一、程控目的

心脏再同步治疗（CRT）的程控目的主要是两个方面。

1. **测试参数** 包括电池和导线参数，保证起搏系统工作安全、有效。

2. **程控优化适当的 AV/VV 间期** 评估心律失常的比例，保证双心室起搏的有效率和百分比，通过优化提高 CRT 反应率。

对于四极、左心室多点位起搏系统（MPP）等新型 CRT 还有左心室起搏位点的优化；对于希氏 - 浦肯野系统（希浦系统）起搏参与 CRT 时，需综合起搏参数和纠正束支传导阻滞情况等来选择不同起搏系统和插孔方案并进行相应的程控设置，以保证希浦系统起搏优先且安全、有效。

二、程控步骤

可以用以下 7 个步骤来概括 CRT 的程控（PBL STOP）。

P（presenting）：患者当前节律、频率、起搏百分比。

B（battery）：评估电池状态。

L（lead）：评估导线状态。

S（sensing）：测试右心室、右心房的感知功能。

T（threshold）：评估心房、右心室、左心室的起搏功能。

O（observations）：回顾这段时间记录的数据和事件。

P（programming and print）：调整参数，打印报告。

1. P（presenting）　确认患者当前节律（AS-VS，AS-VP，AP-VS，AP-VP），观察起搏百分比尤其是双心室起搏百分比（图 7-1）。

2. B（battery）　评估电池状态，电量充足时按低限频率或者传感器频率起搏。当电池接近耗竭时，应该加强随访频率，及时更换。

3. L（lead）　评估导线状态。测试导线阻抗：起搏阻抗正常范围在 200~1 000Ω，高压阻抗在 20~100Ω。观察导线阻抗趋势图（图 7-2）：若阻抗趋势有异常，应寻找异常的原因。

% of Time	
Total VP	98.2 %
AS-VS	1.6 %
AS-VP	97.0 %
AP-VS	<0.1 %
AP-VP	1.3 %

图 7-1　起搏百分比

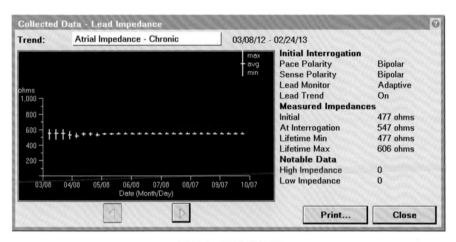

图 7-2　阻抗趋势图

4. S（sensing）　感知测试，感知测试是评估 CRT 对自身心电活动的感知能力。

（1）评估心房的感知：测试感知时，暂时降低低限频率至自身心房频率出现，测试心房感知，心房感知推荐>2mV；对于部分有心房感知保障的 CRT，可以查看心房感知趋势图（图7-3）。

（2）评估心室感知：测试心室感知是拉长 AV 间期长于自身 PR 间期，测试心室感知，心室感知推荐 >5mV；对于部分有心室感知保障的 CRT，可以查看心室感知趋势。

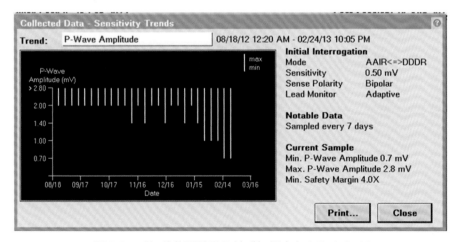

图 7-3　感知趋势图显示 P 波感知幅度在 0.7~2.8mV

5. T(threshold)　测试心房心室阈值,阈值测试是评估需要夺获心肌的最小能量,由于 $W=U^2 \times T/R$,以恒定脉宽(T)下以电压(U)来代表阈值。阈值越小,表示夺获心肌越容易。

在测试阈值前需要收集:自身状态、单右心室起搏、单左心室起搏、双心室起搏 4 种状态下的体表 QRS 波形态(图 7-4),以确认起搏夺获。

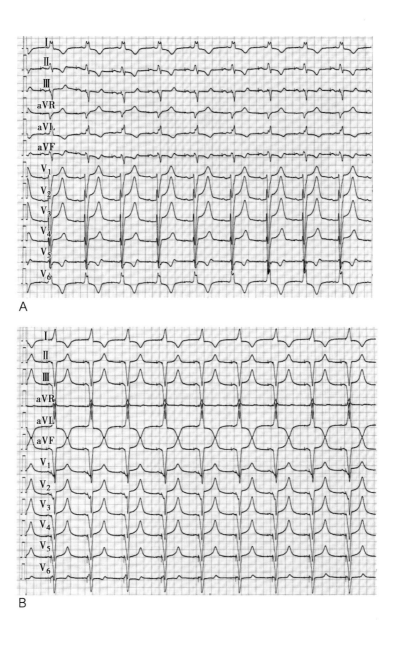

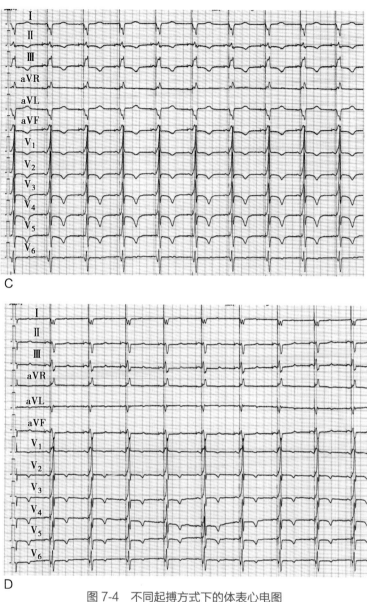

图 7-4　不同起搏方式下的体表心电图

A:自身状态;B:单右室起搏状态;C:单左室起搏状态;D 双心室起搏状态。

（1）心房阈值测试

1）调整起搏频率至自身 +10ppm,拉长 AV 间期至至少自身 PR+30ms。

2）从高电压开始递减至起搏钉后观察不到起搏 "P" 波或者心室无下传。

3）阈值则为能夺获心房的最小电压,一般心房阈值在 1.5V/0.4ms 以内。

（2）右心室阈值测试

1）缩短 AV 间期至 110ms 以内或 VVI 模式高于自身频率测试。

2）从高电压开始递减至起搏钉后出现非右心室起搏心电图。

3）阈值则是能夺获右心室的最小电压,一般右心室阈值在 1.5V/0.4ms 以内。

（3）左心室阈值测试

1）缩短 AV 间期至 110ms 以内或 VVI 模式高于自身频率测试。

2）从高电压开始递减至起搏钉后出现非左心室起搏心电图。

3）阈值则是能夺获左心室的最小电压，一般左心室阈值在 2.5V/0.4ms 以内。

4）对于左心室四极导线可选择测试多个起搏向量，根据起搏阈值低、膈神经刺激阈值高及右心室感知 - 左心室（RVS-LV）传导时间长等综合判断，选择最佳左心室起搏位点，或者在心电图或心脏超声优化下选择合适的位点。

5）对于 MPP 者，分别测试左心室四个起搏位点起搏参数，根据起搏阈值、膈神经刺激阈值及电学传导或解剖传导方案进行左心室起搏位点的选择和优化。

6）对于部分心脏再同步治疗起搏器（CRT-P）/ 心脏再同步治疗除颤器（CRT-D）也有阈值管理，能自动测试阈值并且连续记录（图 7-5）。

6. O（observations） 回顾记录的诊断数据和事件。

（1）常规诊断数据

1）心律直方图（heart rate histogram）：了解频率分布合理性，若模式为 DDD 是否有变时性功能不全的表现、是否有房性心动过速（房速）/ 心房颤动（房颤），心室起搏百分比情况，室性早搏情况。

2）AV 传导直方图（A-V conduction histogram）：了解 AV 传导分布明细，作为调整 AV 的依据。

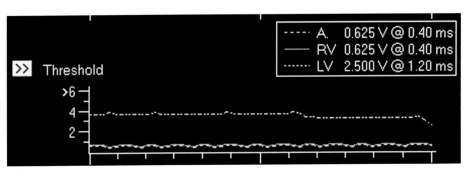

图 7-5 自动阈值管理

（2）心律失常诊断数据：分析心律失常情况及对心室起搏的影响，用于分析患者心功能的变化原因及指导临床药物调整。

1）心房高频事件（atrial high rate episode）：尤其注意以前没有房性心律失常史的患者的突发事件及 ERAF- 早期复发的房颤，用以优化治疗方案。

2）心房高频事件趋势（atrial high rate trend）：了解上次随访至今的房颤负荷情况。

3）心室高频事件（ventricular high rate episode）：尤其是核对 <400ms 事件与患者主诉症状发生时间是否相符，是否有室性心律失常事件出现。

4）心房高频事件时心室率（ventrical rate histogram during atrial high rate）：关注房性心

律失常时心室率的分布情况,如果分布比较离散,则需室率控制。

5)心室感知事件(ventricular sensing episode):心室感知事件出现的时间、持续时间和当时的传感器频率和 Marker 记录,帮助了解双心室起搏的发放情况,提示我们是否可程控相关参数和功能来增加双心室起搏。

(3)心衰相关的监测参数:CRT-P/CRT-D 系统除了能改善心功能外,尚能对心功能进行长期监测和评价,包括监测肺水肿(通过测试经胸阻抗)、心率变化(静息、夜间心率及心率变异性)、患者活动度等,通过程控分析仪或无线网络,可调出这些参数进行分析,对植入 CRT 后心衰的管理提供了一个很好的工具。

7. P(programming and print) 调整参数,程控,打印报告。

(1)根据患者病情调整常规起搏参数:包括 mode switch、起搏 / 感知极性、AV 间期、输出电压等,需要时调整 V-V delay(表 7-1)。

(2)开启和调整 VT/VF(室性心动过速 / 心室颤动)、房颤识别、治疗功能。

(3)调整其他起搏参数(如睡眠功能、NCAP、RDR 等)。

表 7-1　CRT 输出电压的调整建议

		右房	右室	左室		
阈值		<1.5V/0.4ms	<1.0V/0.4ms	<1.5V/0.4ms	1.5~3.0V/0.4ms	>3V/0.4ms
输出设置	急性期	阈值的 2 倍	阈值的 2 倍	3V/0.4ms	4V/0.4ms	阈值 +1.0V/0.4ms
	植入 3 个月后	阈值 +1.0V/0.4ms	阈值的 2 倍,不低于 2V/0.4ms(起搏依赖时)	阈值 +1.0V/0.4ms	阈值 +1.0V/0.4ms	阈值 +0.5V/0.4ms

三、程控内容

(一)基本参数测定(详见第四章)

(二)AV、VV 间期优化

植入普通起搏器多不需要对 AV 间期的出厂值进行改动,但对植入 CRT 的患者除了常规将 AV 间期缩短外,不少患者都需要个体化对 AV 间期和 VV 间期进行调整,以增加心室的舒张功能和改善双心室的同步性,达到增加每搏量和提高 CRT 疗效的目的。

1. AV 间期的术后调整　优化房室间期(AV delay,AVD)的目的是保证在最大比例双心室起搏的前提下获得最大的左心室充盈,从而保证最大的每搏量。AV 间期如果设置得过短,则会出现心房收缩时二尖瓣关闭,损失心房收缩对心室的充盈,影响每搏输出量;AV 间期如果设置得过长,则缩短了被动充盈时间;而稍短于自身 PR 间期的 AV 间期,则不能保证心室始终被起搏(心衰时交感神经的兴奋、窦性心动过速等都可使 PR 间期缩短),可能会出现假性融合波。合适的 AV 间期应使左心房的收缩峰压出现在左心室收缩开始时,使左心室的被动充盈时间最长,且不限制左心房收缩引起的主动充盈。

　　CRT 装置的 AV 间期包括右心房至右心室 AV 间期(右侧 AV 间期)和右心房至左心室 AV 间期。由于心房电极通常置于右心耳,起搏信号经心房肌间缓慢传导,导致心房间传导延迟和左心房激动延缓。左心房激动明显延缓会导致左心房至左心室 AV 间期(左侧 AV 间期)的缩短,出现血流动力学障碍。因此,起搏 AV 间期(PAV)应当长于感知 AV 间期(SAV),以避免左侧房、室活动不协调和不生理现象。目前多数采取在优化的 PAV 或 SAV 基础上减去或加上一定的经验补偿值(30~40ms)来确定相应的 SAV 或 PAV,但有研究发现经验性补偿值远不能满足优化 AV 间期的需要。部分患者房间传导延迟甚至可能超过右心房室的传导时间,而延长 AV 间期会造成实际心室起搏比例降低,对这类患者进行 AV 间期优化相当困难,选择房间隔起搏、心房多部位起搏或房室结消融可能更加合适。

　　心室内传导阻滞的患者,尤其是左束支传导阻滞的患者,房室结和希氏束功能多正常,右心室的兴奋收缩多正常,而左心室心肌兴奋和机械收缩都晚于右心。如果让心房激动自由下传兴奋右心室的同时调节 AV 间期使双心室同步激动(临床上称之为三腔四点起搏或双心室三点起搏)(图 7-6),则可以保留部分正常的右心室激动顺序。虽然在体表心电图上看到 QRS 波内有脉冲钉,类似融合波,但临床研究显示能缩短 QRS 时限,改变左心室内机械收缩不同步的状态,提高 6 个月和 1 年的 CRT 反应率。目前美敦力公司的 AdaptivCRT 就是基于该原理设计的一款脉冲发生器。但由于 PR 间期影响因素较多且变化较大,如何实时维持自身激动和心室起搏的恰当融合仍面临较大的挑战。

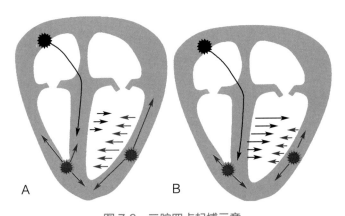

图 7-6　三腔四点起搏示意

三腔为右心房、右心室和左心室,四点除了三腔起搏点以外,还包括通过房室结和希氏束下传的兴奋激动部分心室。A: AV 间期越短,起搏激动得越多;B: AV 间期越长,自身激动得越多。

以导管测得左心室 dp/dt(max)的 AVD 为理想的 AVD,但因为有创不能被广泛开展。在层出不穷的无创方法中,尚无普遍接受的金标准。

超声心动图是目前优化 AV 间期的首选无创方法。二尖瓣血流频谱法利用脉冲多普勒技术,调整 AV 间期以减少二尖瓣血流 E 峰、A 峰融合,并避免二尖瓣提早关闭出现 A 峰切尾,使得左心室充盈最佳。主动脉瓣血流频谱法通过测定主动脉瓣口血流速度时间积(velocity-time integral,VTI)来估计左心室每搏量,可以用来选择最佳 AV 间期(图 7-7)。

CRT 患者最佳 AV 间期随时间和病情而不断变化,利用 CRT 的自动程序实时调整 AV 间期是更为理想的措施。QuickOpt™(雅培公司)旨在设置最佳 AV 间期使左心室起搏恰好在心房激动和机械收缩完成后出现。它根据右心房腔内心电图自身除极时间的长短,给予一定的经验补偿值,两者之和即为优化的 SAV,PAV 则在此基础上延长 50ms。临床试验证明,该法与超声方法确定的 AV 间期具有可比性。SmartDelay™(波士顿科学公司)则根据腔内心电图起搏和感知时的自身 AV 传导时间以及左右心室的激动传导时间确定最佳 AV 间期,使得自身激动和来自左心室激动最延迟部位的起搏激动对向传播并恰好融合。另外,该算法能单独优化 SAV 和 PAV,还可兼顾左心室单独起搏或双心室起搏模式以及左心室导线位置等多个因素做不同的调整,但它不提供 VV 间期优化。现已证实,SmartDelay™ 算法优于传统超声优化方法,且与有创性 LV dp/dt 法有极好的相关性。

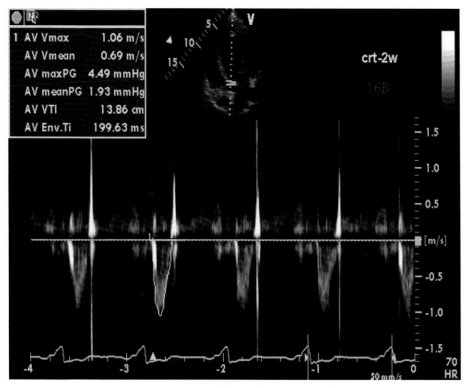

图 7-7 主动脉速度时间积分(VTI)的测量

2. VV 间期的术后调整　由于心脏静脉解剖变异较大,在最延迟收缩的部位可能没有静脉走行或静脉扭曲难以达到或存在膈神经刺激等,因此并不是每一个患者左心室起搏导线都植入在最理想的部位。实际在临床上也不可能对每例患者均在术前评估左心室的最晚激动部位,多均在术中根据心脏静脉的分布来放置左心室导线。优化 VV 间期可以部分代偿电极位置的不理想,进一步改善左心室内收缩同步性,来保证最大的每搏量。VV 间期调整的内容包括选择优先起搏的电极和设置合适的 VV 间期,更侧重于心室内同步性的改善。除有创的左心室 dP/dt max 检查以外,可通过调整不同的 VV 间期在心脏超声下优化心室同步性。

雅培公司的 QuickOpt™ 也可自动调整 VVD,分别根据腔内心电图测定左心室及右心室导线感知自身下传心室激动的时间差值(Δ 值),起搏左心室后到右心室导线感知的时间及起搏右心室后到左心室导线感知的时间,并计算差值(£ 值),均为 8 次测定的平均值;则优化 VV 间期 =(Δ + £)× 50%。该算法简单、快捷,与传统主动脉 VTI 法比较有良好的相关性。

理论上讲,应对每例 CRT 术后患者都进行 AV、VV 间期优化,但实际上由于心脏超声优化比较耗时,因此难于对所有患者术后均进行间期优化操作(可能也并不需要,毕竟得出 CRT 有效结论的大型 RCT 研究并不常规进行间期的优化),尤其是在大的植入中心。但对于 CRT 无反应或术中左心室导线放置在非理想部位时,应进行间期的优化,以提高 CRT 的疗效。

(三) 保证双心室起搏的措施

CRT 是通过双心室的同步收缩,纠正心衰患者业已存在的双心室机械收缩活动不同步。很显然,只有保证持续的双心室起搏,才能保证 CRT 的疗效。这些措施包括及早发现左心室失夺获、良好的心房感知、预防房性或室性快速心律失常、设置恰当的 AV 间期及较高的上限跟踪频率、药物或消融房室结以保证房颤患者的双心室起搏比例等。

1. 及早发现左心室失夺获　由于左心室导线放置在静脉内,而静脉壁光滑,缺乏供导线锚定的固有结构,因此,左心室导线微脱位及失夺获现象较传统的右心房、右心室导线常见。由于左心室、右心室导线同时出现脱位的可能性很低,而脉冲发生器程控的 AV 间期 < 自身 PR 间期,故在心电图上多会发现心室起搏信号且显示心室被起搏的 QRS 波(只是此时起搏信号是双心室起搏脉冲,但除极波却仅为单纯的右心室被起搏的 QRS 波)。因此,单纯从起搏脉冲、起搏频率、某个或某几个导联(非全部导联)的体表心电图很难发现左心室或右心室的起搏功能故障。而单纯的右心室起搏(左心室失夺获时)加上缩短的 AV 间期,对血流动力学来讲不但无益,反而有害。因此,尽早发现左心室失夺获具有重要临床意义。

左心室失夺获表现为起搏 QRS 波形态变化、心衰恶化或膈神经刺激等,其中心电图变化是比较确切、容易的诊断方法。当然,最终确定左心室是否失夺获需要起搏程控仪进行判断。图 7-8 显示了单纯右心室心尖部、单纯左心室和双心室起搏时的心电向量。

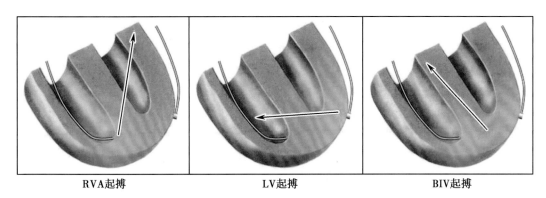

| RVA起搏 | LV起搏 | BIV起搏 |

图 7-8　起搏部位与 QRS 电轴

右心室心尖部（RVA）起搏电轴左偏,单纯左心室（LV）起搏时电轴右偏,而双心室（BIV）同步起搏时心电轴位于两者之间,很多时候在无人区（此时Ⅰ和 aVF 导联均以负向波为主）。

　　当单纯右心室心尖部（RVA）起搏时,Ⅰ导联主波向上,Ⅱ、Ⅲ、aVF 导联主波向下,电轴左偏,V_1 导联主波向下。左心室心外膜起搏的心电图远比 RVA 表现复杂,主要是由于:①左心室导线可放置的范围很广,可位于后间隔、下壁、后壁、侧壁和前壁,而不同部位起搏所产生的向量肯定不同甚至相反(如左心室后壁和左心室前壁)。②起搏导线位置的高低(自心底部到心尖部,依导线插入的深浅而定)也会明显影响心电图的变化。③术前室内传导阻滞的类型。④术后 VV 间期:决定了左右心室发放脉冲的先后/时机,当然会影响心室除极的先后。⑤心腔大小:显然,左、右心室内径的大小及形状也会影响起搏心电图的形态。

　　由于左心室起搏位点多,加之与右心室起搏的多种组合,双心室起搏心电图复杂,无固定图形。但以下几点有助于判断左心室是否夺获:①双心室夺获时Ⅰ导联多倒置,R/S ≤ 1 或存在 Q 波(较胸前导联敏感性和特异性高)。②双心室起搏时电轴右偏或在无人区。③ V_1 导联 R/S 可≥ 1(当左心室导线位于后静脉或侧后静脉时)。④术后 QRS 波变窄多提示双心室起搏。最好保留患者术前及术后即刻心电图,术后随访时与术后即刻的心电图进行比较,则容易判断左心室是否夺获(如双心室起搏功能均正常,则起搏心电图在术后随访过程中不会出现明显的变化)。图 7-9 显示了单纯右心室起搏和双心室起搏的心电图。

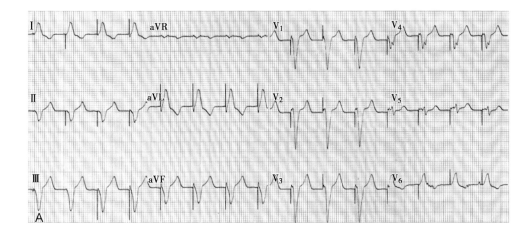

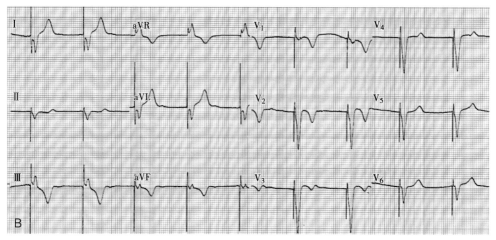

图 7-9　RVA 起搏和双心室起搏的心电图

A：RVA 起搏：Ⅰ 导联向上，Ⅲ 导联向下，电轴左偏，V₁ 导联倒置。B：双心室起搏：
V₁ 导联主波向上，Ⅰ 导联主波向下，电轴右偏。

如发现左心室失夺获，通常采取的诊疗步骤：① X 线胸片检查，确定左心室导线是否存在脱位。如证实明确的脱位，通常需要重置左心室导线。如未发现明确脱位，则需要根据起搏参数综合决定是否需要重置左心室导线。②观察提高输出电压或脉宽能否夺获，如能夺获且左心室输出能量不过高（如输出电压 <3.5V，脉宽 <1.0ms），可以先通过提高左心室输出电压或脉宽，同时尽量减低右心房和右心室输出电压的方式，暂不用采取导线重置的措施。有时患者心衰病情的恶化等会短暂影响左心室的起搏阈值，而左心室的失夺获又导致患者心衰病情加重并形成恶性循环。临时通过程控方法提高输出电压以夺获左心室而使心功能改善后，不少患者左心室起搏阈值会有所下降，从而免于手术重置。③如植入的为双极或四极导线，应尝试其他的起搏点及向量，常能够解决问题。

2. 良好的心房感知　CRT 中往往更注重左心室的起搏功能和右心室的感知功能（尤其是 CRT-D），对右心房导线的感知功能往往不够重视，甚或被忽略。实际上，右心房导线的感知功能非常重要。心房感知不良的危害：①正常下传的心室除极波被心室感知电路感知（VS）后就会被误认为是室性早搏（室早），因为此 VS 前无心房激动事件（感知或被起搏）。在程控随访时提供错误的诊断信息（误认为患者存在很多室早），可能会导致不必要的误治疗。当然，此种情况多在窦性心动过速时发生，因为此时前一次 VS 所触发的 VA 间期在下一次 VS 前尚未结束，否则多会发放心房刺激脉冲，此时后续的 VS 将不会被判断为室早（图 7-10）。但无论如何，感知到的自身下传的 QRS 波将不能做到真正的双心室起搏（原因见前述）。②心房感知不良不能触发 AV 间期，当然不能启动双心室起搏。③如患者自身存在房室传导阻滞，则会导致其房室不同步。④不能触发起搏模式自动转换功能（AMS）：心衰患者阵发性房颤的发生率较高，如心房感知不良会导致不能发生 AMS，从而引起快频率的心室起搏跟踪。

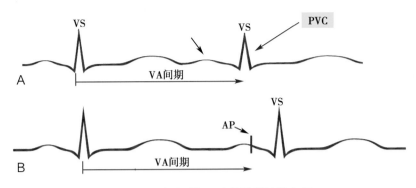

图 7-10　心房感知不良导致误计数室早

A:黑箭头示未被感知的 P 波,致其将正常下传 QRS 波误认为是室早(PVC);

B:多发生在窦性心动过速时,否则心房感知不良会导致误心房起搏脉冲,

后续的 QRS 波不会被误记为 PVC。

所以,心房感知功能在 CRT 中非常重要,应确保心房的正确、可靠感知,包括导线的位置和术后感知灵敏度的恰当设置等。

CRT 患者的右心房往往较大,且存在心房肌纤维化等,有时在植入时难以寻找到比较理想的固定和参数都满意的位置。当起搏和感知不能同时满足要求时,选择更好的感知部位比起搏阈值更加重要。

当术后发现心房感知低下时,可选择程控为双极及提高感知灵敏度等方法。如不能通过程控解决或已发现心房电极脱位明显,则应重新放置右心房电极导线。

3. 减少房性和室性快速心律失常

(1)房性快速心律失常:过快的心房率会引起 CRT 发生模式转换(AMS),起搏模式变为 DDIR 或 VVIR,此时不能跟踪心房电活动,产生房室失同步。另外,过快下传的 QRS 波会导致双心室不能被起搏。虽可开启 VS 后触发双心室起搏的功能,但此时 VV 间期不能调整,包括心室伪融合波问题,都会导致真正的双心室起搏功能下降。针对植入 CRT-P/CRT-D 者,维持窦性心律(节律控制)显得尤为重要,即更强调采用维持窦性心律的措施。应服用药物(如胺碘酮)预防术后房颤的复发,或消融房颤。

(2)室性快速心律失常:除室速外,室早同样会带来不利的血流动力学弊端。一方面,室早的每搏量明显少于正常(心室尚未来得及足够充盈就开始射血,且此时房室及双心室均不同步);另一方面,室早会导致双心室起搏的效应下降。各家公司都设计了在 VS 后触发双心室起搏的功能(VS 后同时或先后触发左、右心室起搏),但此时的心室起搏(VP)都不是真正的双心室起搏,而是融合波甚至假融合波(VS 均不发生在 QRS 波的起始部分,而且 VS 后也多不立即启动心室脉冲发放)。另外,原来设置的 VV 间期也不再起作用。如来源于左心室的室早(比右心室更常见)传导至右心室而被其感知时(CRT 的左心室导线不能感知),往往左心室心肌大部分已经除极,由此再触发的心室脉冲所激动的心室往往只占整个心室除极的较小部分。

对于心衰患者,不建议常规或预防性使用除 β 受体阻滞药以外的抗心律失常药物(包括胺碘酮)治疗无症状、非持续性室性心律失常(包括频发室早、非持续性室速)(Ⅲ类,A 级)。但对于心衰植入 CRT-P/CRT-D 的患者,更加积极建议应用预防心律失常的药物(如胺碘酮)(增加双心室起搏比例,改善心功能,减少不恰当电击),更加强调足量 β 受体阻滞药的应用。对持续频发室性期前收缩者可考虑射频消融治疗。

4. **设置合适的 AV 间期(避免假性或真性融合波)** 针对存在窦性心律的 CRT Ⅰ 类适应证患者,双心室起搏是通过脉冲发生器感知心房自身电活动(AS)后触发双心室起搏做到的。显然,为保证双心室起搏,脉冲发生器的 AV 间期必须短于患者的自身 PR 间期。因此,针对窦性心律患者,只需要将起搏器的 AV 间期设置在短于自身 PR 间期即可。通常 PR 间期的正常值为 120~200ms,CRT 的默认 AV 间期为 110ms(各公司略有差别)。

但若 AV 间期过短,则 A 峰被切,心房收缩失去或部分失去对心室的充盈作用,造成心室舒张功能受损并导致心房壁被牵张,由此激活神经内分泌系统。而稍短于自身 PR 间期,则不能始终 100% 保证心室被起搏(心衰时的交感神经的兴奋、窦性心动过速等都可使 PR 间期缩短),有时会产生融合波(图 7-11)。最好在超声下优化 AV 间期,既要保证双心室持续被起搏,又要避免过短的 AV 间期。必要时可开启 AV 间期的负滞后功能。

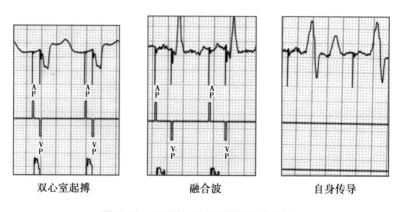

双心室起搏　　　　　　　融合波　　　　　　　自身传导

图 7-11　不同的 AV 间期导致的结果

5. **设置较高的上线跟踪频率(MTR)** 心衰患者易出现窦性心动过速。如 MTR 设置过低,则可能导致:①起搏设置的短 AV 间期将不起作用,如房室传导正常者,由于部分自身心室下传而导致 CRT 失效;如房室传导阻滞者,则 AV 间期会不适当延长(图 7-12),并由此导致二尖瓣反流。②频发不能被跟踪或未下传的 P 波会引起房室失同步。因此,在CRT 系统中,应设置 MTR 要明显大于预期的最大窦性心率。

6. **持续房颤患者的满意心室率** 控制房颤时,心室多数情况下不能跟踪心房的电活动。这是由于:①房颤的 f 波振幅明显降低,很多 f 波心房电极不能感知。②房颤时 f 波频率过快(500 次 /min 左右),对于落在心房不应期内的 f 波,心房不能感知(落入 AV 间期及心室后心房空白期内的 f 波)或感知后不能触发房室间期(即不能被心室跟踪,心室后心房相对不应期内的 f 波)(图 7-13)。③多数情况下心室都能快速下传,起搏器感知自身心室活动后不能再发放起搏脉冲,即或开启了房颤时保证双心室起搏的程序(心室感知反应、心房跟踪恢复、房颤传导反应等），但通常都是融合波甚或伪融合波。

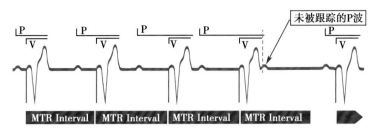

图 7-12　如设置的 MTR 小于窦性心率，会导致 CRT 比例下降及房室不同步

　　因此，针对永久性房颤患者，术前应评价术后双心室起搏的比例。对心室率较慢（如房颤合并高度或三度房室传导阻滞）的患者，可采取术后加大药物剂量（β 受体阻滞剂、胺碘酮和地高辛）以控制心室率，术后通过程控或 Holter 检查评估双心室起搏的比例。值得注意的是，程控检查发现的双心室起搏的比例包含了融合波，因此，可能会高估真正的双心室起搏，此时需要进行 Holter 检查，分析其中真正的双心室起搏所占比。如经上述药物治疗措施仍不能保证高的双心室起搏，应果断进行房室结消融（有时应为首选）。

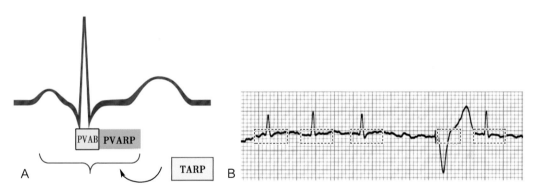

图 7-13　窦性心律及房颤时的心房不应期

A：总心房不应期（TARP）示意图，包括房室延迟（AVD）＋心室后心房不应期（PVARP），后者包括前半部分的心室后心房空白期（PVAB）和之后心房不应期（PVARP）。TARP 内的 f 波不会被感知，或感知后也不会触发 AVD。B：PVARP 外的 f 波可能未被感知，也可能在感知后触发的 AVD 内发生了自身的心室下传。红色虚线方框显示心房不应期。

（四）膈神经刺激的程控处理

　　与普通起搏器不同，CRT 植入患者膈神经刺激（phrenic nerve stimulation，PNS）更为常见。左心室导线通常植入侧后静脉和后静脉，而左侧膈神经走行于心包表面，经过心脏的后壁和侧壁（图 7-14），两者在分布区域上有重叠。在此神经附近起搏可能会导致膈神经也受到刺激，患者会出现上腹部跳动不适、呃逆、呕吐等胃肠道症状以及失眠、烦躁症状，甚至诱发或加重心力衰竭，严重影响生活质量甚至预后。CRT 患者在起搏器植入或随访中 PNS 发生率为 13%~37%。PNS 与体位、呼吸、心脏的大小、导线的移位均有关，并不一定出现在术中。时常能发现患者在术中无 PNS,术后站立时出现 PNS,可能与立卧位时心脏位置等有关,并非导线微脱位所致。

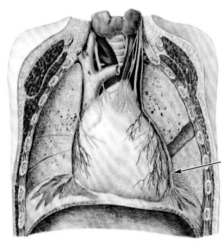

膈神经

图 7-14　膈神经走行示意

　　PNS 应当在术中尽量避免。在左心室导线固定良好后测试阈值的同时应 10V 输出了解有无 PNS。如有,可以调节起搏极性重新测定,如仍不能避免,应当选择其他血管或换用不同外形的导线甚至四极导线。如果 PNS 仍不能避免,可以测定起搏阈值和 PNS 的阈值,如果 PNS 的阈值是 5V 以上或起搏阈值的 3 倍以上也可以接受。

　　对于术后出现的 PNS,应尽量通过转换起搏极性、改变起搏向量、减小起搏电压或同时增加脉宽来解决,但是部分患者 PNS 阈值与起搏阈值接近,减小起搏电压可能会导致左心室的失夺获,影响 CRT 的正常工作,必要时需再次手术重置左心室导线位置,包括选择其他诸如四极左心室导线等措施。

(五) 左心室起搏阈值增高的处理

　　由于左心室电极导线植入在静脉血管内壁,并非像右心房、右心室导线一样与心肌直接接触,加上可能容易发生的微脱位等,因此,左心室起搏阈值增高的现象更常见。

　　左心室导线多置于后静脉或侧后静脉,常常会阻断局部的静脉回流导致心肌组织水肿,由于位于静脉远端、静脉侧支循环较动脉丰富,影响不大;但某些导线,比如 4195 导线,伞叶张开后外径接近 8mm,可以植入较粗的静脉分支内,较大静脉闭塞可造成邻近部位心肌起搏阈值明显增高,且持续时间长。

　　左心室起搏阈值增高会导致左心室失夺获,此时双心室不能同步起搏,心衰加重,从而导致左心室更加不容易被起搏,从而产生恶性循环。如明确左心室无明显脱位,只是起搏阈值增高(高起搏输出时能夺获),此时建议提高输出能量,夺获左心室后改善心功能,尤其是在植入初期,不少患者在心功能改善后左心室起搏阈值会下降。通常左心室输出起搏电压阈值 ≤ 3.5V 是可以接受的,此时将左心室输出电压调高至 4V 左右,同时通过降低右心房、右心室的输出电压基本不会导致起搏器寿命的明显缩短。当然如果输出电压过高,将会明显缩短起搏器的使用寿命(图 7-15)。如植入的为多极(双极或四极)导线,还可以尝试调整左心室导线极性和向量,一般来说,对于左心室双极导线来说,头端至线圈(tip to coil)的向量比双极起搏向量(tip to ring)起搏阈值略低。而对于四极导线来说,可调整的起搏位点和向量数目较多,可通过程控观察是否存在起搏阈值较低的起搏位点,如存在,通过无创程控即可迅速解决起搏阈值升高的问题。

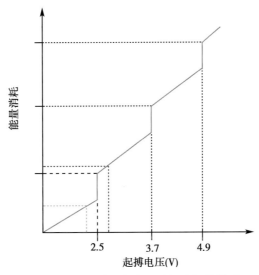

图 7-15 输出电压与能量消耗之间的关系

另外,某些 CRT 具有左心室阈值自动管理的功能,如美敦力公司的 C2TR01 等,可开启此功能,以保证左心室的持续夺获(图 7-16)。

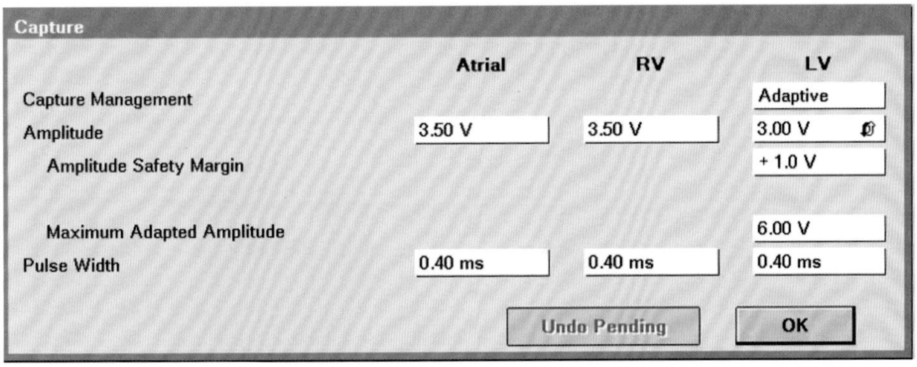

Capture	Atrial	RV	LV
Capture Management			Adaptive
Amplitude	3.50 V	3.50 V	3.00 V
Amplitude Safety Margin			+ 1.0 V
Maximum Adapted Amplitude			6.00 V
Pulse Width	0.40 ms	0.40 ms	0.40 ms
		Undo Pending	OK

图 7-16 左心室起搏阈值管理功能的程控界面

四、左心室四极导线的程控

相较于常规的左心室双极导线,左心室四极导线可提供 4 个起搏位点,可提高植入成功率并减少阈值升高和膈神经刺激等不良反应。不同品牌左心室四极导线的外形和四个起搏点间的间距有所不同,适用于不同类型的血管(图 7-17),除操作手感不同之外,需要提醒的一点是,一种品牌的左心室四极导线与另一种品牌的脉冲发生器在功能上并不完全兼容,虽然导线尾端都是统一的 IS-4 接口,可以插入和连接于其他品牌的脉冲发生器,但是不建议这样做,因为不同品牌四极导线的四个起搏位点间距不同、电极材料不同,与其他品牌脉冲发生器电容原件可能不匹配,因而混接可能会影响功能。曾有文献报道雅培公司的四极导线连接于美敦力的脉冲发生器后出现只能头端一个位点起搏,其余 3 个位点均不能使用。

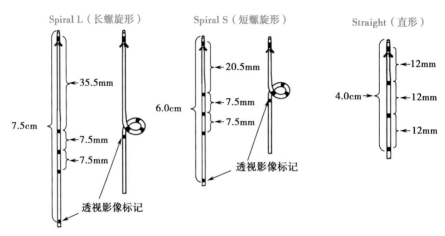

图 7-17　波士顿科学公司三种不同形状的左心室四极导线
不同形状导线四个电极的距离各不相等,适合于不同血管分支。

CRT-P/CRT-D 植入术后最常见的并发症包括膈神经刺激和左心室阈值升高,当选择左心室四极导线时,可以通过程控左心室导线极性来减少此类问题。如今,CRT-D 能提供最多 17 种的起搏向量(图 7-18,不同品牌起搏向量数目略有不同),可程控的向量包括单极、双极和扩展双极。当一个起搏向量发生膈神经刺激或者阈值升高时,我们可以程控寻找膈神经刺激更小,阈值更低的位点起搏。

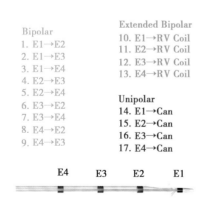

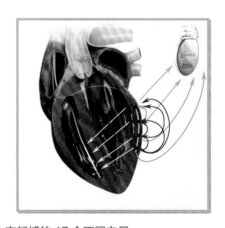

图 7-18　四极 CRT-D 左心室起搏的 17 个不同向量

对于四极导线的起搏位点选择,则选择左心室激动最延迟的位点进行起搏,以达到更好的双心室同步的效果。程控时,有自动测量右心室到左心室激动时间的功能,即自动测量右心室感知到左心室四个起搏位点的感知时间,也就是 RVS-LVS(图 7-19),在没有膈神经刺激和高阈值的情况下,选择最长时间的那个位点进行起搏。有研究表明,当选择 RVS-LVS 时间超过 80ms 的点进行双心室起搏时,CRT 有反应率最高。

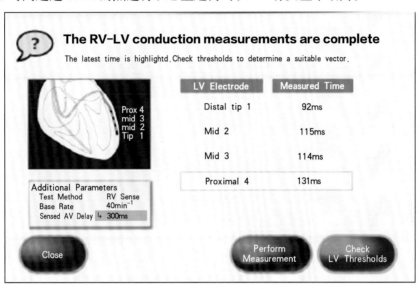

图 7-19　右心室 - 左心室传导时间延迟测试的程控界面

五、左心室多位点起搏程控流程

左心室多位点起搏(multiPoint pacing,MPP)是雅培(圣犹达)公司推出的通过左心室四极导线上两个位点同时或顺序起搏,来达到左心室多位点起搏的作用,有研究发现,与常规 CRT 相比,MPP 能进一步提高 CRT 的反应率。由于左心室多一个起搏位点,因而其程控相对复杂,除了前述的常规程控内容以外,特别之处在于左心室两个起搏位点的确定及 VV 间期(LV1-LV2、LV2-RV)的优化。

1. **不同位点参数测试**　开启 MPP 功能需要有一个前提,即左心室四极导线至少有两个位点参数理想。因此,程控时需要对每个位点的参数进行测试,排除高阈值与膈神经刺激位点。

2. **最佳起搏位点确认**　在导线四个位点参数理想的情况下,对于左心室两个起搏位点的选择,有以下两种程控方案。

(1)以电学传导为指导的电学分离方案:用程控仪自动测定左心室每个起搏位点的右心室感知 - 左心室的传导时间(RVS-LV),选择传导时间最长的位点作为左心室第一个起搏位点 LV1。传导时间最短的位点作为左心室第二个起搏位点 LV2,两者之间的起搏间期设为最短(5ms)。

101

右心室 - 左心室传导时间(RVS-LV)确认传导最早与最延迟部位。如图 7-19,D1、M2、M3、P4 四个位点的 RVS-LV 传导时间分别为 92ms、115ms、114ms、131ms,传导时间最短和最长的两个点分别为 D1 和 P4,此时选择这两个点来起搏,传导时间最长的 P4 作为 LV1,最短的 D1 作为 LV2,LV1-LV2 的起搏间期设置为最短(5ms)。

(2)以解剖学传导为指导(物理间距)的解剖分离方案:选择解剖学上的最远位点作为左心室第一个起搏位点 LV1,最近的位点作为左心室第二个起搏位点 LV2,两者之间的起搏间期设为最短(5ms)。在 2016 年发布的 MPP™ IDE 研究中,植入后亚组分析 MPP 程控优化对 CRT 反应效果的影响,显示当程控为两个起搏位点间距 >30mm 且 VV 间期最短(5ms)时,MPP 反应率高达 87%,而两个起搏位点间距 <30mm 的亚组反应率为 63%。

3. AV 间期以及 VV 间期选择　与常规 CRT 类似,MPP 术后通过 AV、VV 间期的优化可以进一步提高 CRT 的反应率。然而由于起搏位点和起搏间期(LV1-LV2、LV2-RV)的组合理论上可以高达上千种,术后通过心电或心脏超声优化显然不适用于每一个患者,可根据雅培公司提供的自动优化的方案 QuickOpt 进行优化。

(1)AV 间期选择:已有的研究分析中表明 QuickOpt 通过腔内心电图方式与超声优化方式两者之间存在紧密的相关性。因此在植入雅培公司 CRT-D 的患者中基于程控仪自动进行的腔内心电图优化方式提供了与超声优化可相比拟的 AV/PV 和 VV 间期设置值,方便、简洁,而且此方式也可在常规随访中通过程控仪安全操作。

(2)VV 间期选择:MPP 程控 VV 间期时,可选择左心室任意两个起搏位点作为 LV1、LV2,加上 RV,心室共有三个起搏点,可选择 LV 优先或 RV 优先,第一个起搏点与第二个起搏点之间的间期为间期 1,默认程控时限为 5~80ms,第二个起搏点与第三个起搏点之间的间期为间期 2,默认程控时限为 5~50ms(图 7-20)。当开启 MPP 功能时,"同步"起搏选项将不再可用,如需同步起搏,理想状态下可将间期 1 和 2 均设置为最短的 5ms。

如在 MPP 打开模式运行 QuickOpt 自动优化,QuickOpt 优化仅将提供 AV 间期的推荐数值。QuickOpt 优化的 VV 间期部分将不可用,最终结果与在 DR ICD 中运行 QuickOpt 优化的结果类似。因此常规优化 VV 间期,需关闭 MPP,进行单位点的 QucikOpt 优化。左心室起搏此时有两个位点,那么作为领先的起搏位点和 LV-RV 间期的设置以单位点 QuickOpt 优化数值较大的一方作为参考,LV1 领先 LV2 常规设置 5ms。

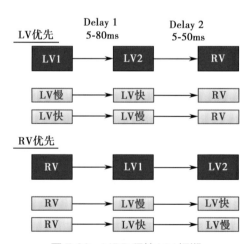

图 7-20　MPP 程控 VV 间期

可选择左心室任意两个起搏位点作为 LV1、LV2,加上 RV,心室共有 3 个起搏点,可选择 LV 优先或 RV 优先,第一个起搏点与第二个起搏点之间的间期为间期 1,默认程控时限为 5~80ms,第二个起搏点与第三个起搏点之间的间期为间期 2,默认程控时限为 5~50ms。

六、希氏 - 浦肯野系统起搏参与心脏再同步治疗的程控

希氏束起搏经过 10 多年的探索,目前公认是最生理性的起搏方式,对于经典的左束支传导阻滞的 CRT 适应证患者,目前有小规模的研究发现希氏束起搏能纠正左束支传导阻滞,从而改善患者的心功能。希浦系统起搏(HBP)尤其适用于心衰合并左束支传导阻滞的 CRT 无反应及左心室导线无法植入的患者。临床试验结果显示,希氏束起搏对心衰合并左束支传导阻滞患者的治疗作用不劣于甚至优于 CRT 治疗。

2018 年中国心力衰竭指南中推荐 HBP 用于 CRT,如果通过 HBP 能够纠正希浦系统传导病变(尤其是左束支传导阻滞),理论上比双心室起搏更符合生理性。主要适用于①左心室导线植入失败者;② CRT 术后无反应者;③药物控制心室率不理想的房颤伴心衰,且经导管消融失败或不适合房颤消融需要房室结消融控制心室率者;④慢性房颤伴心衰,需要高比例心室起搏(>40%)者;⑤因医疗经费限制不能承受三腔起搏器植入者,可用双腔起搏器进行 HBP 实现 CRT。

希氏束起搏参与 CRT 的程控有其特殊性,主要原因:①现有的起搏器逻辑设计为心房、心室[左心室 / 右心室(除颤)],希氏束由于解剖位置位于房室交界处,不同于现有起搏器设计的心房与心室的逻辑关系。②希氏束起搏存在一定的不足:感知较低、交叉感知、阈值较高、远期存在阈值升高可能,需要进行程控调整。③现有的自动阈值管理、VSP 等算法不适用于希氏束起搏。

近年来,温州医科大学第一附属医院黄伟剑教授首创的左束支区域起搏(LBBAP),将导线植入希氏束远端室间隔部位深拧至间隔部左心室面内膜下的左束支区域,能获得更低、更稳定的起搏阈值(0.5V/0.5ms)和更高的感知参数(>5mV),从而很大程度上减少希氏束起搏的上述弊端,其程控也相对简单。

(一) 针对 HBP 感知较低的程控要点

1. 设置为 DVIR 起搏模式(若起搏依赖)。
2. 调整感知灵敏度。
3. 连接左心室插孔。
4. 采用 ICD 感知平台的起搏器(如美敦力的起搏器,心房 / 心室感知:普通 0.18/1.0mV vs ICD 感知平台 0.15/0.45mV)。

(二) 针对 HBP 阈值较高及远期阈值升高的解决方案

1. 如果不需要备用起搏,希氏束导线就插常规的左心室接口。
2. 如果需要备用起搏,则选用的起搏器需要升级,希氏束导线与备用导线安排则需综合考量。

（三）针对房室逻辑顺序问题的程控要点

1. 保证 HBP 导线在心室电极之前工作。

2. 调整适当的 AV、VV 间期。

（四）在 CRT 中根据情况综合判断 HBP 导线代替左心室或右心室导线

分为房颤或窦性心律、植入 CRT-P 或 CRT-D、希浦起搏的参数及能否纠正完全束支阻滞等不同情况，进行综合判断，决定希浦起搏电极代替左心室或右心室导线（图 7-21）。

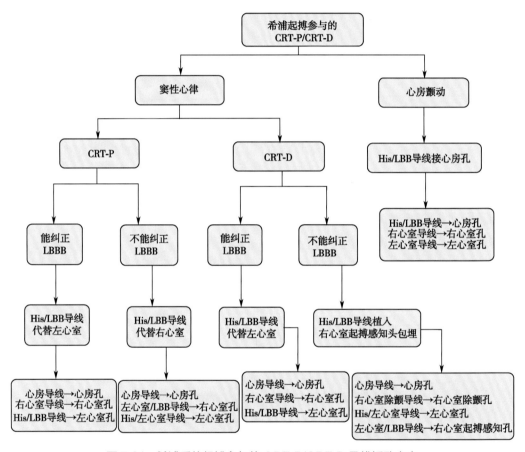

图 7-21　希浦系统起搏参与的 CRT-P/CRT-D 导线插孔方案

His：希氏束；LBB：左束支；LBBB：左束支传导阻滞。

1. 房颤者无论 CRT-P 或 CRT-D，希氏束／左束支导线插心房孔。

2. 窦性心律者需考虑植入 CRT-P 或 CRT-D。

（1）CRT-P：希氏束／左束支导线替代左心室；若 HBP 纠正左束支传导阻滞不完全，则希氏束／左束支导线代替右心室导线，因希氏束感知较低，故希氏束导线插左心室孔，用左心室导线插右心室孔。

（2）CRT-D：根据纠正是否完全将希氏束／左束支导线替代左心室导线或同时植入左

心室、右心室、希氏束 / 左束支导线，行融合起搏。前者植入 3 根导线：右心房导线、右心室除颤导线、希氏束 / 左束支导线；后者植入 4 根导线：右心房导线、右心室除颤导线、希氏束 / 左束支导线、左心室导线。

（五）不同情况下 HBP 参与 CRT-P/CRT-D 的具体程控建议

1. HBP 参与 CRT-P/CRT-D 的程控

（1）窦性心律房室传导阻滞患者，希氏束导线接左心室孔，右心室导线备用。

导线位置	导线插孔
RA	A
HIS	LV
RV（备用）	RV

程控建议：

程控项目	程控设置
AV 间期	PAV/SAV：100/70ms 或根据心电图优化
VV 间期	HIS 领先 RV 80ms
阈值管理	左心室阈值管理关闭

（2）心衰合并房颤伴慢 / 快心室率 AVN 消融，HBP 植入 CRT-P/CRT-D。

导线位置	导线插孔
HIS	A
RV	RV
LV	LV

程控建议：

程控项目	程控设置
起搏模式和频率	DDDR，大于 70 次 /min（根据术前的平均心率，可以设置 70~90 次 /min，建议开启睡眠频率比低限频率慢 10 次 /min），心功能恢复后，可逐渐降低低限频率
AV 间期	1. PAV/SAV：100~150，或 AP-VS+50ms，避免 R on T 导致的致心律失常风险 2. 若 HIS 纠正 LBBB 阈值较高或不能纠正或存在远端阻滞纠正不完全，可用 HIS+BiV/LV 起搏，AV 间期进一步缩短，心电图优化
VV 间期	优化的 VV 间期
A 感知灵敏度	适当降低感知灵敏度，避免感知到房颤波
Mode Switch	Off
VSP	Off（SV 间期通常小于 110ms），否则 HBP 起搏后右室导线可能在 110ms 内感知到 QRS 波引起 VSP
VSR	Off
阈值管理	Off
ICD 的鉴别诊断	使用单腔 ICD 鉴别诊断的算法（PR logic 关闭）

（3）心衰窦性心律左束支传导阻滞者 HBP 参与 CRT-P/CRT-D

1）若 HBP 纠正左束支传导阻滞完全,则希氏束导线代替左心室导线。

导线位置	导线插孔
RA	A
RV	RV
HIS	LV

2）若 HBP 纠正左束支传导阻滞阈值较高,或纠正不完全,可用希氏束 + 左心房融合起搏,此时希氏束导线代替右心房导线,但希氏束导线一般感知较低,故左心室导线插右心室插孔（CRT-D 者左心室导线接右心室起搏感知插孔,右心室导线仍植入,仅做除颤使用,右心室除颤头接除颤插孔,右心室起搏感知头端包埋）,希氏束导线插左心室插孔,需要注意的是,此种接法存在一定风险,因左心室导线相对右心室导线来说容易脱位,会影响感知,尤其对于 CRT-D 者,可能造成误感知、误放电。

导线位置	导线插孔
RA	A
HIS	LV
RV 除颤头	RV 除颤孔
LV	RV 起搏 / 感知孔

程控建议：

程控项目	程控设置
AV 间期	PAV/SAV：100/70ms（或者心电图优化）
VV 间期	1. HIS 领先 LV 或 RV 80ms（或关闭 LV 或 RV） 2. 若 HBP 纠正 LBBB 阈值较高,或纠正不完全,可用 HIS+LV 起搏,VV 间期可以心电图优化
阈值管理	HIS 的阈值管理 OFF
HIS 输出	LBBB 消除阈值 +1.5V（急性期）/+1V（慢性期）
感知保障	HIS 感知保障关闭
AdaptivCRT	为了保证 HIS 的起搏,建议关闭 AdaptivCRT 的自动优化功能
ICD 的鉴别诊断	使用双腔 ICD 鉴别诊断的算法

2. LBBAP 参与 CRT-P/CRT-D 的程控建议　对于左束支区域起搏(LBBAP)者来说，感知、阈值参数都好于 HBP，一般来说无需备份，程控相对简单。

(1)若 LBBAP 纠正 LBBB 完全，则左束支起搏导线代替左心室导线：术后可通过调整 AV 间期使左束支区域起搏融合自身右束支下传，可得到完全正常的 QRS 波形态(图 7-22)。

导线位置	导线插孔
RA	A
RV	RV
LBB	LV

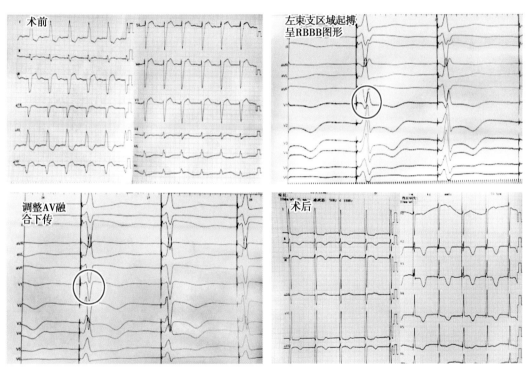

图 7-22　左束支传导阻滞患者植入 CRT-P

左束支起搏导线代替右心室导线，QRS 时限术前 160ms，术后调整 AV 间期为 120ms 时融合
自身右束支下传，QRS 时限 90ms。

(2)若 LBBAP 纠正左束支传导阻滞不完全时，则可用左束支 + 左心室融合起搏。对于 CRT-P 者，LBBAP 导线代替右心室导线，因左束支起搏导线感知高，故此种情况下不需要与左心室导线互换插孔；对于 CRT-D 者，则左束支导线代替右心室起搏感知头，接右心室起搏感知插孔，原右心室起搏感知头端包埋。需要注意的是，虽然左束支导线近期参数稳定，但远期脱位或穿孔以及电极在间隔内的抗疲劳性等问题目前仍无研究数据支持，因此，这种

107

接法存在因左束支起搏导线感知异常导致的 CRT-D 不恰当感知、不恰当放电的风险。

导线位置	导线插孔
RA	A
LV	LV
RV 除颤头	RV 除颤孔
LBB	RV 起搏 / 感知孔

程控建议：

程控项目	程控设置
AV 间期	PAV/SAV：短于默认设置的 130/100ms，心电图优化 AV 间期，LBB 起搏融合自身右束支下传
VV 间期	1. LBB 领先 80ms（或关闭心室） 2. 若 LBB 消除 LBBB 阈值较高或存在远端阻滞纠正不完全，可用 LBB+LV 起搏，VV 间期可以心电图优化
阈值管理	同常规
LBB 输出	LBBB 消除阈值 +1.5V（急性期）/+1V（慢性期）
ICD 的鉴别诊断	使用双腔 ICD 鉴别诊断的算法

小　结

　　本章主要阐述了常规 CRT 的程控内容，包括 AV 间期、VV 间期优化、保证双心室起搏的措施、膈神经刺激的处理、左心室起搏阈值增高的处理等。对于左心室四极导线、左心室多位点起搏的程控，因左心室起搏位点有多种选择，故程控时相较常规 CRT 多一些特有的内容。最后，对于希氏 - 浦肯野纤维系统起搏参与 CRT 的程控相较于常规 CRT 的不同之处做了深入阐述。

（陈学颖）

参考文献

［1］BRACKE FA，NATHOE R，VAN GELDER BM.Cross-manufacturer mismatch between a quadripolar IS-4 lead and a defibrillator IS-4 port.Heart Rhythm，2014，11（7）：1226-1228.

［2］NIAZI I，BAKER J 2nd，CORBISIERO R，et al.Safety and efficacy of multipoint pacing in cardiac resynchronization therapy：the multipoint pacing trial.JACC Clin Electrophysiol，2017，3（13）：1510-1518.

［3］LUSTGARTEN DL，CALAME S，CRESPO EM，et al.Electrical resynchronization induced by direct His-bundle pacing.Heart Rhythm，2010，7（1）：15-21.

［4］TENG AE，LUSTGARTEN DL，VIJAYARAMAN P，et al Usefulness of His bundle pacing to achieve electrical resynchronization in patients with complete left bundlebranch block and the relation between native QRS axis, duration, and normalization.Am J Cardiol, 2016, 118 (4): 527-534.

［5］SHAN P, SU L, CHEN X, et al.Direct His-bundle pacing improved left ventricular function and remodelling in a biventricular pacing nonresponder.Can J Cardiol, 2016, 32 (12): 1577.e1-1577.

［6］UPADHYAY GA, TUNG R.Selective versus non-selective his bundle pacing for cardiac resynchronization therapy.J Electrocardiol, 2017, 50 (2): 191-194.

［7］LUSTGARTEN DL, CRESPO EM, ARKHIPOVA-JENKINS I, et al.His-bundle pacing versus biventricular pacing in cardiac resynchronization therapy patients: A crossover design comparison.Heart Rhythm, 2015, 12 (7): 1548-1557.

［8］中华医学会心血管病学分会心力衰竭学组, 中国医师协会心力衰竭专业委员会, 中华心血管病杂志编辑委员会.中国心力衰竭诊断和治疗指南 2018.中华心血管病杂志, 2018, 46 (10): 760-789.

［9］HUANG W, SU L, WU S, et al.A novel pacing strategy with low and stable output: pacing the left bundle branch immediately beyond the conduction block.Can J Cardiol, 2017, 33 (12): 1736.

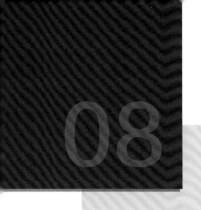

第8章
心脏再同步治疗的特殊功能

心脏再同步治疗（CRT）器械植入后的定期随访，不仅能及时发现 CRT 功能故障，还能调整和优化 CRT 功能，提高 CRT 反应。除了常用的参数和功能以外，更新换代的 CRT 增加了一些特殊的功能，比如左心室自动阈值管理、AV/VV 间期自动调整功能、心室感知反应和心房跟踪恢复功能等。电生理或心内科医师熟练地掌握和使用这些功能，可进一步优化 CRT 参数，延长 CRT 的使用寿命，更好地发挥 CRT 疗效。

一、左心室自动阈值管理

1. 左心室自动阈值管理

（1）目的：左心室自动阈值管理（left ventrical capture management，LVCM）可监测不断变化的左心室起搏阈值，防止左心室起搏阈值升高和左心室导线微脱位所导致的左心室失夺冠，选择适当左心室起搏电压减少膈肌刺激。

（2）运作机制：不同于采用除极波感知的右心室阈值管理，LVCM 应用左、右心室之间的逻辑关系，其核心是通过测试右心室感知（RVS）出现的早晚来判定左心室是否夺获。如果 RVS 落在左心室起搏的 RVS 感知时间窗内，说明左心室起搏脉冲夺获左心室，如果 RVS 落在心房起搏经房室结传导的右心室激动感知时间窗内，说明左心室起搏脉冲未夺获左心室。

（3）算法：①测量左心室起搏 - 右心室感知（LVP-RVS）间期，左心室起搏的信号经心室间传导至右心室感知的间期（图 8-1A）。②测量房室（AV）传导间期，心房起搏的信号经房室结传导至右心室感知的间期，时间较长（图 8-1B）。图 8-2 LVCM 测量确定 LVP-RVS 间期的时间窗和 AV 传导间期的时间窗，如果测试信号在 LVP-RVS 间期的时间窗内，提示左心室夺获；如果落在 AV 传导间期的时间窗内，提示左心室失夺获。图 8-3 示左心室夺获与失夺获。

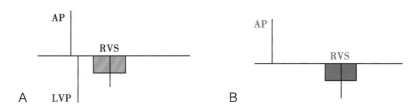

图 8-1　测量 LVP-RVS 间期和 AV 传导间期
A:测量 LVP-RVS 间期;B:测量 AV 传导间期。

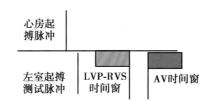

图 8-2　LV-RV 间期和 AV 传导间期测试
LVCM 测量确定 LVP-RVS 间期的时间窗和 AV
传导间期的时间窗,如果右室感知在 LVP-RVS
间期的时间窗内,提示左心室夺获;如果落在
AV 传导间期的时间窗内,提示左心室失夺获。

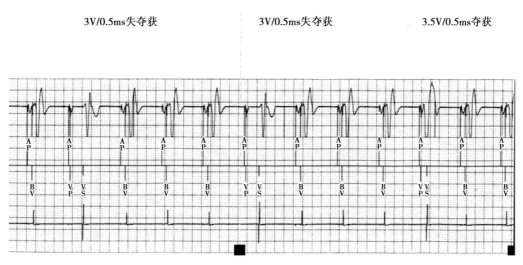

图 8-3　阈值的确定

AP-RVS 传导时间等于 LV-RV 传导时间(140ms)加上 60ms(前期测定 AV 传导与 LV-RV 传导时间差或预设定),如果心房起搏后 200ms(140ms+60ms)内无右心室感知(VS),则触发双心室起搏(BV)。本图显示自动阈值测定,可见 3 个支持测定和 1 个测试,3V/0.5ms 左心室失夺获,左心室起搏电压提高为 3.5V/0.5ms,左心室夺获启动双心室起搏。

（4）开启条件：① CRT 起搏器模式为 DDD、DDDR、DDIR 或 VVIR。②开启前 30min 内无电击事件或快速室性心律失常。③频率稳定（R-R 变异 <200ms）且心率 <85 次 /min。④如果左心室导线极性程控为左心室导线头端（LV tip）- 右心室导线环端（RV ring）或左心室导线环端（LV ring）to RV ring，为了避免阳极环刺激，LVCM 不能开启。另外，LVCM 开启时，心房率稳定功能、心室率稳定功能、心室感知反应、房颤反应功能、心房跟踪恢复以及频率骤降功能均不起作用。⑤若为降低膈神经刺激，建议 LV 安全界值 +0.5V。

（5）意义：LVCM 通过自动精确地测量左心室阈值，可以识别左心室电极导线阈值障碍，管理左心室起搏输出，确保左心室夺获，提高双心室起搏比例。LVCM 还能通过适当地调整左心室起搏输出，有效减少膈神经刺激，尤其是膈神经刺激阈值与起搏阈值非常接近的患者。因为减少了左心室输出能耗，LVCM 还可以延长 CRT 装置的寿命。同时，LVCM 简化了随访步骤，缩短了随访时间，方便患者。

2. 自动夺获控制

（1）目的：自动夺获控制（active capture control，ACC）功能和作用类似于美敦力公司左心室自动阈值管理。

（2）原理：ACC 分析心肌对起搏脉冲的除极反应，即起搏除极波（ER 信号）的形态特征，以区别夺获与不夺获（图 8-4）。ER 信号与起搏阈值、R 波振幅、R 波斜率无关。

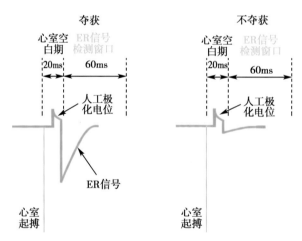

图 8-4　起搏夺获与失夺获极化电位示意图

ER 信号的形态特征包括：正、负信号的振幅，零交
叉点的位置和极化，信号在不同时间的积分。

人工极化电位：起搏脉冲发放后，在电极周围聚集的电荷消散时所产生的电位，与起搏电压和电极表面积有关，较高的极化电位会干扰 ACC 对 ER 信号的判断。

备用脉冲：在每一个失夺获后，在 130ms 内发放一个备用脉冲起搏（图 8-5），以保证安全，备用脉冲只增加脉宽为 1.0ms，不改变电压，ACC 程控成 "ON/ATM" 时，脉宽只能 0.4ms，保证足够的安全范围，备用脉冲重整 LRI。

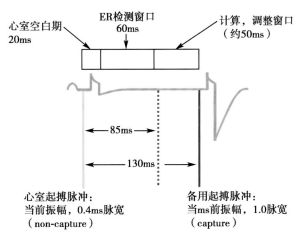

图 8-5　起搏失夺获后备用脉冲示意

备用脉冲只增加脉宽,不改变电压,ACC 程控成 ON/ATM 时,
脉宽只能 0.4ms,保证足够的安全范围。

(3)算法:ACC 的 3 个步骤:信号分析、阈值管理、夺获确认。

信号分析:评估 ER 信号和人工极化信号,双心室起搏 AV 间期:心房感知(AS)15ms,心房起搏(AP)50ms,左心室(LV)优先 50ms。信号分析分两阶段,第一阶段:以最大 ACC 振幅(信号分析时所用电压、阈值搜索时的起始电压、某些情况下的起搏电压)发放 5 个单脉冲,核查 ER 信号和人工极化信号。第二阶段:以最大 ACC 振幅发放 5 个双脉冲(间隔 100 ms),核查第二个脉冲后的人工极化信号。信号分析心电图见图 8-6。

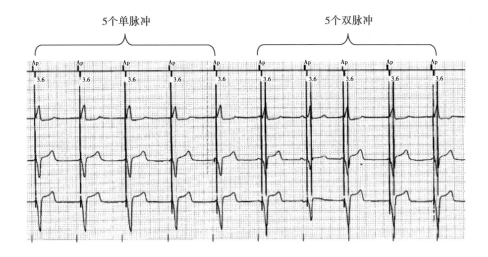

图 8-6　信号分析时体表心电图

第一阶段:以最大 ACC 振幅发放 5 个单脉冲,核查 ER 信号和人工极化信号。第二阶段:以最大 ACC 振幅发放 5 个双脉冲(间隔 100ms),核查第二个脉冲后的人工极化信号。

阈值管理：搜索阈值，调整电压 1.0V 以上，递减步长为前一电压的 1/8，1.0V 以下，递减步长为 0.1V，如果在 1.0V 以上脱落，则从前一夺获电压递减 0.1V，搜索到的阈值精度为 0.1V（图 8-7、图 8-8）。调整电压，输出电压 = 起搏阈值 + 安全余量（或最大安全余量 1.2V）。体表心电图见图 8-9。

夺获确认：逐搏（beat-to-beat）确认夺获是否有效，遇有"不夺获"事件，发放备用脉冲，遇有"失夺获"事件，启动新的信号分析和阈值搜索，融合波鉴别算法，夺获确认的运行条件为心室率 ≤ 110 次 /min。不夺获（non-capture，NC）：一次不能夺获的事件。失夺获（loss of capture，LOC）：连续 3 次不能夺获的事件。

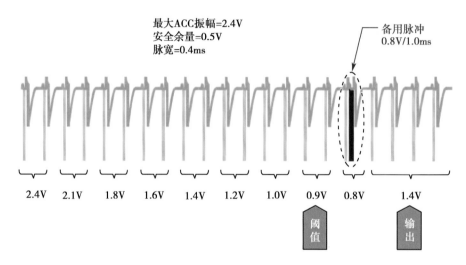

图 8-7　搜索阈值举例 1

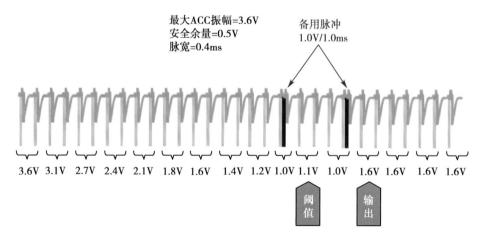

图 8-8　搜索阈值举例 2

在 1.0V 以下发生不夺获：发放 1.0ms 的备用脉冲，前一电压为起搏阈值。在 1.0V 以上发生不夺获：发放 1.0ms 的备用脉冲，从前一个夺获电压减 0.1V，直到不夺获。再次发生不夺获：发放备用脉冲，不夺获前的电压为起搏阈值。

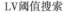

LV阈值搜索

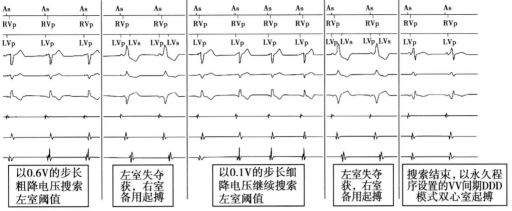

图 8-9 左心室阈值搜索体表心电图

(4)适用条件:百多力心室夺获控制适用于单独右心室起搏、双心室起搏,不适用于单独左心室起搏,双心室起搏时左心室阈值测试失夺获没有备用脉冲,但有右心室起搏作为安全保障。

二、自动房室/室间间期调整功能

1. 自动 AV/VV 间期调整功能

(1)目的:随着患者生理状态变化,其 AV/VV 间期不断变化,影响双心室起搏比例和起搏模式,自动 AV/VV 间期调整功能就是通过自动优化 AV/VV 间期,调整双心室起搏比例或 CRT 起搏模式。

(2)运作机制:①房室传导正常时,适应性单左心室起搏。一方面,心房感知到窦房结发放的自身信号,促发左心室起搏,提前激动左心室。另一方面,自身信号沿着正常自身传导系统下传,激动右心室,两者在间隔部融合,以达到双心室同步收缩。左心室起搏的时间需要根据每分钟所测定的 AV 间期自动调整,比自身传导 QRS 波的间期至少提前 40ms,这样左心室起搏和自身右心室收缩方能共同完成双心室兴奋,以确保 CRT 的功能。起搏的房室间期(PAV)和感知的房室间期(SAV)均以每分钟调整来确保理想的 CRT 发放。②房室传导异常时,启用适应性双心室起搏。根据每分钟测定 AV 间期和每 16h 测定的 P 波宽度调整 AV 延迟,AV 延迟调整为 P 波后 30ms,自身 QRS 波前至少 50ms,以确保自身心房收缩传导至心室前,激发双心室起搏。同时,心室起搏参数(RV->LV,LV->RV)和 VV 起搏延迟也因每分钟 AV 间期和 QRS 时限的变化而调整。

(3)算法:①评估自身传导/AV 间期和波宽测量。每分钟测量自身下传 AV 间期是否正常,在 AV 间期延长至 300ms 时,测量 AV 间期,测量时可通过心室感知反应(VSR)满足同步起搏需要。如果 AV 间期测量连续 3 个均为心室起搏,疑为房室传导阻滞,AV 间期测量的时间间隔加倍延长至 2、4、8min,直至 16h。如果每次 AV 间期测量均为心室感知事件，AV 间期测量维持每分钟一次。正常 AV 间期：SAV 80~200ms、PAV 100~250ms，延长 AV 间期：SAV 200~300ms、PAV 250~300ms。非生理性：SAV<80ms，PVC、PAC、NCAP、VS、PAV<100ms（图 8-10）。②根据自身心率高低和下传间期的长短来决定不同的起搏模式及 AV 和 VV 间期等参数。心率 <100 次 /min 时，启动适应性单左心室起搏，单左心室起搏的 AV 间期选择 70% 的自身 AV 间期或自身 AV 间期 –40ms，两者中时间较短的间期。AV 间期延长且心率超过 100 次 /min 或非窦性心律情况下，启动适应性双心室起搏，双心室起搏的 AV 间期选择自身 P 波末 +30ms/ 起搏 P 波末 +20ms，或自身 PR–50ms 两者中时间较短的间期（图 8-11）。双心室起搏的 VV 间期设置应根据双心室起搏有无与自身右心室传导融合的情况而定，若两者无融合时，最佳 VV 延迟约为 0ms。若两者出现融合时，最佳 VV 延迟取决于 QRS 时限（图 8-12）。③根据患者活动度和自身下传状态，动态优化起搏间期。适应性左心室起搏，动态优化 AV 间期左心室起搏提前，与右心室同步。适应性双心室起搏，动态优化 AV 间期和 VV 间期同步起搏（图 8-13）。

　　（4）开启条件：①单 LV 起搏条件，心率 ≤ 100 次 /min，房室传导正常，AS-VS ≤ 200ms，AP-VS ≤ 250ms，左心室阈值管理确保左心室夺获。②适应性双心室起搏的条件：心率 >100 次 /min，或延迟的房室传导，或 AS-VS>200ms，AP-VS>250ms，LVCM 确认左心室没有夺获。

　　（5）意义：根据患者生理状态变化而自动优化 AV/VV 间期，确保双心室起搏比例或左心室起搏与自身融合的起搏模式。

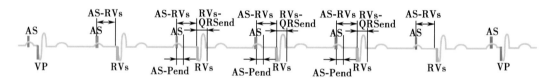

图 8-10　评估自身传导 / AV 间期和波宽测量

AS-RVs 从 P 波顶点到右心室 QRS 波起始，波宽测量从右心室 QRS 波起始至 QRS 波末（QRSend）。

AS：心房感知；VP：心室起搏；RVs：右心室感知。

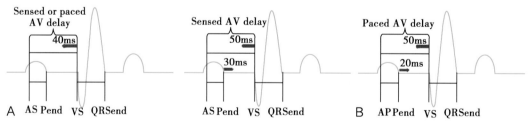

图 8-11　AV 间期优化

A：适应性左心室起搏 AV 间期优化，选择 70% 的自身 AV 间期或自身 AV 间期 –40ms 两者中时间较短的间期。B：适应性双室起搏 AV 间期优化，选择 AS-Pend + 30ms/AP-Pend + 20ms，或 AV 测量间期 50ms 两者之中较短的间期。AS：心房感知；VS：心室感知，Sensed AV delay：感知的房室间期延迟；Paced AV delay：起搏的房室间期延迟；Pend：P 波终点；QRSend：QRS 终点。

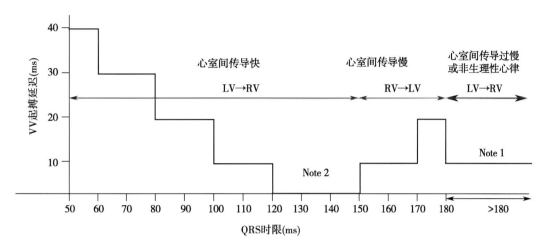

图 8-12　适应性双室起搏 VV 间期优化(美敦力公司)

双心室起搏的 VV 间期设置应根据双室起搏有无与自身右心室传导融合的情况而定,若两者无融合时,最佳 VV 延迟约为 0ms。若两者出现融合时,最佳 VV 延迟取决于 QRS 时限,图中显示不同 QRS 时限情况下,VV 起搏延迟时间。

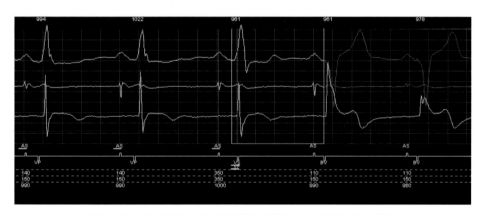

图 8-13　适应性左心室起搏到适应性双心室起搏的自动转换

前 3 个心动周期为适应性单左心室起搏,后 2 个心动周期为适应性双心室起搏。

2. SyncAV™ CRT

(1)目的:日常生活和药物治疗均可使患者自身的 AV 传导间期不断变化,影响 CRT 疗效,需要连续监测 AV 间期和动态调整 CRT 参数。

(2)运作机制:以负向 AV 滞后功能为基础,自动动态地测量患者自身 AV 间期,在恒定的心动周期数内,根据可程控的 SyncAV™ CRT Δ 值,缩短程控 AV 延迟。每连续 256 个心动周期,检测 3 个 AV 传导间期,再根据设定的 Δ 值,计算出的 AV 延迟即为随后 CRT 双心室起搏的 AV 间期(图 8-14、图 8-15)。

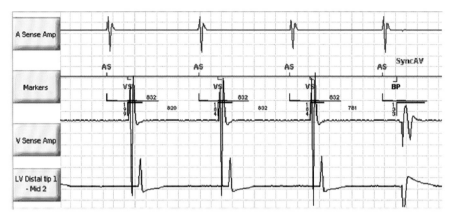

图 8-14　SyncAV 优化

自动测量患者自身 AV 传导间期，前 3 个心动周期的 AS-VS 分别 199ms、184ms 和 184ms。SyncAV 功能开启后，优化后的双心室起搏间期为 133ms（第三个 AS-VS 值 +Δ 值，即 184ms–50ms=134ms），一般 Δ 值默认值为 –50ms。A Sense Amp：心房感知电压 / 振幅；Markers：标记；V Sense Amp：心室感知电压 / 振幅；LV Distal tip1-Mid2：左心室远端电极（D1）- 远端环状电极（M2）；AS：心房感知；VS：心室感知；Sync AV：房室同步；BP：双室起搏。

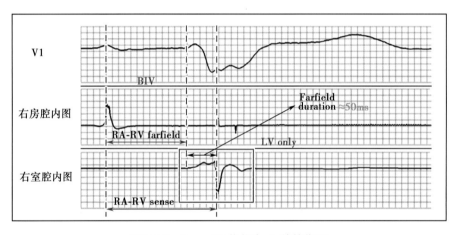

图 8-15　SyncAV 优化中 Δ 值的作用

RV farfield 信号距离 RVlocal 信号在 50ms 左右，此处发放左心室脉冲对于完全左束支传导阻滞而言，一般左心室起搏提前，故右心室导线脉冲发放时机在 Farfield duration，实现右心室自身下传、右心室起搏、左心室起搏三者融合。若 Δ 值设置较短，RV 脉冲接近 RVlocal 信号，则可能是无效脉冲，此时为单左心室融合右心室自身下传。BIV：双心室起搏；RA-RV farfield：右房 - 右室远场感知；RA-RV sense：右房 - 右室近场感知；LV only：单左室起搏；Farfield duration：远场间期。

（3）算法：每连续 256 个心动周期，自动检测 3 个连续自身 AV 传导间期，随后双心室起搏 AV 延迟等于第 3 个 AV 自身传导间期 +Δ 值。Δ 值通常设定为 –50ms，因为右心室远场信号和近场信号一般间隔 50ms，对于完全性左束支传导阻滞，左心室起搏提前，右心室脉冲发放在远场时期时，可以实现右心室自身下传、右心室起搏和左心室起搏三者融合。若 Δ 值设置较短,AV 间期进一步延长,右心室脉冲接近右心室局部场内,可能是无效脉冲,出现单左心室起搏与右心室自身下传融合,但疗效并不佳(图 8-16)。

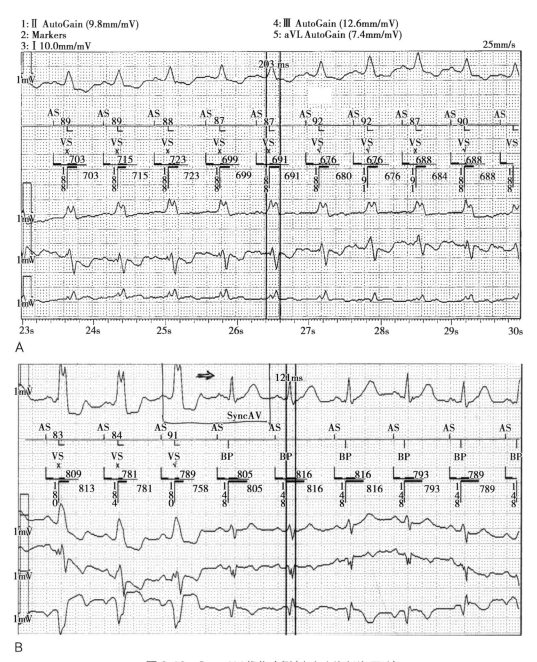

图 8-16　SyncAV 优化病例(来自上海长海医院)

男,56 岁,扩张型心肌病,完全性左束支传导阻滞。A:自身心电图 QRS 时限为 203ms;B:植入 CRT 术后经 SyncAV 优化 QRS 时限缩短至 121ms。

(4)开启条件:仅在跟踪模式 DDD 可用,在发生 PVC 时(没有心房事件的 VS 事件,

AV 间期 <100ms)SyncAV CRT 不会缩短延迟,最短的 AV 延迟在正常情况下设为 70ms,
频率适应性 AV 延迟功能被关闭。

(5)意义:根据患者活动程度、心率、传导状态和药物等的变化进行动态调整,可在院
外自动更改双心室起搏参数,优化 CRT。

三、心室感知反应功能

1. **目的**　心室感知反应(VSR)功能是针对在 AV 间期发生的传导事件,或心房颤动
(房颤)时的自身心室快下传,抑制心室起搏,降低 CRT 双心室起搏而设置。

2. **工作原理**　如果心室感知发生在 AV 间期(DDD/R),VSR 就会立即发放一个心室 / 双
心室起搏。若房颤发作,起搏模式转换为 DDIR 时,感知自身心室事件时也给予双心室起搏。

3. **算法**　心室感知发生在心房感知不应期后,触发心室起搏或双心室起搏,其起搏
心率不超过程控的最大心率。双心室起搏发放将基于右心室或双心室的设置参数,以最
小 VV 起搏延迟(4ms)发放脉冲。心率直方图可显示触发的心室感知反应或心室安全起
搏的自身心室感知计数(图 8-17、图 8-18)。

4. **开启条件**　①只有存在自身右心室感知才会触发 VSR;② VSR 在非心房跟踪和心房
跟踪模式下都可以进行;③系统测试在快速心律失常治疗时、阻抗测试时,VSR 运作暂停。

5. **意义**　确保在传导自身心室感知的事件时仍可进行双心室起搏而无需改变心室
率,提高 CRT 疗效。

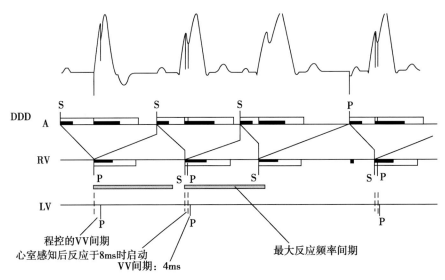

图 8-17　VSR

心室感知发生在心房感知不应期后,触发心室起搏或双心室起搏,其起搏心率不超过程控
的最大心率。双心室起搏发放将基于右心室或双心室的设置参数,以最小 VV 起搏延迟
(4ms)发放脉冲。

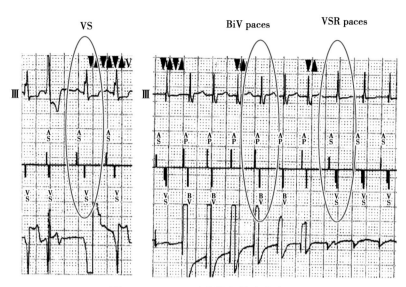

图 8-18 VSR 腔内图和体表心电图

植入 InSync Ⅲ Marquis 患者。VS:无 VSR 功能的心室感知,BV:双心室起搏,VSR:起搏显示 VS 和两个标记,短标记为心室感知,长标记为心室起搏。体表心电图图形不同提示去极化的形式不同。

四、心房跟踪恢复功能

1. 目的　心房跟踪恢复功能(atrial tracking recovery,ATR)功能是针对一个或更多的室性早搏(室早)可能导致随后的心房事件不被有效感知,丧失心房跟踪功能,失去房室同步,使双心室起搏百分比下降而设置。

2. 工作原理　心房感知落入心室后心房不应期(PVARP),成为不应期心房感知(AR),可沿房室传导系统下传而形成自身的 QRS 波(VS),不能触发心室起搏。ATR 功能则可以暂时缩短 PVARP,使 AR 变为心房正常感知(AS),恢复心房跟踪功能,感知心房,恢复 CRT 的心室起搏功能。

3. 算法　观察连续出现的 8 个不应期心房感知,表现为 AR-VS 形式,并且当规则的心房率小于最大跟踪心率、VS-AR 间期大于心室后心房不应期时,激活 ATR 功能,使 PVARP 暂时自动缩短 50ms,直至心房间期大于心房总不应期,恢复心房跟踪功能和 CRT 的心室起搏。其后心室起搏脉冲发放在预定 SAV 间期内或暂时计算出的 PVARP 大于特定的 PVARP 时,ATR 功能中止。默认设置为 on(图 8-19、图 8-20)。

4. 开启条件　要求 DDDR 和 DDD 模式并且模式转换功能关闭,窦性心率低于程控的最大跟踪心率。

5. 意义　确保自动双心室起搏比例最大化,提高 CRT 疗效。

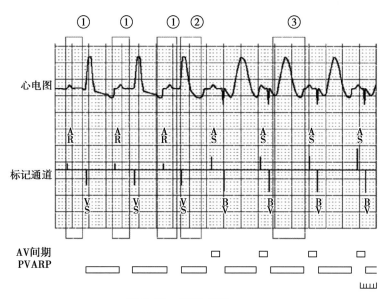

图 8-19　ATR 算法

①前 3 个心动周期可见心率较快,发生心房不应期感知事件 AR,心室感知。
②开始缩短 PVARP,其后心房不应期外感知,心室起搏跟踪,③维持双心室起搏。

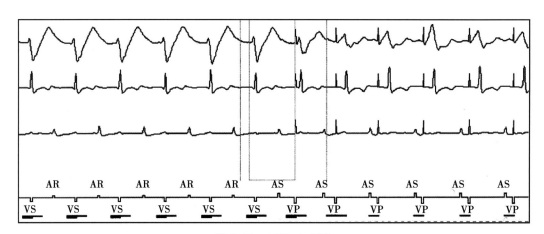

图 8-20　ATR 心电图

前 5 个心动周期由于心房率增加产生心室感知事件(引发心房不应期事件),
随后启动 ATR 缩短 PVARP,恢复 AS-VP 的起搏模式。

五、提高疗效

对 CRT 患者进行定期随访是心力衰竭 CRT 过程中的重要环节。通过随访,不仅可以发现和处理 CRT 装置本身可能出现的并发症及其故障,而且可了解 CRT 的治疗效果,更重要的是优化 CRT 差数,提高 CRT 疗效。随访内容应包括:①病史采集:注意症状是否消失、延续或再现;②体格检查:检查与心功能相关的体征;③起搏心电图记录:12 导联心电图及 Holter 记录有无各种心律失常,了解双心室起搏比例;④拍摄 X 线胸片:确定起搏导线、脉冲发生器位置和相关位置,了解心肺功能状态;⑤起搏器程控检查:CRT 常规参数及优化,CRT 双心室起搏比例,合理调整和利用 CRT 特殊功能以提高双心室起搏比例。通过 CRT 特殊功能中的 VSR、ATR,提高双心室比例,还可以通过自动左心室阈值管理和自动 AV/VV 间期调整,提高双心室起搏效能。总之,应加强 CRT 随访,经过适当调整药物、优化 CRT 参数和合理应用 CRT 特殊功能,进一步提高 CRT 疗效。

小 结

● CRT 的特殊功能包括左心室自动阈值管理、AV/VV 间期调整功能、VSR 功能和心房跟踪恢复功能等。

● 左心室自动阈值管理,自动并精确地测量左心室阈值,帮助管理左心室起搏输出和识别左心室电极导线阈值问题,保障夺获,提高双心室起搏比例,还可以降低左心室输出,有效减少膈神经刺激,延长装置寿命。

● AV/VV 间期调整功能,自动优化 AV/VV 间期,以适应患者生理或病理状态变化所致不断变化的 AV/VV 间期,确保双心室起搏比例,优化左心室起搏或双心室起搏模式,提高 CRT 疗效。

● VSR 功能,确保因频繁室性期前收缩等情况下出现自身感知的事件,仍可触发双心室起搏而无需改变心室率,提高 CRT 双心室起搏比例。

● 心房跟踪恢复功能,通过缩短心室后心房不应期,使不应期心房感知成为不应期外心房感知,触发心室起搏,确保自动双心室起搏比例最大化,提高 CRT 疗效。

● 恰当应用 CRT 的特殊功能一方面可以优化起搏治疗、延长 CRT 装置的寿命,另一方面可以及时发现、及时处理与 CRT 相关的并发症和功能故障。

(胡作英)

参考文献

[1] LECOQ G,LECLERCQ C,LERAY E,et al.Clinical and electrocardiographic predictors of a positive response to cardiac resynchronization therapy in advanced heart failure.Eur Heart J,2005,26(11):1094-1100.

[2] GRIMLEY SR,SUFFOLETTO MS,GORCSAN J 3rd,et al.Electrocardiographically concealed variation in left ventricular capture:a case with implications for resynchronization therapy in ischemic cardiomyopathy.Heart Rhythm,2006,3(6):739-742.

[3] AKTAS MK,JEEVANANTHAM V,SHERAZI S,et al.Effect of biventricular pacing during a ventricular sensed event.Am J Cardiol,2009,103(12):1741-1745.

[4] CROSSLEY GH,MEAD H,KLECKNER K,et al.Automated left ventricular capture management.Pacing Clin Electrophysiol,2007,30(10):1190-1200.

［5］ KALAHASTY G,GIUDICI M,LOBBAN J,et al.Acute clinical evaluation of a left ventricular automatic threshold determination algorithm based on evoked response sensing.Pacing Clin Electrophysiol,2012, 35(3):348-356.

［6］ MARTIN DO,LEMKE B,BIRNIE D,et al.Investigation of a novel algorithm for synchronized left-ventricular pacing and ambulatory optimization of cardiac resynchronization therapy:results of the adaptive CRT trial.Heart Rhythm,2012,9(11):1807-1814.

［7］ KRUM H,LEMKE B,BIRNIE D,et al.A novel algorithm for individualized cardiac resynchronization therapy:rationale and design of the adaptive cardiac resynchronization therapy trial.Am Heart J,2012, 163(5):747-752.

［8］ SWEENEY MO,HELLKAMP AS,VAN BOMMEL RJ,et al.QRS fusion complex analysis using wave interference to predict reverse remodeling during cardiac resynchronization therapy.Heart Rhythm,2014, 11(5):806-813.

［9］ ARBELO E,TOLOSANA JM,TRUCCO E,et al.Fusion-optimized intervals(FOI):a new method to achieve the narrowest QRS for optimization of the AV and VV intervals in patients undergoing cardiac resynchronization therapy.J Cardiovasc Electrophysiol,2014,25(3):283-292.

［10］ TRUCCO E,TOLOSANA JM,ARBELO E,et al.Improvement of reverse remodeling using electrocardiogram fusion-optimized intervals in cardiac resynchronization therapy:a randomized study. JACC Clin Electrophysiol,2018,4(2):181-189.

［11］ ROWE MK,KAYE GC.Advances in atrioventricular and interventricular optimization of cardiac resynchronization therapy-what's the gold standard?.Expert Rev Cardiovasc Ther,2018,16(3): 183-196.

［12］ COBB DB,GOLD MR.The role of atrioventricular and interventricular optimization for cardiac resynchronization therapy.Heart Fail Clin,2017,13(1):209-223.

［13］ HUA W,WANG DM,CAI L,et al.A prospective study to evaluate the efficacy of an intracardiac electrogram-based atrioventricular and interventricular intervals optimization method in cardiac resynchronization therapy.Chin Med J(Engl),2012,125(3):428-433.

［14］ DI MOLFETTA A,SANTINI L,FORLEO GB,et al.Towards a personalized and dynamic CRT-D.A computational cardiovascular model dedicated to therapy optimization.Methods Inf Med,2012,51(6): 495-506.

［15］ RUSSELL SJ,TAN C,O'KEEFE P,et al.Optimized temporary bi-ventricular pacing improves haemodynamic function after on-pump cardiac surgery in patients with severe left ventricular systolic dysfunction:a two-centre randomized control trial.Eur J Cardiothorac Surg,2012,42(6):e146-e151.

［16］ LIM S.Ventricular safety pacing,ventricular sense response,and ventricular tachycardia.Heart Rhythm, 2010,7(4):567-569.

［17］ ZANONI S,SIEFERT JA,DARRACQ MA.Atrial fibrillation with rapid ventricular response resulting from low-voltage electrical injury.J Emerg Med,2013,45(5):e149-e151.

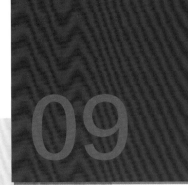

第9章
心脏再同步治疗的故障识别
和处理

心脏再同步治疗（CRT）实际上是在传统起搏模式的基础上，通过增加左心室心外膜心脏静脉分支的起搏来完成左心室起搏，最终利用左右心室同步的双心室起搏方式，达到改善心脏不同步收缩的目的，从而治疗心力衰竭，包括了心脏再同步治疗起搏器（CRT-P）和心脏再同步治疗除颤器（CRT-D）。CRT起搏模式故障不同于传统的单双腔起搏器，故障复杂，表现形式多样，不易识别，如可表现为左心室电极导线的失夺获、双心室起搏的不同步，甚至发生右心室阳极环夺获等特殊现象。本章将对CRT故障的识别和处理进行详述。

一、左心室失夺获

（一）定义

左心室失夺获又称左心室不起搏，是指CRT的输出能量不足以激动左心室心肌，产生夺获。左心室失夺获发生于植入左心室导线的CRT患者人群。CRT治疗中，左心室导线实际上是植入在左心室心外膜侧的心脏静脉分支内，所以，导线脱位率、阈值增高发生率、膈神经刺激等均较传统的心内膜导线增高，左心室失夺获的发生率相对增高。左心室失夺获后往往造成单右心室起搏，引起左右心室不同步，带来心力衰竭（心衰）的症状加剧。

(二) 心电图表现

CRT 是双心室起搏的治疗模式,当发生左心室失夺获时,心电图将表现为单右心室起搏的心电图特点。起搏心电图形态与右心室电极导线植入的位置有关。如图 9-1 所示,CRT 患者的起搏心电图表现为 V_1 导联类似 LBBB 图形,Ⅰ、aVL 导联呈正向波;Ⅱ、Ⅲ、aVF 导联主波向下的右心室心尖部起搏的心电图特点(图 9-1)。

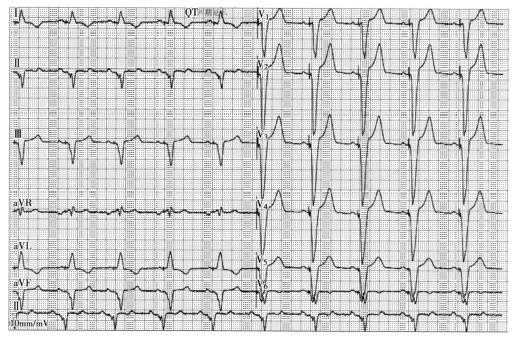

图 9-1 左心室失夺获的心电图表现

病例 1,男性,因 "扩张型心肌病,完全性左束支传导阻滞" 植入 CRT-D。术后规律随访,心功能明显改善,现术后第 3 年,自觉气短较前加重,故来诊室随访。心电图表现,$V_1 \sim V_6$ 导联 QRS 波呈 rS 型或 QS 型,Ⅰ、aVL 导联 QRS 主波向上,Ⅱ、Ⅲ、aVF 导联 QRS 主波向下,呈右心室心尖部起搏的心电图表现,程控仪测试左心室导线起搏阈值为 2.5V/0.4ms,此时起搏器模式设置的左心室通路起搏电压为 2.0V/0.4ms,左心室提前右心室 20ms 工作。因左心室电极导线起搏阈值增高,起搏的电压低于阈值,导致左心室未起搏,仅仅表现为右心室心尖部的心电图表现。

经程控测试验证,该患者发生了左心室导线阈值增高,将左心室起搏电压升高后,恢复为双心室起搏,产生了左心室起搏和右心室起搏的室性融合波。左心室起搏的特征为 V_1 导联起始呈正向波,大多数情况都是以 R 波(主波向上)为主,Ⅰ、aVL 导联呈负向波,单左心室起搏的 QRS 波形与心脏静脉左心室导线植入位置亦相关。左右心室起搏融合之后的基本形态为 V_1 导联起始正向波、Ⅰ 导联负向波,其原因是合成向量方向指向右上方(图 9-2)。

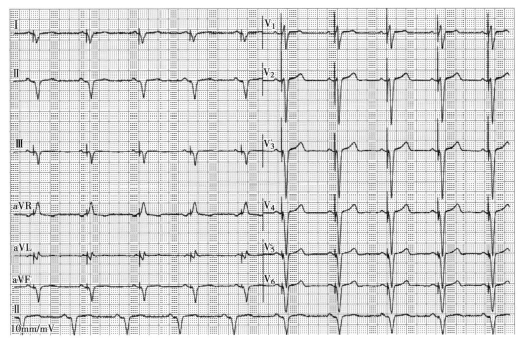

图 9-2　双心室起搏的心电图表现

完善病例 1 患者的导线检查:程控仪测试左心室导线起搏阈值为 2.5V/0.4ms(1.5V/1.0ms),阻抗为 560Ω,X 线透视见导线位置无明显移动,考虑为慢性阈值增高,调整左心室起搏电压为 3.0V/1.0ms,左心室提前右心室 20ms 工作。心电图表现为 I 导联 QRS 主波向下,QRS 波明显缩窄至 120ms,双心室起搏的心电图表现(右心室导线位于心尖部)。

如何判定左心室失夺获? 早期根据 Ammann 的左心室夺获心电图分析流程来判定,诊断依据 V_1 导联和 I 导联的 QRS 波形态,以 R/S 波振幅的比值作为判断指标,如果 V_1 导联 R/S ≥ 1,则为左心室夺获;如果 R/S<1,继续观察 I 导联,若 I 导联 R/S ≤ 1 则为左心室夺获,反之则为失夺获。Ammann 的诊断流程的机制如下:当左心室起搏时,心室主导除极方向是从左后向右前方。在水平面将面对 V_1 导联,使 V_1 导联形呈大 R 波,相对小的除极向量背离 V_1 导联而形成小 S 波,结果 V_1 导联的 R/S 比值 ≥ 1,提示左心室起搏成分的存在。当 V_1 导联 QRS 波以负向波为主时,则需进一步分析额面 I 导联的 QRS 波形态,左心室起搏形成的除极向量总趋势背离 I 导联电极而去,分解该向量后水平方向的将 I 导联形成 S 波,另一方向的将形成 R 波,结果两者的比值 ≤ 1,如结果仍然相反,R/S 比值 >1 时则提示左心室起搏无效,仅存在右心室起搏。随后 Cao 等提出了改良的 Ammann 测量方法,即在 Ammann 方法的基础上,进一步观察 I 导联起始或整体是否为负向波,如果是,则判定为左心室夺获;若否,则为左心室失夺获(图 9-3)。通过改良的 Ammann 方法提高了诊断左心室失夺获的敏感性,而且不受右心室电极导线植入位置的限制。

若通过上述算法仍无法确定的复杂不易判定的起搏心电图,最终可选择通过程控测试的方法协助确定左心室导线夺获问题。

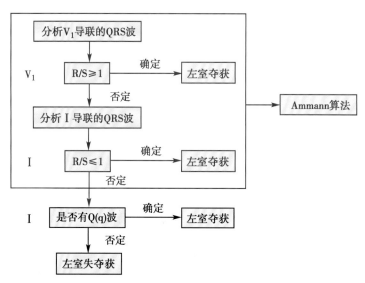

图 9-3　改良的 Ammann 左心室夺获心电图分析流程图

第一步 V_1 导联 R/S ≥ 1，即为左心室夺获；若不成立进行第二步，I 导联 R/S ≤ 1，即为左心室夺获；若再不成立进行第三步，I 导联存在 Q(q)波，即为左心室夺获，否则为左心室失夺获。

（三）常见原因及处理

引起左心室失夺获常见的原因：①左心室导线急性阈值升高或慢性阈值升高；②左心室导线脱位或微脱位；③左心室导线绝缘层损伤或断裂；④ CRT 电池耗竭；⑤ CRT 被重置等。CRT 植入的患者推荐术后 1、3、6、12 个月进行随访，1 年以后每半年应该随访 1 次。如果已经从心电图上初步判断左心室失夺获，首先要通过程控仪查询和检测 CRT 装置的工作状态、设置参数，测定左心室导线的各项参数。CRT 工作状态的检查包括：CRT 是否已经被重置为备用状态或电池耗竭？测试左心室的起搏阈值，检查左心室的输出电压是否高于阈值合理范围内？测试起搏阻抗数值是否正常？若电极导线阻抗 >2 000Ω 或者 <200Ω，或者短期内导线阻抗发生较大的变化（>200Ω），则提示导线损坏或导线与装置的连接松动，需要通过 X 线胸片证实导线是否出现磨损或者脱位。

查清楚造成左心室失夺获的原因，再进行适当的调整。如果是起搏器耗竭，则需要尽快更换 CRT；如果是发生装置电重置，则需要程控装置调整为正常模式；如果是急性或者慢性阈值升高，且阈值尚在能接受的范围内，此时相应地提高起搏输出电压即可解决左心室失夺获；若证实导线绝缘层破损、断裂或者脱位，则需要通过手术重新植入导线或将脱位导线复位。

二、双心室失同步

(一) 定义

正常的心脏,在窦房结电活动的控制下,经心房传导至房室结,短暂延迟后向下传导至心室。心脏的机械活动紧随心脏的电活动。心房刺激引起心房收缩,心房收缩射出的血液流入心室引起心室充盈,此后房室瓣关闭,激动经房室结、希氏束及左右束支,浦肯野纤维网传导,使心室激动后收缩及舒张。左、右心室作为一个整体几乎同时收缩,同步协调运动。整个心脏表现为心房和心室有序和同步协调的收缩和舒张,完成射血,保障全身各组织器官的供血、供氧和营养物质的传输。

心衰患者常出现心脏传导障碍,使正常的电传导顺序改变。半数心衰患者有不同形式的激动传导异常。如左束支阻滞时,左心传导系统出现传导阻滞或延迟,结果造成右心室激动明显领先于左心室,左、右心室之间出现不协调运动,即双心室失同步。这种不同步体现在体表心电图上表现为 QRS 时限的延长和增宽。通常 QRS 时限作为一个简单、直观的指标,在一定程度上反映了心电活动的不同步性。

机械不同步的诊断往往需要影像学的协助,如超声心动图、组织多普勒、MRI 或心室压力容积曲线的记录等。当存在机械不同步时,右心室在左心室之前收缩,这意味着左心室还在收缩时,右心室已经进入舒张期。心房收缩后,左心室处于舒张期的时间过长,迟迟不发生收缩,结果造成二尖瓣的舒张期反流,心房对心室的充盈作用减弱或丧失,左心室有效充盈时间缩短,心排血量减少,心功能降低。

严格地说,双心室失同步就是指左、右心室不能同时进行收缩,而对于 CRT 植入的患者,双心室同步收缩的比例越高,CRT 的疗效越好,多种原因可引起双心室起搏比例降低,如起搏系统故障(包括左心室、右心室导线脱位,左、右心室失夺获,心房感知不良,心室过感知等),参数设置不当(如不合理的 AV/VV 间期、上限跟踪频率设置过低等),以及频发的心律失常事件[包括房颤、房性心动过速(房速)、频发室性早搏(室早)和非持续性室性心动过速(室速)等]。这些问题导致了双心室起搏比例降低,导致双心室失同步。

(二) 常见原因及处理

来自霍普金斯大学的研究者们收集了 2006 — 2011 年,通过起搏器程控获得的 80 768 例 CRT 患者的随访数据。CRT 植入至数据分析平均时长 594d(四分位间距,294~1 003d)。在这项研究中,40.7% 的患者双心室起搏百分比低于 98%,其中 11.5% 的患者双心室起搏比例低于 90%。在 CRT 双心室起搏比例 <98% 的患者中,数据分析发现 55.8% 的患者未起搏原因中,房速或房颤占 30.6%;室早占 16.6%;心室感知异常占 8.6%(心室感知异常定义为至少连续 10 搏以上的 CRT 未起搏)。在心室感知异常的患者中,有 34.5%CRT 未起搏的原因为感知或起搏的房室间期(SAV/PAV)设定不恰当。

129

1. 左心室或右心室失夺获 左心室导线失夺获常见原因及处理详见第一节内容。

右心室导线失夺获情况类似。右心室导线失夺获表现为左心室电极起搏的心电图变化。图 9-4,患者起搏心电图为宽 QRS 波形,时限 180ms,V_1 导联主波向上,呈右束支传导阻滞形态,I 导联主波向下,为单纯左心室起搏的心电图表现,初步判断右心室失夺获。

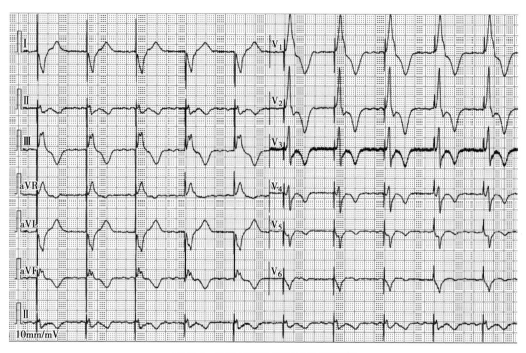

图 9-4 右心室失夺获的心电图表现

病例 2,女性,因"三度房室传导阻滞"于 2000 年植入双腔起搏器,2007 年电池耗竭后更换了双腔起搏器,2010 年出现起搏器诱导的心肌病,发生心脏扩大及心力衰竭,新植入左心室导线(4194),升级为 CRT(8042,美敦力公司)。2018 年 11 月随诊时出现上述心电图表现,V_1 导联呈现完全性右束支传导阻滞模型,I 导联主波向下,考虑为单纯左心室起搏,怀疑右心室失夺获。

通过程控测试进行确认,阈值测试显示右心室导线失夺获,阻抗增高,X 线提示导线锁骨下位置磨损,诊断为右心室导线线圈断裂,经重新植入起搏感知导线(型号 5076,美敦力公司)后,CRT 工作正常,因患者有持续性房颤病史 10 年,故使用 VVI 模式进行双心室起搏,优化 VV 间期后最窄 QRS 时限 120ms。双心室起搏心电图见图 9-5。

右心室失夺获常见原因:右心室急性期阈值升高和慢性阈值升高,导线脱位、导线穿孔、导线损伤等。处理方法:提高输出电压,调整起搏向量,调整导线位置,重新植入导线等。

2. 感知故障

(1)心房感知不良:心房导线不能感知或者间断不能感知心房自主除极波,心电图表现为起搏器无法识别 P 波,在 P 波之后出现心房起搏脉冲,或者出现自身高于起搏频率的心室感知(VS)而既不发放心房起搏脉冲,也不发放心室起搏脉冲。从而双心室起搏比例降低,导致双心室失同步,影响 CRT 疗效。图 9-6 患者,CRT 植入术后第 2 天,心电图发现双心室未起搏,调取腔内心电图显示,标记通道内未记录到应该感知到的心房波信号,未启动房室间期,心室通道显示感知到的自身的 QRS 波。考虑患者发生了心房感知不良导致了双心室未起搏。

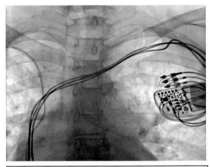
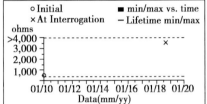
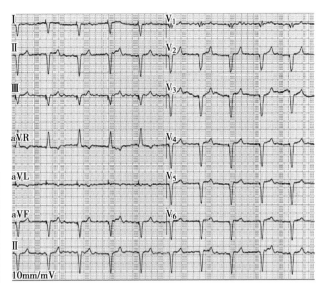

图 9-5　双心室起搏的心电图表现

完善病例 2 患者的导线检查:通过程控测试起搏器导线发现,右心室不起搏,右心室导线阻抗趋势图显示曾出现过异常变化,突然增加为 3 174Ω,怀疑右心室导线故障,进一步完善导线的X 线检查,发现右心室导线锁骨下位置有磨损(导线已经使用 12 年),结合阻抗的增高,考虑右心室导线线圈断裂导致右心室失夺获。重新植入了一根新的右心室导线,双心室起搏后 QRS波明显变窄(因房颤,故为 VVI 起搏模式),QRS 时限 120ms。

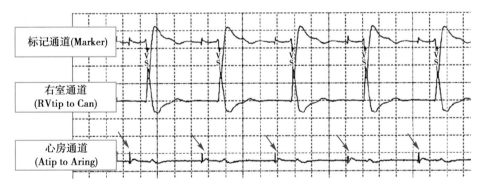

图 9-6　心房感知不良的腔内心电图表现

病例 3,女性,因"扩张型心肌病,室内传导阻滞"植入 CRT。术后第二天心电图显示双心室未起搏,连接程控仪发现心室腔内图显示有感知的 VS,心房腔内图显示感知到心房波信号,但是没有标记 AS(蓝色箭头显示:心房腔内图感知到的心房波信号),考虑心房感知不良。

经程控测试发现,起搏器设置为 DDD 模式,测试导线的起搏阈值均正常,但心房感知数值下降,与心房感知灵敏度设定值发生矛盾,所以发生了心房感知不良。将心房感知灵敏度调整更敏感后(敏感度数值下调),起搏器感知心房,起搏心室,顺序发放双心室起搏脉冲(图 9-7),心房感知不良被纠正。

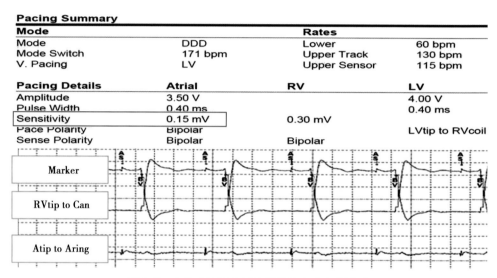

图 9-7 心房感知不良纠正后的腔内心电图表现

完善病例 3 患者的导线检查:程控显示起搏器设置为 DDD 模式,测试导线参数,心房、右心室和左心室阈值都正常,心房感知下降为 0.3mV,但是感知灵敏度设定值也是 0.3mV,出现了心房感知不良,此时调整心房感知灵敏度至 0.15mV 后(红框显示),腔内图显示心房能够感知到 AS 事件,顺序发放双心室起搏(BV)脉冲。

(2)心室过感知:右心室导线故障、起搏器感知灵敏度设置过于灵敏,电极导线感知数值下降,或外界电磁干扰或者体内肌电干扰等原因,均可造成的右心室导线过感知,导致 CRT 不发放双心室起搏脉冲,出现自身 QRS 波或者长间歇发生的情况,造成双心室失同步(图 9-8)。

图 9-8 患者由于右心室导线绝缘层损伤,发生了肌电干扰的现象,抑制了双心室脉冲的发放而频繁发生不恰当识别的现象,导致对心室波计数的错误和过感知长间歇发生,存在 ICD 的不恰当识别和不恰当放电的隐患,经重新植入新的右心室导线后,未再发生肌电干扰的现象。

植入了 CRT-P 或 CRT-D 的患者如果出现长间歇,首先需要测试起搏器参数,确定起搏器参数是否正常,特别是心室感知是否正常,感知灵敏度设置是否合理,根据测试的 R 波振幅,调整心室感知灵敏度。同时很重要的是,要结合胸部 X 线检查导线的完整性及随访报告中的动态阈值,感知及阻抗监测,尤其是动态阻抗监测,排除导线本身的故障,必要时行激惹试验等方法进行检测。如果排除了植入装置故障,还要从外界环境寻找原因,如是否处于高压电磁场环境等。根据查找到的原因进行针对性处理,改善心室过感知,尤其在除颤起搏器患者中,若发生了心室过感知,将明显增加不恰当识别和不恰当放电的可能,对患者生命造成威胁,需要及时诊断及有效干预。

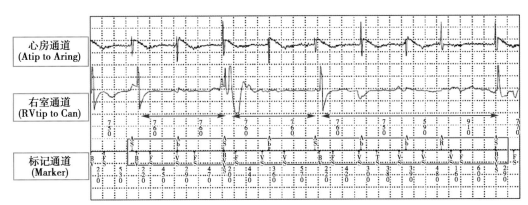

图 9-8　心室过感知的腔内心电图表现

病例 4,男性,89 岁,诊断"缺血性心肌病,心功能不全",6 年前植入 CRT-D,此次随访时动态心电图发现患者有间断的长间歇出现,最长间歇 2.6s。调取腔内心电图显示患者心室通道上频繁记录到过感知的 QRS 波,发生了心室过感知现象。立即测试电极导线参数,起搏阈值、阻抗及感知均在正常范围,X 线胸片发现,患者右心室除颤导线有绝缘层的损伤,经重新植入了右心室起搏感知导线后,过感知现象未再发生。

3. 参数设置不合理

(1) AV 间期设置不当:AV 间期的优化亦是 CRT 患者随访的必需内容,优化 AV 间期的目的在于保证 100% 的心室起搏,且尽量使房室收缩同步化。合适的 AV 间期对充分发挥 CRT 的作用具有重要临床意义。AV 间期设置过长,CRT 感知到自身房室下传的 QRS 波后就不会发放双心室起搏脉冲,无法纠正双心室不同步(图 9-9);AV 间期设置过短,提前的心室收缩及二尖瓣关闭又会使舒张后期的充盈(心房收缩)被迫过早终止,全部或部分失去对心室的充盈作用。目前大多数的 CRT 装置默认的 AV 间期:PAV 为 130ms,SAV 为 100ms。

临床上应避免将 AV 间期设置过长,CRT 装置的 AV 间期设置理念不同于双腔起搏器治疗心动过缓的理念,后者是希望最大化地减少右心室起搏,尤其在不合并房室传导阻滞的患者,要尽量延长 AV 间期,鼓励自身的右心室激动下传,而 CRT 是需要最大化的双心室起搏治疗。目前的临床研究证实,为保证双心室起搏疗效,CRT 的起搏百分比应达到 98% 以上。过长的 AV 间期将导致双心室起搏百分比下降,无法发挥再同步的最大功效(图 9-6),心室起搏百分比只能达到 77.9%,此种问题的处理方法很简单:程控起搏器,缩短 PAV/SAV 间期。此例患者将 PAV/SAV 调整至 130ms/100ms,起搏器正常发放双心室脉冲后双心室起搏 QRS 波明显缩窄(图 9-10),起搏百分比提高。

(2) 上限频率设置不当:当自身心房率超过设置的上限跟踪频率时,感知到的心房事件落入到前一个心室事件的心室后心房不应期(PVARP)中,形成不应期内感知的心房事件 AR。因不应期内感知的 AR 不会触发新的 AV 间期,故到达自身 PR 期后下传自身的 R 波,导致双心室起搏功能丧失(图 9-11)。

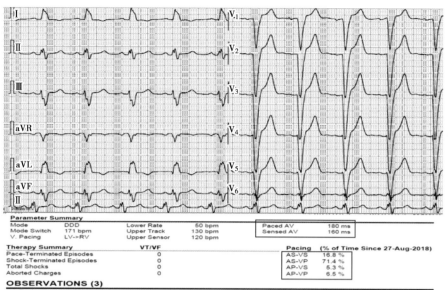

图 9-9　AV 间期设置不当的心电图表现及程控报告

病例 5,男性,CRT-D 植入术后第二天,心电图提示双心室不起搏。程控起搏器测试心房、右心室及左心室起搏阈值、感知、阻抗参数均在正常范围内,设置的 PAV/SAV 为 180/160ms,而患者自身静息状态下 PR 间期在 180ms 左右,在程控的 AV 间期内,CRT 感知到自身下传的 QRS 波,因此起搏器不会发放双心室脉冲,心室起搏比例 77.9%,低于 90%。

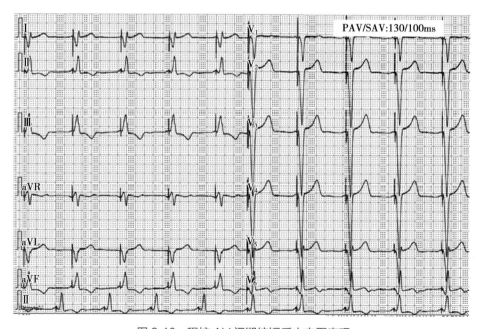

图 9-10　程控 AV 间期缩短后心电图表现

程控调整病例 5 患者的 PAV/SAV 间期至 130ms/100ms 后,CRT 呈双心室
起搏模式工作,双心室起搏比例增加。

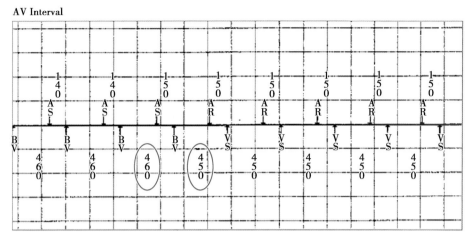

UTR=130bpm / 460ms

图 9-11　上限跟踪频率设置不当引起双心室起搏比例下降的模式图

上限跟踪频率（UTR）设置为 130bpm/460ms，当心房率超过 130 次 /min，落入前一个双心室（BV）后的 PVARP 中时，不应期感知 AR 不会触发新的 AV 间期，于 150ms 后下传自身 R 波，造成了 BV 起搏比例下降

适当提高上限跟踪频率，或者打开"心房跟踪恢复"（ATR）功能，其工作原理是起搏器一旦监测到 AR-VS 工作模式，将自动缩短心室后心房不应期（PVARP），此时心房信号将落于不应期外，被起搏器感知后，启动 AV 间期，恢复心室的跟踪起搏，以提高双心室起搏百分比，保证 CRT 疗效（图 9-12）。若心房率较快，也可以用药物控制降低心率，以防止其超过上限跟踪频率，提高 CRT 起搏百分比。

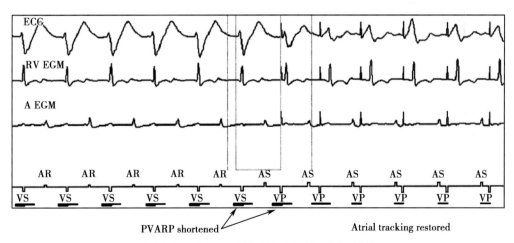

图 9-12　"心房跟踪恢复"功能的工作模式图

ATR 功能示例：①心房事件发生在 PVARP 里，不触发 AV 间期，心室无法跟踪心房产生双心室起搏。②监测到的 AR-VS 开启 ATR 运作，自动缩短 PVARP，使原本落入不应期的 AR 落入不应期外，被起搏器感知形成 AS，触发 AV 间期恢复双室起搏。PVARP：心室后心房不应期，ATR：心房跟踪恢复。

4. 心律失常事件

（1）房颤：心衰患者出现房颤及其他类型的房性快速心律失常的风险增大，房颤时患者心室率较快，双心室不起搏，起搏百分比降低，双心室同步治疗效果减弱（图9-13）。为达到最佳的血流动力学或最好的CRT疗效，患者应当最大可能地保持窦性心律。但许多心衰患者最终发展为永久性房颤，对于永久性房颤患者，应将CRT系统由双腔模式（DDDR）转换为单腔模式（VVIR），并且适当提高低限起搏频率，同时药物控制心室率，必要时房室结消融，尽量保证双心室起搏接近100%。

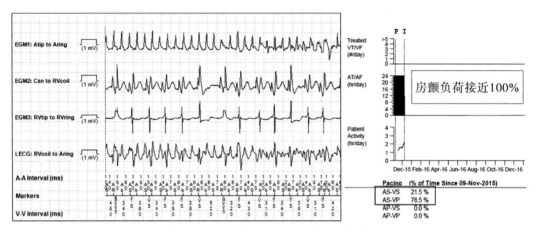

图9-13　房颤患者双心室起搏比例下降

病例6，男性，CRT术后2年，有阵发性房颤病史，近1个月来持续心悸不适来诊，起搏器腔内图提示房颤，心室多为快的自身心率，调取心脏指南针趋势图发现，患者近1个月来发作持续性房颤，房颤负荷比例接近100%，心室起搏比例只有78.5%。

植入CRT的患者可以通过开启一些特殊功能来增加发生心律失常事件时的双心室起搏比例。例如，①心室感知反应功能（VSR功能）：其工作原理为如果心室感知事件（VS）发生在AV间期（DDD/R）内，VSR会立即发放双心室起搏；房颤发作时，起搏模式转换为DDIR，感知到心室事件时也会给予双心室起搏，起搏频率不超过最大反应心率。目的是保证快速心室率（房性心律失常快下传）时依然给予CRT治疗（图9-14）。②房颤传导反应功能（CAFR功能）原理：模式转换（MS）之后，非跟踪模式下（DDI），在每个心室事件后自动调整起搏逸搏间期：VP-VP后增加逸搏间期；VS-VS后减少逸搏间期（图9-15）。当起搏器感知一个心室自身事件后，DDIR起搏频率会增加1~2次/min；当发生一个心室起搏事件后，DDIR起搏频率会减少0~1次/min。CAFR的工作目的是规整心室率和增加BV起搏百分比。主要用于快速下传的房颤导致CRT起搏丧失的患者，此功能即使不能达到100%起搏，也可能给患者带来益处。

对于间歇发作的快速心房激动的患者，应当积极控制节律（药物治疗、电复律治疗或消融治疗），而不是单纯控制心室率。对于持续性房颤的患者，除了在CRT功能设置上需要尽量打开一些功能，以保证双心室起搏，更要注意药物的优化治疗控制心室率，保证起搏百分比。对于药物控制无效的房颤伴快心室率的患者,必要的时候可以根据患者病情特点进行房颤射频消融或者房室结消融,以保证双心室起搏比例,保证双心室同步工作。

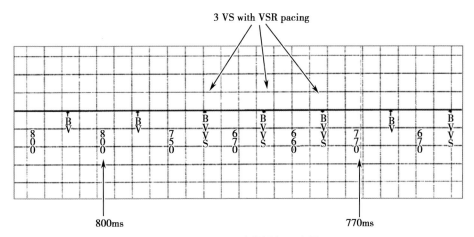

图 9-14　VSR 功能运行示意图

当自身心室感知事件(VS)快于低限频率时(低限频率设定为 75bpm/800ms),感知到 VS 事件时发放 BV 脉冲,最大化的双心室同步治疗,一般默认的 VSR 功能运行的频率为 130 次 /min。VSR:心室感知反应功能。

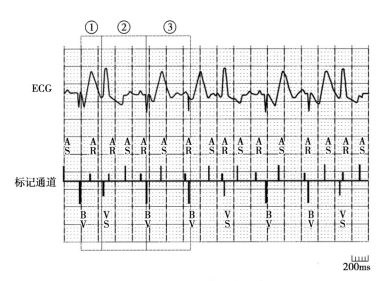

图 9-15　CAFR 功能运行示意图

CAFR 工作原理:在不同起搏感知模式下增加或者减少起搏频率以提高双心室起搏比例。① BV-VS 起搏频率 +1 次 /min;② VS-BV 起搏频率不变;③ BV-BV 起搏频率 -1 次 /min。CAFR:房颤传导反应功能。

(2)房速:房速往往导致心室率明显增快,当过快的心房频率超过 CRT 设置的上限跟踪频率,或者过快的心房感知事件落入上一搏的心室后心房不应期中(PVARP),CRT 不能发放双心室起搏脉冲,出现自身快速下传的感知事件,影响双心室起搏比例,导致双心室

不同步 (图 9-16)。处理方法:打开 ATR,提高双心室起搏比例,同时需要进行药物调整,降低心室率。

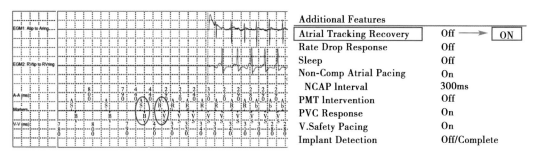

图 9-16　房性心动过速引起双心室起搏比例下降
房速发作,心房率超过上限跟踪频率,导致起搏器不发放双心室起搏脉冲,QRS 波为自身
下传的感知事件,此时可以程控 CRT 打开 ATR 功能,同时强化药物控制心房率和心室率。

(3) 频发室性期前收缩:心衰患者往往伴有室性期前收缩和 / 或非持续性室速的发生,如果发作过于频繁,则影响双心室起搏百分比,导致双心室失同步。

频繁的室早和非持续性室速不仅造成双心室不同步,还容易引起持续性的室速甚至心室颤动(室颤)的发生,危及患者的生命安全。对此,VSR 功能也可以起到一定作用 (图 9-14),同时药物控制对于这类患者亦是非常重要的,对于药物控制不佳的患者,可评估患者的病情行射频消融手术,消除室性期前收缩和非持续性室速等室性心律失常事件。

三、阳极夺获

(一) 定义

心脏起搏器一般使用阴极作为刺激电极。在一定起搏电压范围内,阳极作为被动电极并不能引起所接触部位心肌细胞的除极,但当起搏脉冲刺激强度增加到一定程度时,同样也会引起阳极周围心肌细胞除极,此现象称为起搏导线的阳极夺获。其产生的可能机制为高电压的脉冲刺激阳极所接触的心肌细胞并引起后者超极化,使该处心肌细胞膜电位更高,成为"虚拟阳极",而周围的心肌细胞膜电位相对较低,成为"虚拟阴极",两者构成"虚拟双极"并触发周围心肌细胞除极。另一解释是阳极与其表面附着的电解质层形成局部双极而触发局部心肌细胞动作电位,后者扩布引起周围心肌细胞激动。

(二) CRT 中的阳极夺获现象

临床上使用的 CRT 系统中,有时为了避免囊袋肌肉刺激或膈神经刺激,会将左心室导线起搏极性设置为左心室导线头端(LV tip)- 右心室导线环端(RV ring)或左心室导线环端(LV ring)-RV ring,当启动左心室阈值测试时,左心室高电压时表现为类似双心室起搏心电图,随着电压降低转换为单纯左心室起搏心电图(表现为右束支传导阻滞),前者即发生了阳极夺获现象(图 9-17),通常发生阳极夺获的输出电压明显高于左心室起搏阈值。

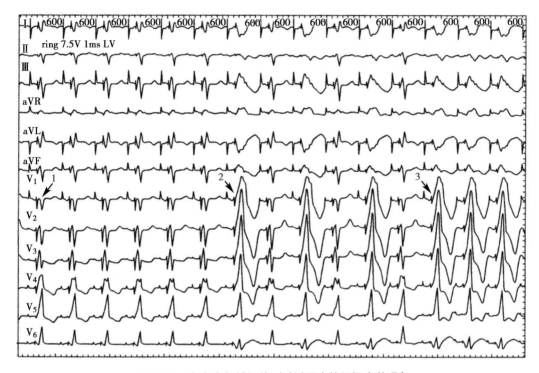

图 9-17　左心室起搏阈值测试过程中的阳极夺获现象

1 表示输出 7.5V 时左右心室同时起搏,即发生阳极夺获。2 表示输出为 5.0V 时阳极夺获与左心室夺获呈交替出现。3 表示输出降至 4V 时单纯左心室起搏(V_1 导联呈右束支传导阻滞图形),阳极夺获现象消失。

(三) 阳极夺获的临床影响

CRT 术后 AV/VV 间期的优化调整是提高 CRT 疗效的重要措施,而阳极夺获对 CRT 的程控随访及疗效均会产生影响。

1. 削弱了 VV 间期调整的作用　阳极夺获导致右心室导线环状电极周围心肌细胞与左心室几乎同时除极,前者除极产生的不应期使随后的右心室导线顶端电极刺激落在该不应期中而无法使该部分心肌再次被激动,此时左、右心室电极所在部位是同时除极,即实际上此时 VV 间期的优化调整已经丧失作用。这可能会影响部分患者 CRT 的疗效。

2. 增加了双心室不同步起搏的可能　发生阳极夺获时,可以出现左心室导线头端与右心室导线环同时起搏或左心室不起搏,而右心室环起搏,导致左、右心室起搏失同步,丧失双心室起搏的意义,可能进一步加重心力衰竭,是 CRT 无反应的一个潜在因素。

3. 干扰左心室阈值测试的判断　当采用 LV tip-RV ring 或 LV ring-RV ring 的起搏方式进行左心室阈值测试时,随着起搏电压的降低,可能会看到夺获的 QRS 波先窄后宽(波形也会有变化)然后失夺获的情况,先窄的夺获 QRS 波可能就是阳极夺获而并非左心室起搏阈值,后续较宽的 QRS 波可能才是单纯的左心室夺获(图 9-18)。如果把前者误认为是左心室起搏阈值,就会导致不必要的左心室高电压输出,从而影响起搏器的使用寿命。

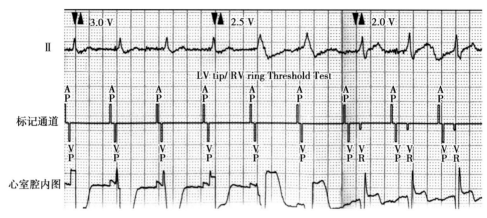

图 9-18　阳极夺获心腔内图示意图

起搏电压 3.0V 时左右心室同时起搏即发生阳极夺获。降低至 2.5V 时单纯左心室起搏,
阳极夺获现象消失。2.0V 时左心室失夺获,由此左心室起搏阈值为 2.5V 而非 3.0V。

(四) 避免阳极夺获的方法

在早期使用的左心室导线系统中,因左心室起搏向量可选择数目少,术后为避免肌肉或膈肌刺激可能会使用 RV ring 为左心室起搏阳极,阳极夺获现象出现较多,但如上述,应尽量避免阳极夺获现象。通常采取的措施:①放弃 RV ring 作为左心室导线的起搏阳极。CRT-P 中可选择 LV tip - 机壳(Can),LV tip-LV ring,LV ring-LV tip;CRT-D 中可以选择右心室导线线圈(RV coil)为左心室起搏阳极的设置。目前有公司在出厂设置上已经把 LV tip-RV ring 和 LV ring-RV ring 作为禁选项。②降低左心室电压输出或脉宽。通常阳极夺获的输出电压高于左心室起搏阈值,因此在保证左心室安全起搏的前提下降低电压输出可解决阳极夺获。③使用左心室四极导线。左心室四极导线提供的起搏向量可选择项多达 10 余种,既可以避免阳极夺获,又可避免膈神经刺激。

小　结

● CRT 故障不同于传统的单双腔起搏器,不仅仅包括起搏、感知和其他功能异常。由于增加了左心室起搏导线植入系统,其故障表现更复杂和多样,不易判定,如可发生左心室导线的失夺获、双心室起搏的不同步、右心室阳极环夺获等特殊现象。

● CRT 故障的正确识别是成功处理故障的基础,确定故障需要一系列流程,至少包括起搏心电图的判定,程控仪能获得的电极导线参数和腔内心电图分析资料,X 线下的导线影像学表现,CRT 的常规设置及一些特殊功能的参与情况等,均需详细查明。查出故障原因,针对原因即可做到有效处理。

● 左心室失夺获即左心室不起搏,是指 CRT 的输出能量不足以激动左心室心肌。左心室失夺获仅发生于植入左心室导线的 CRT 患者人群,其发生率较心内膜电极导线相对增高。左心室失夺获后往往造成单右心室起搏,引起左、右心室不同步。

● CRT 术后双心室同步收缩的比例越高,CRT 的疗效越好。双心室起搏比例 >98% 才能保障更好的 CRT 疗效。CRT 故障中很重要的一个问题就是双心室起搏的不同步,多种原因可引起双心室起搏比例降低,如起搏系统故障(包括左右心室失夺获、心房感知不良、心室过感知等),参数设置不当(如不合理的 AV/VV 间期、上限跟踪频率设置过低等),以及频发的心律失常事件(包括房颤、房速、频发室早和非持续性室速等)。

● 心脏起搏器一般使用阴极作为刺激电极,阳极作为被动电极且通常不能引起所接触部位心肌细胞的除极,但当起搏脉冲刺激强度增加到一定程度时,有可能引起阳极周围心肌细胞除极,此现象称为起搏电极的阳极夺获。CRT 中高电压起搏左心室导线(阴极)时,偶有发生右心室导线(阳极)夺获的现象,将影响左右心室的同步性,降低 CRT 疗效。

CRT 术后定期规律的随访尤其重要,可及时发现 CRT 故障,进一步改善 CRT 疗效,优化心衰患者的治疗。随访流程以普通起搏器的随访流程为基础,需要额外关注左心起搏系统状态及特别重视双心室起搏比例。

（于海波）

参考文献

［1］AMMANN P,STICHERLING C,KALUSCHE D,et al.An electrocardiogram-based algorithm to detect loss of left ventricular capture during cardiac resynchronization therapy.Ann Intern Med,2005,142(12 Pt 1):968-973.

［2］CAO YY,SU YG,BAI J,et al.The roles of the Q(q)wave in lead I and QRS frontal axis for diagnosing loss of left ventricular capture during cardiac resynchronization therapy.J Cardiovasc Electrophysiol,2015,26(1):64-69.

［3］CHENG A,LANDMAN SR,STADLER RW.Reasons for loss of cardiac resynchronization therapy pacing insights from 32844 patients.Circ Arrhythm Electrophysiol,2012,5(5):884-888.

［4］GANIèRE V,DOMENICHINI G,NICULESCU V,et al.A new electrocardiogram algorithm for diagnosing loss of ventricular capture during cardiac resynchronisation therapy.Europace,2013,15(3):376-381.

［5］KOPLAN BA,KAPLAN AJ,WEINER S,et al.Heart failure decompensation and all-cause mortality in relation to percent biventricular pacing in patients with heart failure:is a goal of 100% biventricular pacing necessary？.J Am Coll Cardiol,2009,53(4):355-360.

［6］HAYES DL,BOEHMER JP,DAY JD,et al.Cardiac resynchronization therapy and the relationship of percent biventricular pacing to symptoms and survival.Heart Rhythm,2011,8(9):1469-1475.

［7］ CROSSLEY GH,MEAD H,KLECKNER K,et al.Automated left ventricular capture management. Pacing Clin Electrophysiol,2007,30(10):1190-200.

［8］ HERCZKU C,KUN C,EDES I,et al.Radiofrequency catheter ablation of premature ventricular complexes improved left ventricular function in a non-responder to cardiac resynchronization therapy. Europace,2007,9(5):285-288.

［9］ RICCI R,PIGNALBERI C,ANSALONE G,et al.Early and late QRS morphology and width in biventricular pacing:relationship to lead site and electrical remodeling.J Interv Card Electrophysiol, 2002,6(3):279-285.

［10］ MEISEL E,PFEIFFER D,ENGELMANN L,et al.Investigation of coronary venous anatomy by retrograde venography in patients with malignant ventricular tachycardia.Circulation,2001,104(4): 442-447.

［11］ PITZALIS MV,IACOVIELLO M,ROMITO R,et al.Cardiac resynchronization therapy tailored by echocardiographic evaluation of ventricular asynchrony.J Am Coll Cardiol,2002,40(9):1615-1622.

［12］ RICKARD J,MICHTALIK H,SHARMA R,et al.Predictors of response to cardiac resynchronization therapy:A systematic review.Int J Cardiol,2016,225:345-352.

［13］ MULLENS W,GRIMM RA,VERGA T,et al.Insights from a cardiac resynchronization optimization clinic as part of a heart failure disease management program.J Am Coll Cardiol,2009,53(9):765-773.

［14］ GHOSH S,STADLER RW,MITTAL S.Automated detection of effective left-ventricular pacing:going beyond percentage pacing counters.Europace,2015,17(10):1555-1562.

［15］ GASPARINI M,GALIMBERTI P,CERIOTTI C.The importance of increased percentage of biventricular pacing to improve clinical outcomes in patients receiving cardiac resynchronization therapy.Curr Opin Cardiol,2013,28(1):50-54.

［16］ OUSDIGIAN KT,BOREK PP,KOEHLER JL,et al.The epidemic of inadequate biventricular pacing in patients with persistent or permanent atrial fibrillation and its association with mortality.Circ Arrhythm Electrophysiol,2014,7(3):370-376.

［17］ GARRIGUE S,REUTER S,LABEQUE JN,et al.Usefulness of biventricular pacing in patients with congestive heart failure and right bundle branch block.Am J Cardiol,2001,88(12):1436-1441,A8.

［18］ JANOUSEK J,TOMEK V,CHALOUPECKý VA,et al.Cardiac resynchronization therapy:a novel adjunct to the treatment and prevention of systemic right ventricular failure.J Am Coll Cardiol,2004, 44(9):1927-1931.

［19］ DIOTALLEVI P,RAVAZZI PA,GOSTOLI E,et al.An algorithm for verifying biventricular capture based on evoked-response morphology.Pacing Clin Electrophysiol,2005,28(Suppl 1):S15-S18.

［20］ 张锋,孟伟栋,陈岗,等.双心室起搏中阳极夺获现象的观察及影响因素.中国心脏起搏与心电生理杂志,2006,20(4):300-302.

第10章
心脏再同步治疗无反应的原因和处理

慢性充血性心力衰竭(CHF)是各种心血管病终末阶段的综合表现,症状反复发作,患者预后不良,给家庭和社会造成极大负担。尽管 CHF 的药物治疗取得了长足的进步,但患者的病死率仍然居高不下。引起慢性 CHF 的病因很多,心脏失同步收缩是其重要原因之一。而心脏再同步治疗(CRT)作为药物治疗的补充,经历了 20 年的发展。对完全性左束支传导阻滞型宽 QRS 波心力衰竭(心衰)患者症状的缓解和预后的改善作用已被大量临床研究证实,并被列为全性左束支传导阻滞合并左心室射血分数(LVEF)减低的 CHF 患者的 I 类适应证。传统的 CRT 技术是在冠状静脉窦和右心室各植入一根起搏导线,通过顺序起搏左右心室改善心室收缩的同步性,也称为双心室起搏。将 CRT 术后患者纽约心功能(NYHA)分级回退 ≥ 1 级或 LVEF 增幅 ≥ 5%~10% 或绝对值 ≥ 45% 或左心室收缩末期容积(LVESV)缩小幅度 ≥ 10%~15% 定义为 CRT 应答。而将 LVESV 缩小幅度 ≥ 30% 或 LVEF ≥ 50%,心脏功能几乎完全恢复正常称为超反应。在有的研究中,超反应定义为全部研究人群中反应最好的 1/4 患者。而对 CRT 疗效不佳,甚至病情恶化,或者 NYHA 心功能分级、运动能力、心脏超声检查的心功能指标无明显好转者被定义为无反应。在 20 多年的 CRT 临床实践中发现,完全性左束支传导阻滞患者对 CRT 的无反应率较低,而其他类型的宽 QRS 波患者对 CRT 的无反应率仍然较高。临床研究显示,有近 30% 的伴有宽 QRS 的 CHF 患者对 CRT 无反应。因此,如何识别 CRT 无反应原因,提高 CRT 反应率,增加 CRT 疗效成为临床需要解决的问题。

一、影响反应的因素

影响 CRT 反应的因素较多,主要因素包括 CHF 基础病因、患者性别、心衰病程、心电激动模式、左心室瘢痕分布、二尖瓣反流程度、左心室扩张程度、肺动脉压力、左心室导线位置、是否合并右心功能不全、肾功能不全、慢性阻塞性肺疾病等,是否合并房颤、频发室性早搏(室早)、术后药物使用及 CRT 参数优化等。归纳起来分为术前 CRT 患者的选择、术中导管位置的放置及术后患者的管理。

1. CRT 患者的选择

(1)超反应患者或有反应患者的临床特点:CRT 患者的选择是治疗后是否有反应的最主要决定因素之一,早期的(2005 年美国心脏协会,AHA)CRT 指南 I 类适应证:窦性心律、QRS 时限 ≥ 120ms、LVEF ≤ 35%、心功能Ⅲ级(NYHA 分级)或不必卧床的Ⅳ级。然而尽管遵循 I 类适应证,仍有 30% 的患者临床无反应。多年来长期随访总结了有应答患者的临床特点。Loutfi 等观察了 170 例 CRT 患者,提出 CRT 积分方法:QRS 时限 ≥ 150ms 记 2 分,完全性左束支传导阻滞、非缺血性心肌病(NICM)、女性、窦性心律、三尖瓣环收缩位移 ≥ 15mm、没有肺部疾病、没有肾病 7 个因素分别记 1 分,如果 6 分以上患者应答率 97.5%,如果 6 分以下 CRT 反应率只有 40.7%。Providencia 等分析了 1 301 例 CRT 患者的数据,总结了 ScREEN 积分法:女性、心功能Ⅲ级(NYHA 分级)以下、LVEF ≥ 25%、QRS 时限 ≥ 150ms、肾小球滤过率 ≥ 60ml/min 等 5 个因素各记 1 分,0 分者 CRT 反应率 37.5%,而 5 分患者 CRT 反应率为 91.9%。Höke 等针对 CRT 术后 1 年、5 年生存率提出的 CRT 积分包括了正性影响因子(房室结消融、LBBB 形态、QRS 时限 ≥ 150ms、肾小球滤过率、较高的 LVEF)和负性影响因子(年龄、男性、缺血性心肌病、房颤、糖尿病、NYHA 分级较高、贫血、重度二尖瓣反流、舒张功能不全、非缺血性心肌病)。Rickard 等对 12 个系列研究进行 Meta 分析,结果显示完全性左束支传导阻滞、非缺血性心肌病、较宽的 QRS 波、女性、窦性心律是 CRT 应答的预测因素。故在 2013 年欧洲修订指南时推荐,窦性心律、完全性左束支传导阻滞且 QRS 时限 ≥ 150ms、心功能Ⅱ～Ⅲ级(NYHA 分级)的患者是 CRT 治疗的 I 类适应证,而室内阻滞的患者为 CRT 治疗的Ⅱ类适应证。在中国有效的卫生医疗资源下,针对这部分反应良好的患者,医师应采取更积极的态度,如果患者术前基础情况缺乏上述特征,则很有可能出现无反应的结果。

(2)CHF 患者的基础病因、心衰病程及心肌瘢痕:CHF 的病因主要为缺血性心肌病和非缺血性心肌病,缺血性心肌病尤其是合并广泛心肌梗死的患者,由于心肌丢失过多或左心室导线附近的瘢痕影响,导致左心室逆重构或 LVEF 改善不明显。CRT 是通过电学手段来纠正心室收缩不同步从而改善心衰症状,对于心衰终末期、心肌收缩力极度衰退的患者或者有效收缩力很低的患者 CRT 疗效欠佳(图 10-1 左心室 M 超显示,室间隔和左心室后壁收缩曲线平坦,几乎没有有效心肌收缩)。

文献报道肥厚型心肌病对于 CRT 的疗效也并不令人满意,梅奥医院对 9 例肥厚型心肌病扩张期的 CHF 患者实施 CRT 治疗,按照年龄和 LVEF 与无 CRT 装置的患者 1:1 对照观察,平均随访(12.9 ±8.3)年,两组死亡人数分别为 5 例、1 例,植入左心室辅助装置或心脏移植的人数分别为 2 例、5 例,所以肥厚型心肌病扩张期患者没有能从 CRT 中得到明显益处。中国医学科学院阜外医院对 16 例肥厚型心肌病扩张期患者行 CRT 治疗,6 个月的反应率为 56%,平均随访 3.8 年,死亡 5 例(31.3%)。

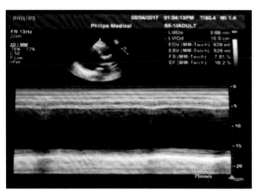

图 10-1　心脏瓣膜置换术后心衰患者,左心室间隔和后壁收缩非常微弱,几乎看不到收缩曲线

只有小样本研究报道心脏瓣膜病患者能从 CRT 中获益。来自意大利的数据显示,心脏瓣膜病患者(108 例)接受 CRT,随访 16 个月 LVSEV 和 LVEF 与缺血性心肌病(737 例)和扩张型心肌病(635 例)类似,生存曲线差异没有统计学意义,有更多比例的房颤发生(1/3 的患者需要行房室结消融),但没有比较各组 CRT 反应率,没有详细列出瓣膜病的种类及程度。国内李莉教授针对风湿性心脏病瓣膜置换术后心衰的患者实施 CRT 治疗,平均随访 38 个月,LVEF 提高(24.88% ± 7.88% vs 43.73% ± 8.83%)。

(3) QRS 波形态:QRS 时限 ≥ 150ms 的完全性左束支传导阻滞患者是 CRT 植入的 I 类适应证,但是 QRS 时限 ≥ 150ms 的非完全性左束支传导阻滞患者只是 CRT 安置的 II 类适应证。非完全性左束支传导阻滞包括右束支传导阻滞和室内传导阻滞,广义范围还包括右心室心尖起搏的患者。这部分患者在心衰患者中占 10%~15%,对 CRT 的应答率低于完全性左束支传导阻滞患者。早在 2004 年 Auricchio 等学者用三维标测完全性左束支传导阻滞心衰患者的左心室电激动图发现,同样是完全性左束支传导阻滞图形,左心室内激动顺序是不一样的,一部分完全性左束支传导阻滞患者左心室激动时间是正常的。从电解剖标测结果来说,完全性左束支传导阻滞患者最晚激动区域多在左心室后侧壁,右束支传导阻滞患者的最晚激动区域分别在左心室和右心室侧壁,而室内传导阻滞患者左心室的传导非常不均一,并伴有多处瘢痕,所以后两类患者给予 CRT 治疗提前激动左心室不能达到让心脏恢复同步性收缩的目的,其反应率必然低于完全性左束支传导阻滞患者。发射型计算机断层扫描仪(ECT)检查发现,室内传导阻滞患者伴有更多的心肌瘢痕,这也是室内传导阻滞患者对 CRT 无反应的重要原因之一。Jastrzebski 对 552 例 CRT 患者随访 9 年,结果发现双心室起搏不能缩短心肌病伴室内传导阻滞的 QRS 时限,从而预后不良。所以对于右束支传导阻滞和室内传导阻滞患者,如果植入 CRT,术前需要行心脏超声或磁共振等影像学评估,关注电激动模式和机械收缩顺序,如果没有合并左心室激动延迟,或术中不能将左心室导线安置在合适的位置,这些患者从 CRT 中获益程度会大打折扣。

(4)性别:大部分的 CRT 研究入选人群中,女性患者只占 30% 左右。目前没有前瞻性随机研究比较男性和女性之间的 CRT 应答比率,来源于多项观察性研究和荟萃分析的数据显示,女性 CHF 患者对 CRT 应答的比例更高,似乎是因为在女性患者基础情况中,非缺血性心肌病比例更高、完全性左束支传导阻滞患者更多、更多比例的心肌肥厚和更少程度的左心室扩张。在真性完全性左束支传导阻滞的定义中,女性患者比男性患者的 QRS 波宽度窄,表明女性宽 QRS 波患者的激动模式似乎和男性是有所差异的。研究表明,在男性患者中,基线 QRS 波越宽,CRT 有效可能性越大,而在女性患者中,CRT 反应率和 QRS 时限是非线性关系,在 QRS 时限在 130~175ms 的女性患者对 CRT 的反应率达 90% 左右,所以如果以 QRS 时限 >150ms 为 CRT 植入指征,将漏掉很大一部分可能对 CRT 有反应的女性患者。

(5)左心室收缩不同步的程度:大量 CRT 早期的文献均会提及左心室收缩不同步的程度。多使用 M 型超声评价后壁收缩延迟程度,用组织多普勒评价 12 阶段最大达峰时间差或标准差等参数来评价术前、术后的左心室收缩情况。但鉴于测试复杂,临床实用性较差,重复性差,最重要的是对 CRT 应答的预测性不强,在指南中被逐渐剔除。当前 CRT 适应证只包括完全性左束支传导阻滞形态及 QRS 时限,对于左心室机械收缩不同步的判断不是必须要求,比较多的在文献里出现的机械不同步的标志是间隔的矛盾运动(septal flash)和心尖摆动(apical rocking)。所以许多学者探讨了许多预测机械收缩延迟的电学标志,包括 QRS 时限、左心室激动时间(LVAT)、侧壁导联的类本位曲折起始时间、左心室瘢痕 Selvester QRS score、心电向量图 QRS 面积等,但是电学指标预测机械收缩的特异度和敏感度都不高。有些患者存在广泛的左心室收缩不同步,难以通过一个部位的起搏得到纠正,这种现象经常在缺血性心肌病的患者中出现(图 10-2)。

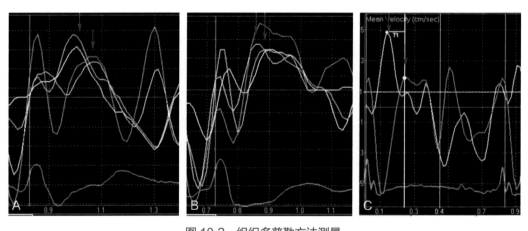

图 10-2　组织多普勒方法测量
CRT 术前心尖四腔间隔和侧壁达峰时间不同步(A)在术后得到改善(B),
如果达峰时间改善不明显提示机械收缩不同步并未被 CRT 纠正(C)。

2. 左心室导线植入部位　CRT 是以电学方法来提高左心室的做功效率,这就决定了左心室导线的植入位置在其中占有举足轻重的地位。导线是否安置在最晚电激动区域或最晚机械收缩区域决定了 CRT 是否反应,可以说,良好的左心室导线位置是 CRT 反应的决定性因素。

左心室电学延迟与 CRT 反应：Singh 等报道了左心室导线部位处心肌激动延迟程度与 CRT 反应相关，随后 Zucchelli 等研究发现，左心室电激动延迟与患者超声心动图测量的双心室激动时间差相关，并可以预测 6 个月后的 CRT 疗效。同期有研究者发现，左心室电极处激动延迟 >80ms 预示对 CRT 反应。Kritiansen 等发现左心室电极处激动延迟 >80ms，预示该患者接受 CRT 后左心室逆重构的程度更明显，但不能预测 CRT 是否有反应。Gold 等分析了 1 342 例 CRT 患者，以左心室激动延迟 67ms 为界定值，左心室激动延迟 ≥ 67ms 的患者 1 年临床复合终点优于左心室延迟 <67ms 的患者，HR=0.71。2013 年欧洲心脏病协会（ESC）CRT 指南中提出，左心室导线应放置在最晚激动的左心室节段上（Ⅱb，B）。

机械延迟与 CRT 应答：TARGET 研究采用超声斑点追踪技术指导左心室导线植入到左心室最晚激动部位，研究中发现，最晚激动部位在左心室后壁及侧壁的患者占 71%，中段延迟的患者占 64.5%。STARTER 研究将患者随机分配到常规 CRT 组（77 例）和超声斑点追踪方法指导的左心室导线安置组（110 例），随访 1.8 年，结果发现超声指导左心室导线放置的患者死亡和心衰再入院率比较低，左心室逆重构的比例高（57% vs 35%）。我国邹建刚教授等采用门控单光子发射计算机化断层显像（SPECT）心肌灌注显像（MPI）的相位分析技术应用于心室同步性的评估，SPECT MPI 不仅可以评价心室的失同步程度，还可以检测最晚激动部位、心肌的瘢痕位置及瘢痕负荷，从而指导左心室导线植入到最晚激动部位且避开瘢痕，GUIDE-CRT 临床研究入选 177 例患者，SPECT MPI 指导组和对照组（常规植入组）比较，前者反应率明显升高。

导线位置与 CRT 应答：Singh 等对 MADIT-CRT 研究 799 例患者的影像分析后发现，左心室导线位于前壁、侧壁和后壁并不影响预后，但是左心室导线位于心尖部的患者比位于中段、基底段的患者心衰和病死率明显增加（HR=2.91）。Kutyifa 等也针对 MADIT-CRT 研究中 797 例患者分析，左束支传导阻滞患者左心室导线安置在侧壁、后壁或前壁，心衰或死亡事件发生率比例均有所下降，但只有左心室导线放置在侧壁或后壁才能减少病死率。REVERSE 研究显示左心室侧壁起搏位点相比其他部位预后更好。2013 年 ESC 的 CRT 指南中明确提出，左心室导线尽可能避免安置于心尖（Ⅱa，B）。

3. 术后患者的管理　CRT 植入首先要完成参数优化，通过 AV 间期和 VV 间期的调整，以期达到改善心脏收缩同步性的目的，参数设置不合理，左心室不同步未能纠正，CRT 的作用难以体现。

CRT 植入术后还需要控制房颤和室性早搏（室早）等心律失常。房颤和频发室早都会造成双心室起搏比例降低，影响 CRT 治疗效率。Ruwald 等分析了 36 935 例植入 CRT 患者资料，发现双心室起搏比例 >98% 的患者群病死率低于双心室起搏比例 ≤ 98% 的患者群，提示我们需要采取措施来减少房颤、室早等心律失常的发作。

如果术前二尖瓣反流未能通过 CRT 治疗减轻，持续的中重度二尖瓣反流会影响 CRT 疗效。Karaca 分析 110 例 CRT 患者资料后发现，71 例 CRT 应答患者中 49 例二尖瓣反流减轻，而 39 例无应答患者只有 8 例二尖瓣反流减少。在一组 296 例 CRT 患者的观察研究中,41.9% 的患者存在基线 3 级以上的二尖瓣反流,平均随访 4.2 年,发现二尖瓣反流增加再入院概率(HR=3.57)。

在缺血性心肌病的患者,术后可能会发生冠状动脉病变进展,心肌缺血的反复发作会引起心功能的减退和恶性心律失常发作,增加 CRT 患者病死率。

二、无反应解决策略

在面临 CRT 无反应的患者时,医师需要仔细分析其无反应的可能原因,左心室的收缩不同步有没有纠正? 如果没有,是患者自身疾病的问题? 是导线植入部位的问题? 还是参数优化的问题? 患者发生心律失常,没有达到98%以上的双心室起搏? 明确了原因,才能有的放矢地解决问题。

1. 优选 CRT 适应人群　优选 CRT 适应人群似乎不属于无应答解决策略,但实际上却是最重要的一关。术前利用现有的技术手段判断心肌的储备能力、电激动顺序、机械收缩顺序将为医师提供客观证据,进而预判该患者是否对 CRT 有效。不是所有的宽 QRS 波患者都能从 CRT 中获益,对于室内传导阻滞的患者、合并完全性右束支传导阻滞但没有左心室收缩延迟证据的患者、严重缺血性心肌病的患者、瘢痕负荷严重的患者,CRT 很难发挥其疗效。

2. 改良左心室起搏位置

(1)左心室四极导线:几乎每例完全性左束支传导阻滞患者左心室侧壁、后壁、前壁的激动都是晚于右心室的,包括心尖部位,在同一条静脉的不同位置,左心室激动延迟的数值相差 10~15ms,所以在左心室导线安置的过程中,大家更关注的是导线的稳定性以及是否可以起搏侧壁、侧后壁或者前侧壁的基底段及中段。由于心脏静脉解剖的个体差异,不是所有的患者都能将左心室导线安置在理想的位置,这样就影响了 CRT 疗效;或者由于膈神经刺激,左心室导线不能开启,必须要更换导线位置。如果在术中有 2 个以上的靶血管可选,医师可以根据术前超声等检查结果进行选择,国内梁延春等医师通过导丝进入冠状窦分支进行标测寻找最晚激动的部位,优选起搏位点。左心室四极导线的出现除了使 CRT 膈神经刺激概率大大减少外,并可以深插导线,也解决了导线固定问题。可以通过调整四极导线的起搏位点优化起搏部位,实现左心室基底段或中段起搏,减少左心室心尖起搏的概率,减少无反应的发生。但是四极导线是否可以改善预后仍缺乏临床随访数据。来自以色列的数据显示:四极导线与常规双极导线 CRT 相比,心衰再入院率无差别,总病死率相似。Behar 等报道 357 例四极导线与 364 例双极导线比较的 CRT 队列研究显示,选用四极导线再次手术比例低,总病死率比双极导线组低。

(2)心外膜起搏:左侧小切口在左心室游离壁基底段或中段植入心外膜导线以往是经静脉 CRT 植入失败或没有理想的侧静脉、后侧静脉时的备选方案。Chen 等将 44 例心外膜起搏 CRT 患者(经静脉 CRT 失败患者)根据年龄、性别、心衰原因以 1∶2 配对常规 CRT 患者,平均随访 57 个月,2 组患者的生存率和临床症状改善程度相似。在心外膜起搏组,扩张型心肌病患者 NYHA 心功能分级提高,LVEF 改善,而缺血性心肌病患者没有相似的发现。同时发现,左心室导线缝合在非前壁、非心尖的患者生存率提高。最近有文献报道了 12 例常规 CRT 无应答患者在可视胸腔镜的辅助下接受心外膜起搏的 CRT 治疗,随访近 2 年,临床症状改善,LVEF 提高。在没有希氏 - 浦肯野系统(希浦系统)起搏技术之前,心外膜起搏似乎是 CRT 失败患者的首选备用方案。

(3)左心室心内膜起搏:ALSYNC 研究亚组分析显示,经过穿间隔的左心室心内膜起搏患者可以改善无应答患者的预后。对 90 例 CRT 安置失败的患者和 28 例常规 CRT 无反应患者用 3830 导线实施左心室侧壁心内膜起搏后 6 个月,LVEF 提升 ≥ 5% 的比例分别为 65% 和 61%,LVESV 减少 ≥ 15% 的比例分别为 57% 和 47%,可见约 50% 的无反应人群通过左心室心内膜起搏可改善预后,但缺点是手术难度大,患者需要终身抗凝,起搏装置囊袋内血肿的发生率高。ALSYNC 研究中随访 19 个月有 5 例非致残性卒中,14 例短暂性脑缺血发作,23 例死亡;而 Rademakers 等对 51 例左心室心内膜起搏患者进行 2 年的随访,尽管有华法林抗凝维持,仍有 7 例患者出现卒中或 TIA 发作。此外,穿刺房间隔放置的左心室导线有可能会影响二尖瓣功能。所以借助于美敦力公司 3830 导线实施左心室心内膜起搏技术尚不成熟。

无导线左心室起搏装置是一种新的起搏技术,目前仍处于早期小规模临床研究阶段。其通过感知右心室起搏输出,通过超声能量传递定位至左心室导线,激动左心室心肌,在一个时间段内和右心室同步起搏,从而缩短总的激动时间,发挥双心室同步起搏的作用。Reddy 等选取 35 例传统 CRT 植入失败的患者。结果是 34 例手术成功。1 个月后 33 例维持双心室起搏,6 个月后 28 例患者临床评分改善,21 例患者 LVEF 提高 5% 以上,术后 24h 内 3 例发生手术 / 设备相关的严重并发症,24h 至 1 个月内增至 8 例(SELECT-LV 研究)。WiSE-CRT 是一项多中心前瞻性观察性研究,Auricchio 等选取 17 例传统 CRT 植入失败或对传统 CRT 无反应或已植入起搏器或植入型心律转复除颤器(ICD)需 CRT 植入的患者。结果显示导线植入成功率 76.5%。1 例患者出现高起搏阈值,3 例患者出现心包积液。随访 6 个月,结果提示,QRS 时限平均缩短 42ms,LVEF 平均提高 6%,2/3 患者心功能至少提高 1 级。

(4)左心室多部位起搏:最初左心室多部位起搏是使用多支电极来纠正多处收缩不同步的方法(囊袋内用 Y 形连接),但临床效果仍有争议。Lenarczyk 等观察了 31 例三室起搏(TRIV)及 27 例双心室起搏(BIV)患者,结果显示,左心室双部位较单部位起搏能更好地改善心功能,提高应答率(96.3% vs 62.9%);Leclercq 等观察了 33 例房颤患者,交叉对照,左心室双部位起搏比单部位起搏能更好地改善心室不同步、临床症状及心功能。但有的研究给予 CRT 无反应患者增加 1 根左心室导线,希望能改善左心室收缩不同步,结果并不理想。

新近出现的左心室多部位起搏技术是通过左心室四极导线实现的。一根四极导线选取 2 个部位同时或顺序起搏可以在短时间内夺获更多的心肌,达到更理想的心脏再同步效果(图 10-3)。小样本的观察研究发现,这种起搏模式比常规左心室单部位起搏的左心室 dp/dt 更高,随访 1 年也得到了理想的超声结果。病例观察显示,左心室双部位起搏的左心室心排血量确实比单部位高(图 10-3)。左心室四极导线在安置过程中不增加额外风险,更有效地实现了左心室再同步化治疗。但是目前未检索到 CRT 无应答患者升级四极导线左心室多部位起搏获益的文献报道。另外,研究显示,通过单根左心室四极导线实现左心室多部位起搏较理想的两个起搏位点间距最好 ≥ 30mm,但由于血管条件的限制或有的位点起搏阈值过高,多部位起搏仍然不能实现。

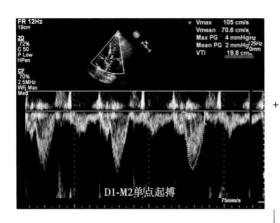 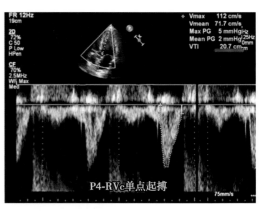

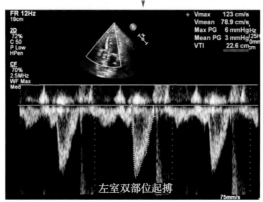

图 10-3 左心室双部位起搏主动脉流速积分(AVTI)高于左心室单点起搏,提示 MPP 可进一步增加 CRT 的有效性

(5)选择性及非选择性希氏束起搏:选择性及非选择性希氏束起搏技术在近 5 年来有着飞速的进展,实现了真正意义上的生理性起搏,可以说是起搏技术上革命性的进步(图 10-4)。Sharma 等给予 106 例患者实施选择性及非选择性希氏束起搏,植入成功率90%,其中有 30 例患者为 CRT 植入失败或对 CRT 无反应者,随访 14 个月,平均 LVEF 由 24% ± 7% 升高到 39% ± 12%。同样是 Sharma 报道,37 例成功实施希氏束起搏的右束支传导阻滞患者,QRS 时限 ≥ 120ms,LVEF ≤ 50%,NYHA 心功能 Ⅱ~Ⅳ级,随访观察 15 ± 23 个月,LVEF 由 31% ± 10% 升高到 39% ± 13%,其中 LVEF ≤ 35% 的 25 例患者LVEF 由 26% ± 7% 升高到 34% ± 12%。QRS 时限 >150ms 的亚组中 70% 患者 LVEF 得到了改善,但没有超反应患者。120%150ms 亚组中反应比例 43%,超反应比例 31%。黄

伟剑等随访 74 例完全性左束支传导阻滞行希氏束起搏的心衰患者,随访 3 年,起搏阈值 0.85~1.2V,随访 1 年时 LVEF 升高至 57.3% ± 11.7%,随访 3 年 LVEF 为 55.9% ± 10.7%。黄伟剑教授还在尝试使用希氏束起搏与冠状静脉窦起搏融合的理论治疗部分希氏束起搏后仍有 QRS 波增宽的心衰患者,短期治疗效果较好。选择性希氏束起搏的主要缺点是医师的学习曲线长,相对较小的希氏束区域要求术者具有很好的导管操控能力;术中有损伤希氏束的风险,远期有起搏阈值增高及起搏远端病情进展起搏失效的风险;而且希氏束处心室感知振幅比较低,经常在 2~5mV,易出现交叉感知。此外,由于部分完全性左束支传导阻滞患者阻滞位点较低,希氏束起搏并不能纠正完全性左束支传导阻滞,不能改善双心室不同步。Pugazhendhi 等报道了 100 例房室传导阻滞患者行希氏束起搏,其中结下阻滞者 54 例,手术成功率 76%,明显低于房室结内阻滞者(93%)。

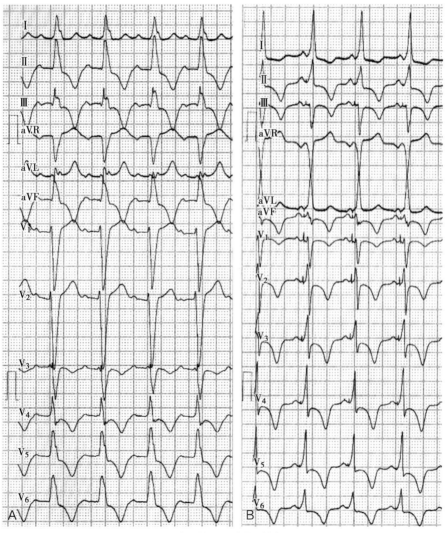

图 10-4　非选择性希氏束起搏纠正 CLBBB
A:术前;B:术后。

（6）左束支起搏：左束支起搏是我国黄伟剑教授首先提出的替代 CRT 治疗的一个新技术。将导线放置在希氏束以远 1.5cm 左右的左束支区域，深置导线（3830，美敦力公司），穿间隔到达左心室间隔面，起搏左束支主干或左束支分支，让心室激动沿束支 - 希浦系统下传，相比较希氏束起搏，左束支起搏更容易实现，近、远期阈值更低（图 10-5）。特点：导线头端到达理想位置后可以记录到左束支电位，起搏图形为窄 QRS 图形，不同电压下左心室壁激动时间不变，起搏钉 -QRS 间期＜希氏束起搏时的起搏钉 -QRS 间期。小样本研究显示，长期随访左束支起搏的 CHF 患者阈值平稳，EF 改善。陈柯萍教授近期报道了左束支起搏的临床研究显示可以纠正部分患者的完全性左束支传导阻滞图形。左束支起搏的优点是阈值较低且稳定，而且左束支的分配区域比较宽，相比较希氏束起搏技术难度低；心室信号振幅较高，很少发生与心房交叉感知的情况。

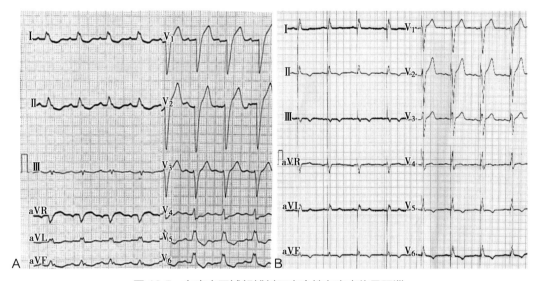

图 10-5　左束支区域起搏纠正完全性左束支传导阻滞
A：术前；B：术后，随访 2 个月，心室阈值 0.5V/0.4ms。

3. 参数优化　合理的 AV 间期、VV 间期设置是 CRT 有效工作的另一个重要因素，既往的优化方法包括超声 Ritter 法、Ishikawa 法、Iterative 法都是着眼于最大舒张期二尖瓣充盈（测量二尖瓣流速积分，MVTI）或最大主动脉射血量（测量主动脉流速积分，AVTI），但由于测量误差大及费时费力，超声优化一直处于比较尴尬的地位，甚至有文献报道，经超声优化和 CRT 默认设置对于患者预后没有影响。但在实际工作中，参数优化对 CRT 的疗效仍起重要作用。特别是对常规参数设置 QRS 波形缩窄不明显的患者，可以尝试开启自动化参数优化功能。由于 CRT 是电学治疗，各个起搏器品牌的工程师开发了基于导线腔内图的优化程序来实施间期优化，省时省力，取得了越来越理想的结果。

传统的 CRT 要求双心室起搏比例最好达到 100%。研究显示，低于 98% 的双心室起搏影响 CRT 疗效。但对于自身 AV 间期较短的患者，起搏 AV 间期的设置势必较短，过短的 AV 间期影响左心室充盈，传统双心室起搏 AV 间期是一固定值，不会随心率的变化而自动调整。另外,传统的双心室起搏心室激动顺序与自身生理状况下不同。这些都会影响 CRT 的疗效。近年有研究显示单左心室起搏或利用自身 RBB 传导起搏左心室融合技术可提高 CRT 反应率。美敦力公司 AdaptivCRT 设计程序:可以每分钟进行动态优化 CRT 起搏模式,对窦性心律、房室传导功能正常、AP-RVS ≤ 250ms 或 AS-RVS ≤ 200ms、心率 ≤ 100 次 /min 的患者,采用左心室起搏与自身 QRS 融合的适应性左心室起搏模式,AV 间期的设定值为自身 PR 间期的 70% 或自身 PR 间期 – 40ms(两者较短的一个)自动调整 AV 间期;如果 AP-RVS>250ms 或 AS-RVS>200ms,采用双心室起搏模式,AV 间期值自动设定为自身 P 波宽度 +30ms 或自身 PR 间期 – 50ms(两者较短的一个)。一项前瞻、多中心、随机对照临床研究,对照组为超声优化法。共入选了 522 例患者,观察 6 个月,一级终点是临床综合评分。结果显示:6 个月结束时,两组综合评分无差异。AdaptivCRT 组减少了 44% 的右心室起搏,提高了 12% 的反应率,减少 46% 的房颤发生率,降低 21% 心衰住院率,减少心衰患者全因死亡率,并降低 55% 的因房颤相关临床费用。

雅培公司 QuickOpt 程序:测定自身 P 波宽度,给予经验补偿值(30ms)作为 AV 间期的设定值,通过测定左、右心室起搏的电激动传导时间来设定 VV 间期,争取做到右心室起搏和左心室起搏波阵在间隔相遇,在短时间内激动最多的心肌。该方法设置的 AV 间期下的最大 AVTI 与超声优化得到的最大 AVTI 数值符合率在 90% 以上。

雅培公司 SyncAV 程序:该程序动态优化 AV 间期,定期测量自身 PR 间期,缩短固定的数值 Δt(10~70ms),得到了动态的 AV 间期。Varma 等给予 27 例患者开启 SyncAV 程序进行参数优化,发现个体化决定 SyncAV 的 Δt 数值下双心室起搏比常规 CRT、固定 Δt =50ms 的 SyncAV 下的双心室起搏的 QRS 时限小,提示 SyncAV 程序是理想的自动参数优化软件。

波士顿科学公司 SmartDelay 程序:测量自身 ASVS 间期,争取自身与左心室起搏的融合。AVD 控制在 55ms 到自身 ASVS 间期 × 70% 之间。SMART-AV trial 亚组分析显示,275 例患者随机分配到 AVD120ms 组和 SmartDelay 优化组,在左心室延迟 ≥ 105ms 患者中,SmartDelay 优化组 LVESV 减少 30.6%,而对照组近下降 17.2%,CRT 反应率为 79.5% vs 48.3%。

意大利索林公司的 SonR 程序:通过传感器检测第一心音相关的心肌震动,反映心肌收缩的加速度,根据心肌收缩对 AV 间期和 VV 间期进行个体化自动参数优化。2016 年 RESPOND-CRT 研究结果表明:SonRtip 导线自动优化组致心衰相关住院率减低 35%,在有房颤病史或肾功能不全的患者中临床获益更明显。

这些程序的工作原理均为实现一个新的 CRT 理念,即充分利用自身传导进行左心室起搏与自身束支传导融合来改善宽 QRS 波患者的双心室同步收缩。国内郭涛主任较早地提出了"三方融合"的观点,他提出了利用逐步滴定的方法在自身 PR 间期或 AV 间期附近寻找最窄 QRS 波时的 AV 和 VV 间期,并得到了良好的临床效果。最近 Trucco 等证实了三方融合的治疗效果,该研究随机将 CRT 患者分配到了"融合波"组和常规设置组,随访 12 个月,左心室反应率为 74% vs 53%。在实际工作中,我们只需要测定起搏器装置内自身 PR 间期,提前激动左心室 30ms、40ms、50ms、60ms 来记录心电图,就可以得到自身传导系统与 CRT 双心室起搏的融合图形,类似于 para- 希氏束起搏的概念,既能提前激动左心室,又能利用自身高效的希浦系统,最大限度缩短心室激动时间。

4. 控制心律失常 前面已经论述保证较高双心室起搏比例的重要性,对于房颤、频发室性期前收缩的患者,在充分药物优化后仍不能满意控制节律、心室率,可以考虑行射频消融。2017 年 ESC 年会公布了 CASTLE-AF 研究结果,入选了 420 例收缩性心衰植入 ICD 或者 CRT-D 合并房颤的患者,随机分为射频消融(179 例)组和常规治疗(184 例)组。结果显示,房颤射频消融组全因死亡或因心衰进展导致再住院的复合终点发生率降低了 38%,全因死亡率降低 74%,心衰进展住院减少 44%,心血管死亡减少 51%。在 2013 年 CRT 指南中提出,如果不能达到满意的双心室起搏比例,建议房室结消融(Ⅱa,B);在 2016 年 ESC 慢性心衰管理指南中,对于优化了药物治疗并充分控制了心室率,仍有持续性心衰症状和 / 或体征患者,可以考虑房颤消融治疗,以恢复窦性心律改善症状(Ⅱb,B)。2018 年房颤中国专家共识中,症状性持续房颤患者,使用抗心律失常药物治疗后无效或不能耐受者,导管消融为合理选择(Ⅱa,B);2017 年 AHA/ACC/HRS 室性心律失常处理与预防心脏性猝死指南中指出,对于某些部位的室性心律失常有可能损害左心室功能的患者,可以进行导管射频消融治疗(Ⅰ,B-NR)。

5. 控制二尖瓣反流 半数以上的完全性左束支传导阻滞心衰患者伴有功能性、中度以上的二尖瓣反流,如果患者 CRT 发生左心室逆重构,二尖瓣反流可能会减轻,无应答者二尖瓣反流没有改变。目前欧洲和北美已批准二尖瓣夹合系统(MitraClip)用于原发性二尖瓣反流。欧洲指南推荐其用于虽接受最佳药物治疗但仍有症状的继发性二尖瓣反流(MR)(ⅡB,C)。Auricchio 等针对 CRT 无反应的 51 例患者植入 MitraClip,随访 14 个月临床效果良好,围术期(30d)病死率 4.2%。Giaimo 等选择完全性左束支传导阻滞、LVEF ≤ 35%、QRS 时限≥ 130ms 的 CHF 患者 225 例植入 CRT-D,77 例无反应,其中 52 例有残存的功能性二尖瓣反流(NYHA 心功能Ⅲ~Ⅳ级),30 例同意行 Mitraclip 干预,Mitraclip 植入成功率 87%,随访 24 个月死亡 5 例,1 例数据缺失,4 例没有按期随访。其他 21 例 LVESV 下降(164.7 ± 67.8ml vs 132 ± 53.7ml),17 例 NYHA 心功能分级达到Ⅱ级或以上。2018 年 ESC 年会上报道了 MITRA-FR 研究的 1 年最新随访结果。研究结果显示,MitraClip 虽显示出了明显的安全性和有效性,但在硬性临床终点,死亡和再次入院率方面没有任何获益。MITRA-FR 试验共纳入 304 例患者,随机分至 MitraClip 组 152 例,最佳药物治疗组 152 例作为对照,按照排除标准对患者进行筛选后最终 MitraClip 组 109 例,最佳药物治疗组 137 例。术中,5 例患者因血管并发症需外科手术或输血;2 例心脏血栓,2 例心脏压塞;无死亡、需要紧急转换外科手术的病例;MitraClip 组的患者中,45% 的患者接受了 2 个 MitraClip,9% 的患者需要 3 个或以上 MitraClip,12 个月时,两组主要的复合终点即全因死亡率和因心衰再次入院比例无明显差异,介入治疗组 54.6%,对照组 51.3%(OR 1.16;95%CI 0.73~1.84)。随访期间,MitraClip 组 37 例患者(24.3%)、药物治疗组 34 例患者(22.4%)死亡(OR 1.11;95%CI 0.69~1.77);MitraClip 组和药物治疗组分别有

48.7% 和 47.4% 的患者非计划住院（OR 1.13；95%CI 0.81~1.56）。预先设定的分析根据患者年龄、NYHA 心功能分级、并发症和基线 LVEF、基线二尖瓣反流口大小进行评估，结果发现 MitraClip 无明显获益。所以，MitraClip 可以通过减轻二尖瓣反流缓解心衰症状，但在患者选择上仍需要慎重。

　　总之，CRT 是治疗宽 QRS 波心衰患者的有效治疗手段，随着电 - 机械不同步评价手段的增加、电生理器械的改进和优化程序的开发，对于无反应人群的解决方法越来越多，宽 QRS 波心衰患者的预后也将逐步得到改善。

小　　结

　　CRT 是宽 QRS 波心衰患者的有效治疗手段，术前患者的筛选、术中左心室导线位置的合理安置及术后参数优化、心律失常的控制是增加 CRT 反应率的关键。随访期间无应答的患者应仔细分析无反应原因后酌情采取相应措施，包括对左心室导线位置不理想的患者更换起搏位置（心内膜或心外膜）或增加左心室起搏导线（左心室多部位起搏）；优化参数得到比较窄的 QRS 波图形；术后 QRS 时限缩短不明显的患者可尝试希浦系统起搏或左束支区域起搏；此外，如房颤心室率药物控制不理想，建议行导管消融顽固性二尖瓣反流可以试行 MitraClip 干预。

（许　静）

参考文献

［1］ROHIT MK，KRISHNAPPA D.Incidence and predictors of super-response to cardiac resynchronization therapy.Indian Heart J，2019，71（4）：334-337.

［2］PROVIDENCIA R，MARIJON E，BARRA S，et al.Usefulness of a clinical risk score to predict the response to cardiac resynchronization therapy.Int J Cardiol，2018，260：82-87.

［3］HöKE U，MERTENS B，KHIDIR M，et al.Usefulness of the CRT-SCORE for Shared Decision Making in Cardiac Resynchronization Therapy in patients with a left ventricular ejection fraction of ≤ 35.Am J Cardiol，2017，120（11）：2008-2016.

［4］RICKARD J，MICHTALIK H，SHARMA R，et al.Predictors of response to cardiac resynchronization therapy：A systematic review.Int J Cardiol，2016，225：345-352.

［5］KILLU AM，PARK JY，SARA JD，et al.Cardiac resynchronization therapy in patients with end-stage hypertrophic cardiomyopathy.Europace，2018，20（1）：82-88.

［6］GU M，JIN H，HUA W，et al.Clinical outcome of cardiac resynchronization therapy in dilated-phase hypertrophic cardiomyopathy.J Geriatr Cardiol，2017，14（4）：238-244.

［7］BORIANI G，GASPARINI M，LANDOLINA M，et al.Effectiveness of cardiac resynchronization therapy in heart failure patients with valvular heart disease：comparison with patients affected by ischaemic heart disease or dilated cardiomyopathy.The InSync/InSync ICD Italian Registry.Eur Heart J，2009，30（18）：2275-2283.

［8］ADELSTEIN EC，ALTHOUSE AD，SCHWARTZMAN D，et al.Scar burden，not intraventricular conduction delay pattern，is associated with outcomes in ischemic cardiomyopathy patients receiving cardiac resynchronization therapy.Heart Rhythm,2018,15(11):1664-1672.

[9] COSTANZO MR.Cardiac Resynchronization Therapy in Women.Heart Fail Clin,2017,13(1):165-178.

[10] EITEL C,WILTON SB,SWITZER N,et al.Baseline delayed left ventricular activation predicts long-term clinical outcome in cardiac resynchronization therapy recipients.Europace,2012,14(3):358-364.

[11] DE POOTER J,EL HADDAD M,KAMOEN V,et al.Relation between electrical and mechanical dyssynchrony in patients with left bundle branch block:an electro-and vectorcardiographic study.Ann Noninvasive Electrocardiol,2018,23(4):e12525.

[12] GOLD MR,YU Y,WOLD N,et al.The role of interventricular conduction delay to predict clinical response with cardiac resynchronization therapy.Heart Rhythm,2017,14(12):1748-1755.

[13] KUTYIFA V,KOSZTIN A,KLEIN HU,et al.Left ventricular lead location and long-term outcomes in cardiac resynchronization therapy patients.JACC Clin Electrophysiol,2018,4(11):1410-1420.

[14] RUWALD MH,MITTAL S,RUWALD AC,et al.Association between frequency of atrial and ventricular ectopic beats and biventricular pacing percentage and outcomes in patients with cardiac resynchronization therapy.J Am Coll Cardiol,2014,64(10):971-981.

[15] JIN H,YANG S,HUA W,et al.Significant mitral regurgitation as a predictor of long-term prognosis in patients receiving cardiac resynchronisation therapy.Kardiol Pol,2018,76(6):987-992.

[16] MORGAN JM,BIFFI M,GELLéR L,et al.ALternate Site Cardiac ResYNChronization(ALSYNC):a prospective and multicentre study of left ventricular endocardial pacing for cardiac resynchronization therapy.Eur Heart J,2016,37(27):2118-2127.

[17] REDDY VY,MILLER MA,NEUZIL P,et al.Cardiac resynchronization therapy with wireless left ventricular endocardial pacing:the SELECT-LV Study.J Am Coll Cardiol,2017,69(17):2119-2129.

[18] SHARMA PS,DANDAMUDI G,HERWEG B,et al.Permanent His-bundle pacing as an alternative to biventricular pacing for cardiac resynchronization therapy:A multicenter experience.Heart Rhythm,2018,15(3):413-420.

[19] SHARMA PS,NAPERKOWSKI A,BAUCH TD,et al.Permanent His bundle pacing for cardiac resynchronization therapy in patients with heart failure and right bundle branch block.Circ Arrhythm Electrophysiol,2018,11(9):e006613.

[20] HUANG W,SU L,WU S,et al.Long-term outcomes of His bundle pacing in patients with heart failure with left bundle branch block.Heart,2019,105(2):137-143.

[21] HUANG W,SU L,WU S,et al.A novel pacing strategy with low and stable output:pacing the left bundle branch immediately beyond the conduction block.Can J Cardiol,2017,33(12):1736.e1-1736.e3.

[22] TRUCCO E,TOLOSANA JM,ARBELO E,et al.Improvement of reverse remodeling using electrocardiogram fusion-optimized intervals in cardiac resynchronization therapy:A randomized study.JACC Clin Electrophysiol,2018,4(2):181-189.

[23] GIAIMO VL,ZAPPULLA P,CIRASA A,et al.Long-term clinical and echocardiographic outcomes of Mitraclip therapy in patients nonresponders to cardiac resynchronization.Pacing Clin Electrophysiol,2018,41(1):65-72.

第11章
心脏再同步治疗程控随访的病例分析

一、左心室导线慢性阈值增高改左束支起搏 1 例

患者,女性,76 岁。2014 年 12 月 15 日因"间断活动后胸闷、憋气 22 年加重 1 个月"入院。心电图提示完全性左束支传导阻滞,QRS 时限 184ms。动态心电图提示窦性心律,完全性左束支传导阻滞,PR 间期延长,二度 Ⅱ 型房室传导阻滞,短阵室性心动过速(室速)。超声心动图提示左心室舒张末期内径 84mm,左心室射血分数(LVEF)18%。诊断为扩张型心肌病、心律失常、一度房室传导阻滞、二度 Ⅱ 型房室传导阻滞、完全性左束支传导阻滞、心脏扩大、心功能 Ⅲ 级。患者符合心脏再同步治疗除颤器(CRT-D)植入的 Ⅰ 类适应证,于 2014 年 12 月 17 日植入 CRT-D(D364TRM,美国美敦力公司),左心室导线植于侧静脉。

2018 年 10 月 10 日门诊复查心电图提示心率 65 次 /min,QRS 时限 164ms(图 11-1);心脏超声提示左心室舒张末期内径 58mm,LVEF 46%;起搏器程控示心房起搏(AP)12.1%、心室起搏(VP)99.5%,心房阈值 0.5V/0.4ms、右心室阈值 0.75V/0.4ms、左心室阈值 2.5V/0.4ms(LV tip-RV coil),未监测到室速 / 心室颤动(VT/VF)事件,电池电压 2.69V(ERI 电压 2.63V)。患者自诉坐位时偶有膈神经刺激症状,进一步程控示左心室起搏极性为 LV tip-RV coil 时,2.5V 无膈神经刺激症状;左心室起搏极性为 LV ring-RV coil 时,7.5V 失夺获。目前左心室输出为 4.0V/0.4ms,测试 1.5ms 脉宽的左心室阈值为 1.5V/1.5ms,调整左心室输出至 2.5V/1.5ms 后患者膈神经刺激症状消失。患者无其他不适主诉,考虑起搏器电池电量下降,嘱患者 2 个月后复查。

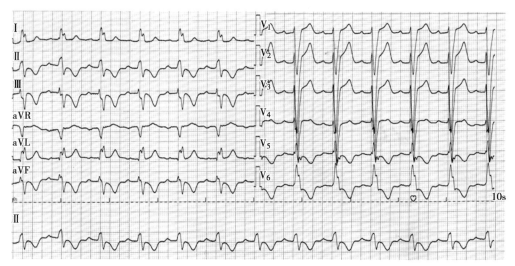

图 11-1　2018 年 10 月 10 日心电图, VAT 起搏模式, 心率 65 次 /min

2018 年 12 月 12 日门诊复查, 心电图提示为单右心室起搏, 无左心室起搏成分 (图 11-2)。进一步完善起搏器程控, 结果提示左心室起搏极性为 LV tip-RV coil 时, 阈值为 3.75V/1.5ms, 起搏即有膈神经刺激症状; 左心室起搏极性为 LV ring-RV coil 时, 7.5V 失夺获。电池电压 2.64V。患者 CRT-D 电池电量下降, 更换 CRT-D 指征明确。左心室导线阈值明显升高, 有膈神经刺激症状, 必要时行左心室导线重置术。入院后完善 X 线检查, 结果提示左心室导线脱位。回顾患者心脏静脉造影结果, 血管分支少, 仅有侧静脉分支显影。左心室导线重置可能遇到的困难包括锁骨下静脉狭窄、冠状静脉狭窄粘连及靶血管选择余地小。与患者及家属充分沟通后, 拟行希氏 - 浦肯野系统 (希浦系统) 起搏。

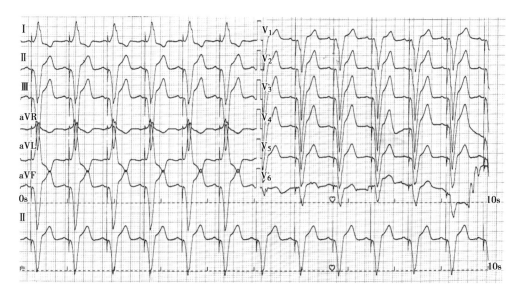

图 11-2　心电图, VAT 起搏模式, 心率 74 次 /min (2018 年 12 月 12 日)

2018 年 12 月 20 日行 CRT-D 更换术,术前血管造影检查显示左侧锁骨下静脉通畅。术中希氏束起搏 10V 不能纠正左束支传导阻滞,改为左束支区域起搏。术中测试参数:阈值 0.5V/0.5ms,阻抗 361Ω,术中患者为起搏心律,无法测试感知。将电极导线连接至 CRT-D 左心室接口。术后调整 AV 间期,SAV 间期为 120ms 时,纠正患者原有的左束支传导阻滞(图 11-3)。

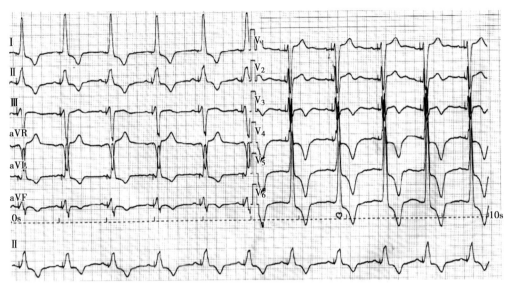

图 11-3 术后心电图,DDD 模式,SAV 间期 120ms

讨论

1. **膈神经刺激的处理策略** CRT 植入后仍有一部分患者会出现并发症,其中膈神经刺激症状发生率高,处理较棘手。研究显示,随访过程中膈神经刺激的发生率为 2%~37%。导致膈神经刺激发生的因素:①导线位置,左心室导线置于侧壁、侧后壁;②起搏阈值升高,膈神经刺激症状发生与膈神经刺激阈值和左心室起搏阈值之间的差值呈负相关。术后随访过程中出现膈神经刺激,一般采取非侵入性处理,包括降低左心室输出、增加起搏脉宽、调整左心室起搏极性、关闭自动阈值管理以及改变体位。当以上处理方法无效时,需要进行左心室导线调整。本例患者左心室导线置于侧静脉,2018 年 10 月 10 日随访时出现膈神经刺激症状,膈神经刺激阈值为 2.75V,左心室阈值为 2.5V/0.4ms。因此采取增加起搏脉宽,降低左心室输出的方法,调整后患者膈神经刺激症状消失。2 个月后复查,患者左心室阈值进一步升高(3.75V/1.5ms),起搏即有膈神经刺激症状。当左心室起搏极性为 LV ring-RV coil,7.5V 失夺获。对于该患者来说,非侵入性处理不能解决膈神经刺激症状。结合 X 线检查结果,患者需要进行左心室导线重置。

2. **左心室导线重置的处理策略** CRT 术后需要行左心室导线重置的常见原因包括左心室阈值增高、膈神经刺激、左心室导线脱位、左心室导线磨损/断裂、起搏系统感染以及 CRT 无反应。起搏系统感染时,通常需要在对侧重新植入左心室电极导线。其余情况下,通常在原位植入新的左心室导线即可。左心室导线重置过程中可能遇到的困难包括锁骨下静脉狭窄、心脏静脉狭窄粘连、靶血管选择余地小以及原左心室导线拔除困难等。术前需行血管造影评估静脉入路是否通畅,特别是对于植入双线圈除颤导线的患者,其静脉狭窄发生率通常较高。此外,术前需充分了解患者冠状静脉的解剖特点,确定目标血管。术中选择合适的左心室递送系统,必要时可借助经皮冠状动脉介入治疗(PCI)工具,进而提高左心室导线通过狭窄、粘连的冠状静脉的成功率。如重新选用原靶血管,可以使用主动固定导线,减少脱位的发生。希浦系统起搏时激动沿传导系统下传,更为生理,具有广阔的应用前景。如果希浦系统起搏可以纠正传导病变,特别是左束支传导阻滞,理论上比传统的双心室起搏更生理,为 CRT 无反应的患者和左心室导线植入失败的患者提供了新的选择。本例患者心脏静脉造影时,分支血管少,仅侧静脉分支显影。患者为老年女性,考虑到靶血管选择余地小、心脏静脉狭窄粘连可能以及左心室导线拔除困难、风险高等因素,行希浦系统起搏。术中希氏束起搏 10V 不能纠正左束支传导阻滞,改为左束支区域起搏。起搏参数理想,术后通过调整 AV 间期纠正左束支传导阻滞。

(李玉秋　张　澍)

二、左心室四极导线心脏再同步治疗程控优化 1 例

某患者,男性,因"反复胸闷、气促 6 年"入院。诊断:扩张型心肌病、完全性右束支传导阻滞、频发室性早搏(室早)、阵发性室速(图 11-4);心脏超声:LVEF 30%。患者经最佳心衰药物治疗。2017 年 7 月 10 日植入波士顿科学公司四极 CRT-D(G148),植入右心房导线(4470)、右心室导线(0693)、左心室导线(Acuity X4 Straight 4671)。

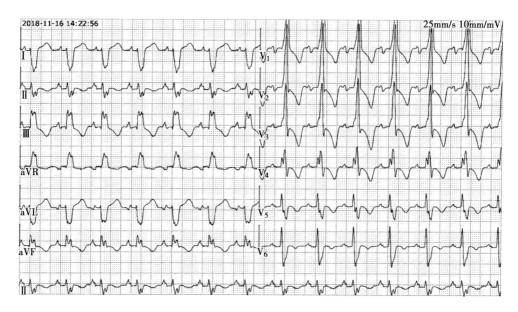

图 11-4　患者术前自身心电图(QRS 时限 181ms)

出院前对患者进行 CRT 优化参数设置:DDD 60 次 /min,起搏的房室间期(PAV)180ms,感知的房室间期(SAV)160ms,左心室(LV)→右心室(RV)0ms,双心室起搏(BiV pacing),左心室起搏向量 E2 →右心室线圈(RV Coil)。双心室起搏心电图 QRS 时限 142ms(图 11-5),相比于自身的 QRS 时限 181ms 明显缩窄。

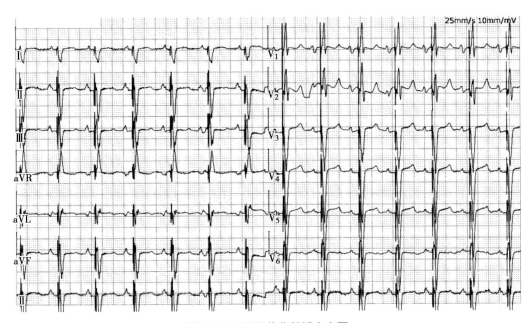

图 11-5　CRT 优化起搏心电图

患者因为路途遥远,出院后继续心衰药物治疗下病情稳定,术后 4 个月回本院门诊随访。常规行实验室及心脏超声、X 线胸片、心电图复查,并进行 CRT-D 程控,程控按四步法进行:① CRT-D 基本起搏参数的测试;②心律失常事件及心衰事件的判别;③使用 SmartDelay 算法对 CRT 进行 AV、VV 间期的优化;④起搏器参数的优化调整。

1. CRT-D 基本起搏参数的测试

(1)进入概览界面(Summary),查看起搏器导线状态、电池电量、双心室起搏比例、心律失常分区等情况(图 11-6)。通过 Summary 界面可以看出该患者导线的相应参数在正常范围内,电池状态 OK,预估寿命 8 年,上次程控至今没有发生过治疗的室性事件,起搏比例:心房起搏(AP)<1%,右心室起搏(RVP)92%,左心室起搏(LVP)92%。同时,Summary 界面屏幕上淡黄色的放大镜等标记点进去可以看到更详细的统计结果。如点击 Summary 界面上的 "leads" 可以观察 A/RV/LV(心房 / 右心室 / 左心室)导线的感知阻抗趋势、设置等(图 11-7)。

(2)进入测试界面(Tests-Lead Tests),对起搏器的工作参数进行测定,包括 A/RV/LV 的感知、阈值、阻抗和除颤高压阻抗。可以看到:该患者心房感知 8.9mV,阻抗 626Ω,阈值 0.6V/0.4ms,右心室感知 4.7mV,阻抗 493Ω,阈值 0.4V/0.4ms,左心室感知 21.0mV,阻抗 546Ω,阈值 0.6V/0.4ms,高压阻抗 72Ω,都在正常范围(图 11-8)。

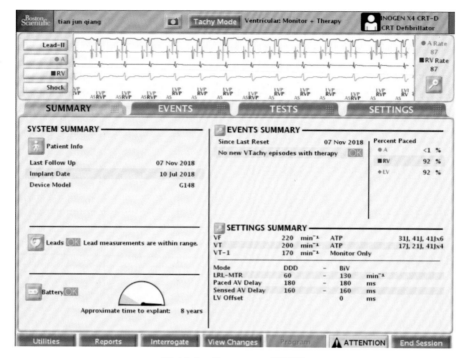

图 11-6 Summary 界面图

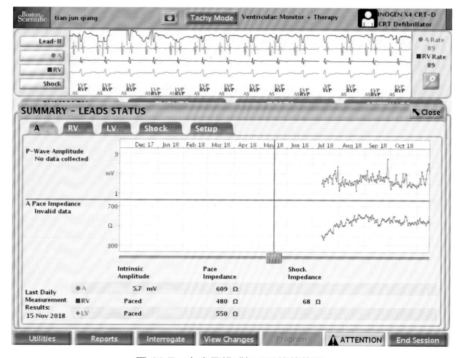

图 11-7 心房导线感知 / 阻抗趋势图

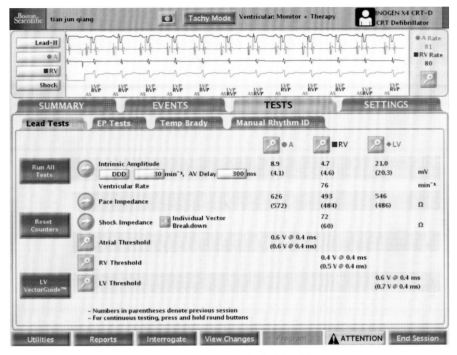

图 11-8　起搏器工作参数进行测定图

波士顿科学公司左心室四极导线有 17 个起搏向量组合,在 Test 界面可提供快速测试工具——LV Vector Guide。点击进入可以测量不同向量下的左、右心室传导延迟时间(RVS-LVS delay)、阻抗、阈值以及是否有膈神经刺激。测试后打印测试结果,根据测试结果可以为参数优化提供依据。推荐最佳的左心室导线起搏位点应选用 RVS-LVS delay 最长的,结合理想的起搏阈值,避免心尖部起搏及 10V 无膈神经刺激。如图 11-9,选择最佳的起搏向量组合。

全部左心室四极导线的起搏向量组合测试结果见图 11-10,红框里的向量组合都避开了心尖起搏,且起搏阈值均小于 2.0V,7.5V 无膈神经刺激。

2. 心律失常事件及心衰事件的判别

(1)进入到 EVENTS 界面,在 Arrhythmia Logbook 心律失常日志界面中可以查看最近 1 年患者心律失常发作的情况和细节,包括房性心律失常和室性心律失常。点开每次事件的放大镜可以看到详细的腔内图记录,开进行打印留存。随访中发现该患者存在多次室性心律失常事件(图 11-11)。点开详细腔内图记录可以看到 Event V-6 平均心室率达到了 205 次 /min,持续一段时间后自行终止,CRT-D 未进行放电治疗(图 11-12)。询问患者并未发生晕厥,进行药物优化调整。同时也看到该患者记录到多次的房性心律失常事件(ATR)(图 11-13)。

(2)进入 Patient Diagnostic 界面可以查看患者具体的起搏比例、频率分布直方图、心率变异性、心衰相关参数等(图 11-14)。心率变异性界面(Heart Rate Variability)显示了

最近一段时间患者的心衰进展情况。该患者 2018 年 7 月 12 日至 2018 年 11 月 15 日
图谱有色面积增大,8% → 31%;心率变异性增加,SDANN 28ms → 52ms;平均心率降低,
100 次 /min → 90 次 /min,提示近期总体心衰症状在好转(图 11-15)。

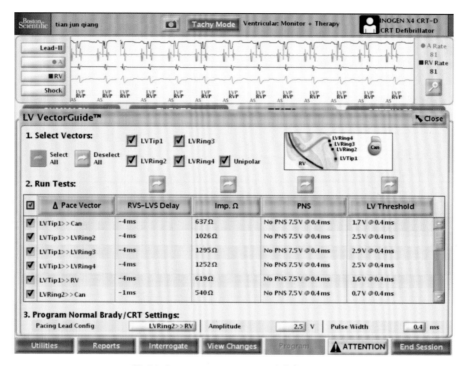

图 11-9　LV VectorGuide 测试界面图

LV Pace Vector	RVS-LVS Delay	Impedance (200-2000 Ω)	PNS	LV Threshold
LVTip1>>Can	-4 ms	637 Ω	No PNS 7.5 V @ 0.4 ms	1.7 V @ 0.4 ms
LVTip1>>LVRing2	-4 ms	1026 Ω	No PNS 7.5 V @ 0.4 ms	2.5 V @ 0.4 ms
LVTip1>>LVRing3	-4 ms	1295 Ω	No PNS 7.5 V @ 0.4 ms	2.9 V @ 0.4 ms
LVTip1>>LVRing4	-4 ms	1252 Ω	No PNS 7.5 V @ 0.4 ms	2.5 V @ 0.4 ms
LVTip1>>RV	-4 ms	619 Ω	No PNS 7.5 V @ 0.4 ms	1.6 V @ 0.4 ms
LVRing2>>Can	-1 ms	540 Ω	No PNS 7.5 V @ 0.4 ms	0.7 V @ 0.4 ms
LVRing2>>LVRing3	-1 ms	1179 Ω	No PNS 7.5 V @ 0.4 ms	1.2 V @ 0.4 ms
LVRing2>>LVRing4	-1 ms	1156 Ω	No PNS 7.5 V @ 0.4 ms	1.0 V @ 0.4 ms
LVRing2>>RV	-1 ms	555 Ω	No PNS 7.5 V @ 0.4 ms	0.6 V @ 0.4 ms
LVRing3>>Can	1 ms	769 Ω	No PNS 7.5 V @ 0.4 ms	0.5 V @ 0.4 ms
LVRing3>>LVRing2	1 ms	1189 Ω	No PNS 7.5 V @ 0.4 ms	0.7 V @ 0.4 ms
LVRing3>>LVRing4	1 ms	1368 Ω	No PNS 7.5 V @ 0.4 ms	0.7 V @ 0.4 ms
LVRing3>>RV	1 ms	773 Ω	No PNS 7.5 V @ 0.4 ms	0.5 V @ 0.4 ms
LVRing4>>Can	-1 ms	735 Ω	No PNS 7.5 V @ 0.4 ms	0.6 V @ 0.4 ms
LVRing4>>LVRing2	-1 ms	1159 Ω	No PNS 7.5 V @ 0.4 ms	0.9 V @ 0.4 ms
LVRing4>>LVRing3	-1 ms	1368 Ω	No PNS 7.5 V @ 0.4 ms	1.0 V @ 0.4 ms
LVRing4>>RV	-1 ms	723 Ω	No PNS 7.5 V @ 0.4 ms	0.6 V @ 0.4 ms

图 11-10　LV VectorGuide 测试报告图

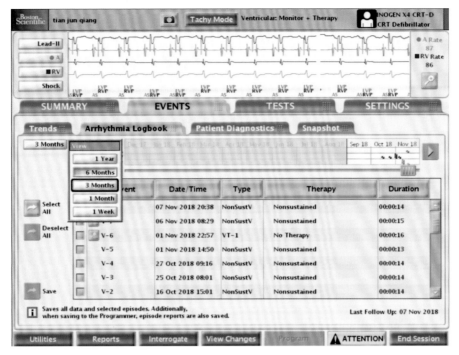

图 11-11　患者室性心律失常事件记录图

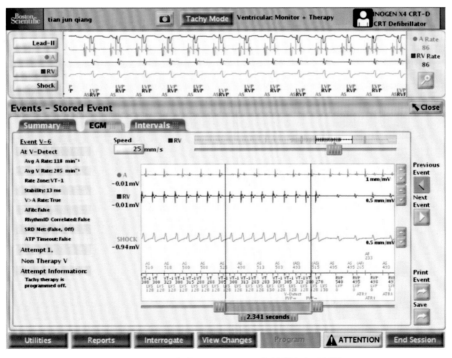

图 11-12　患者 Event V-6 事件详细记录图

Event	Date/Time	Type	Therapy	Duration hh:mm:ss
ATR-5430	16 Nov 2018 10:06	ATR	Avg V Rate in ATR: 97 min^{-1}	00:00:07
ATR-5429	16 Nov 2018 10:05	ATR	Avg V Rate in ATR: 96 min^{-1}	00:00:02
ATR-5428	16 Nov 2018 10:05	ATR	Avg V Rate in ATR: 98 min^{-1}	00:00:05
ATR-5427	16 Nov 2018 10:04	ATR	Avg V Rate in ATR: 95 min^{-1}	00:00:07
ATR-5426	16 Nov 2018 09:41	ATR	Avg V Rate in ATR: 102 min^{-1}	00:00:05
ATR-5425	16 Nov 2018 09:41	ATR	Avg V Rate in ATR: 101 min^{-1}	00:00:05
ATR-5424	16 Nov 2018 09:40	ATR	Avg V Rate in ATR: 101 min^{-1}	00:00:07
ATR-5423	16 Nov 2018 09:40	ATR	Avg V Rate in ATR: 99 min^{-1}	00:00:07
ATR-5422	16 Nov 2018 09:39	ATR	Avg V Rate in ATR: 99 min^{-1}	00:00:06
ATR-5421	16 Nov 2018 09:38	ATR	Avg V Rate in ATR: 95 min^{-1}	00:00:08
PMT-441	10 Nov 2018 16:03	PMT		--------
PMT-440	10 Nov 2018 16:03	PMT		--------
PMT-439	10 Nov 2018 15:33	PMT		--------
PMT-438	10 Nov 2018 15:33	PMT		--------
PMT-437	10 Nov 2018 15:22	PMT		--------
V-8	07 Nov 2018 20:38	NonSustV	Nonsustained	00:00:14
V-7	06 Nov 2018 08:29	NonSustV	Nonsustained	00:00:15
V-6	01 Nov 2018 22:57	VT-1	No Therapy	00:00:16
V-5	01 Nov 2018 14:50	NonSustV	Nonsustained	00:00:13
V-4	27 Oct 2018 09:16	NonSustV	Nonsustained	00:00:14
V-3	25 Oct 2018 08:01	NonSustV	Nonsustained	00:00:14
V-2	16 Oct 2018 15:01	NonSustV	Nonsustained	00:00:14
V-1	16 Oct 2018 07:12	NonSustV	Nonsustained	00:00:13

图 11-13　患者房性心律失常事件（ATR）记录图

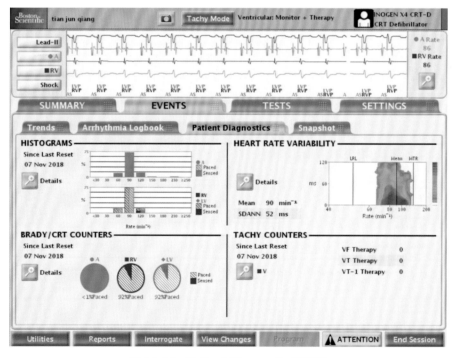

图 11-14　Patient Diagnostic 界面图

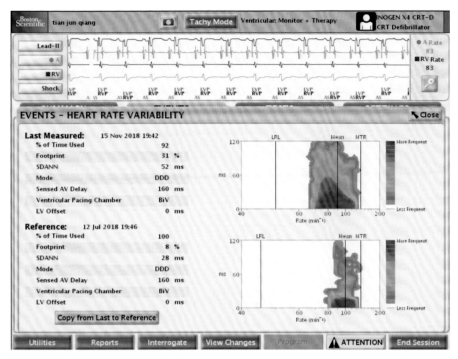

图 11-15　Heart Rate Variability 界面图

3. **使用 SmartDelay 算法对 CRT 进行 AV、VV 间期优化**　Smartdelay 是基于患者自身 PR 间期,自身心室内传导时间延迟(RVS-LVS 间期)以及左心室导线位置来优化最佳 AV 间期的方法,以获得左右心室同步。目前该方法已经广泛应用于临床 CRT 的优化,且研究结果显示其效果与心脏超声优化结果相似。点击进入 SETTINGS-SmartDelay Optimization 界面,临时起搏频率设置 100 次 /min,点击 "start test" 后运行(图 11-16)。算法会自动对患者的 PR 间期,左右心室传导时间(RVS-LVS 进行测量),结合之前设置的导线位置,自动计算获得最佳的 AV 间期,该测试过程约 2.5min(图 11-17)。

2.5min 后,获得 SmartDelay 优化结果:PAV 210ms,SAV 190ms,双心室起搏,左心室优先右心室 0ms(图 11-18)。设置推荐的参数后,患者行 12 导联心电图检查,分析当前起搏参数设置下 QRS 波的形态和时限(图 11-19)。经心电图可以看到,在目前参数下,双心室起搏 QRS 时限 145ms,与患者出院时的起搏参数设置比较(DDD 60,PAV 180ms,SAV 160ms,LV Offset 0ms,BiV pacing),QRS 时限无明显变窄。考虑到 AV 间期 >200ms 延长了房室传导,因此将 AV 间期重新设置为:PAV 180ms,SAV 160ms。

4. **起搏器参数的优化调整**　经起搏参数的测试和 SmartDelay 算法对 AV、VV 间期进行优化测试,并结合临床,最后进入 SETTINGS 界面对 CRT 参数进行优化调整(图 11-20),包括起搏 /CRT 参数、室性心律失常识别分区和治疗参数,房性心律失常参数等。对于 CRT,需要重点关注的参数是最优 QRS 波下的 AV 和 RV-LV 间期,左心室起搏的向量。对于 ICD,需要重点关注室性心律失常识别分区和治疗参数,尽可能保证安全前提下减少不恰当电击的发生。对于起搏功能,需要重点关注低限频率、导线的感知灵敏度、基于阈值设置安全的输出电压等。

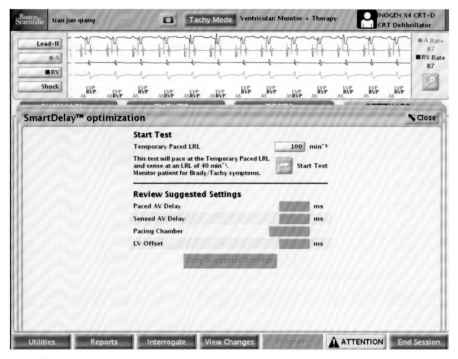

图 11-16　SmartDelay Optimization 界面图

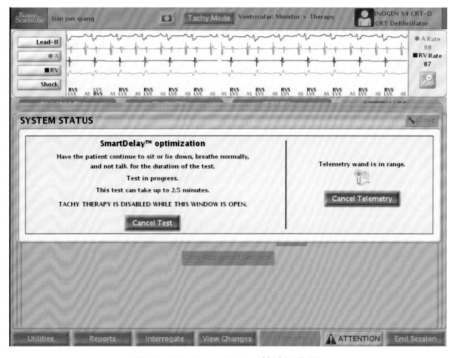

图 11-17　SmartDelay 算法运作图

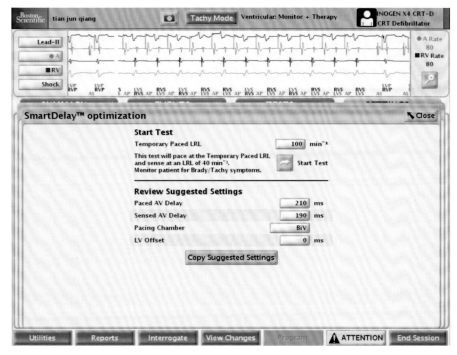

图 11-18　SmartDelay 推荐参数设置图

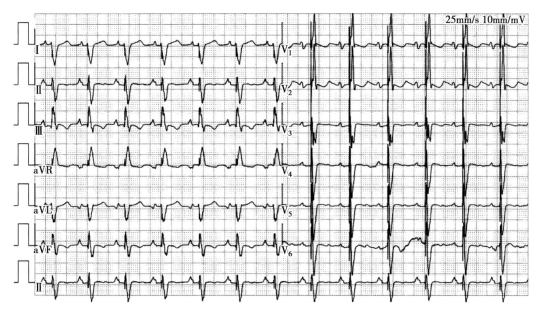

图 11-19　SmartDelay 优化后患者双心室起搏心电图

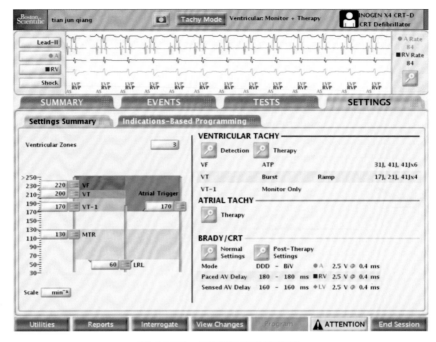

图 11-20　SETTINGS 界面图

　　该患者为 ICD 一级预防,且考虑到有房性心律失常史,在保证安全的前提下尽可能减少不必要放电。ICD 治疗设置:分三区,VT-1 区 170 次 /min,初始检测时间 6s,monitor only,VT 区 200 次 /min,初始检测时间 3s,治疗为 Burst ×1,Ramp ×2,17J,21J,41J × 4,VF 区 220 次 /min,初始检测 1s,治疗为 Quick Convert ATP,31J,41J,41J × 6(图 11-21)。

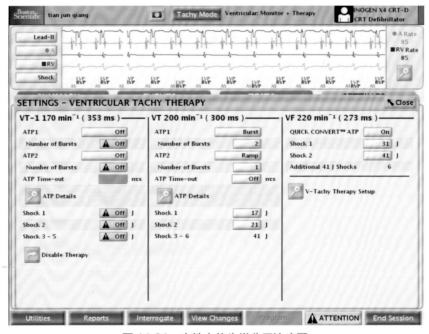

图 11-21　室性心律失常分区治疗图

CRT 及起搏参数如下，左心室起搏向量 E2 → RV coil，低限频率 60 次 /min，SAV 160ms，PAV 180ms，LV → RV 0ms（图 11-22）。

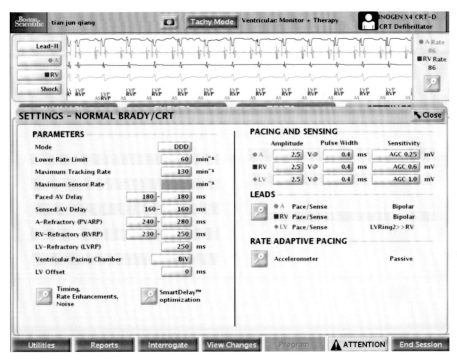

图 11-22　CRT 及起搏参数设置图

经上述四步法 CRT 参数测试、程控优化后，完成程控随访。电子版保存患者所有随访结果及参数设置，嘱患者 3~6 个月后再次诊室随访，如发生放电事件及时就诊。

讨论

该患者诊断明确，"扩张型心肌病、完全性右束支传导阻滞（QRS 时限 181ms）、频发室早、阵发室速"，经最佳心衰药物治疗，LVEF 30%。符合 2016 年 ESC 和 2018 年中国心衰指南推荐的 CRT 植入Ⅱa 类适应证及 ICD 植入一级预防Ⅰ类适应证。植入波士顿科学公司四极 CRT-D G148，术中选择 Acuity X4 Straight 4671 左心室四极导线，Acuity X4 Straight 为直型设计，善于通过迂曲的靶血管；导线头端 2.6F，可固定在远端细小血管；同时有叉齿设计，增加导线稳定性；具有 17 种起搏向量组合，避免膈神经刺激。

常规 CRT-DG148 程控按四步法进行：① CRT-D 基本起搏参数的测试；②心律失常事件及心衰事件的判别；③使用 SmartDelay 算法对 CRT 进行 AV、VV 间期的优化；④起搏器参数的优化调整。SmartDelay 是基于患者自身 PR 间期，自身心室内传导时间延迟（RVS-LVS 间期）以及 LV 导线位置来优化最佳 AV 间期的方法。CRT 优化时重点关注的是最优 QRS 时限下的 AV 间期和 RV-LV 间期，结合理想的起搏阈值，避免心尖部起搏及无膈神经刺激，使患者具有最佳的双心室同步，双心室起搏接近 99%，进而提高 CRT 的反应率。

该患者 CRT 起搏参数经优化如下，左心室起搏向量 E2 → RV coil，低限频率 60 次 /min，

SAV 160ms,PAV 180ms,LV → RV 0ms。

　　ICD 需要重点关注室性心律失常识别分区和治疗参数的设置,尽可能保证安全前提下减少误放电及不恰当放电的发生。对于起搏功能,需要重点关注低限频率、导线的感知灵敏度、基于阈值设置安全的输出电压等。该患者为 ICD 一级预防,且考虑到有房性心律失常史,在保证安全的前提下尽可能减少不必要放电。ICD 治疗参数设置:分三区,VT-1 区 170/min,初始检测时间 6s,monitor only,VT 区 200/min,初始检测时间 3s,治疗为 Burst ×1,Ramp ×2,17J,21J,41J×4,VF 区 220/min,初始检测 1s,治疗为 Quick Convert ATP,31J,41J,41J×6。

　　CRT 植入患者术后早期(3~6 个月)优化 AV 及 VV 间期对提高 CRT 反应性,改善心功能非常重要。

(周　颖)

三、严重射血分数降低的心力衰竭患者心脏再同步治疗优化管理 1 例

　　某患者,女性,50 岁。因"扩张型心肌病,心力衰竭病史 5 年,加重 20d"入院。5 年来反复在当地医院住院治疗,近 3 年每年至少因心衰加重住院治疗 3 次。心电图:窦性心律,完全性左束支传导阻滞,QRS 时限 200ms。超声心动图:左心室舒张末期内径(LVEDD)87mm;LVEF 23%。

　　根据患者的情况,符合 CRT-D 植入的 Ⅰ 类适应证,在强化药物治疗的基础上,于 2015 年 9 月 2 日植入美敦力公司 CRT-D(Maxmio Ⅱ D284TRK)。术中将左心室导线植入在侧静脉(图 11-23)。

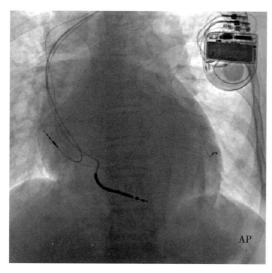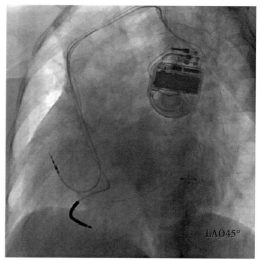

图 11-23　CRT-D 植入术后影像(LAO45：左前斜 45°；AP：后前位)

　　出院前参数设置:双心室(BiV)起搏 PAV/SAV 设置为 130ms/100ms,双心室的间期

（VV 间期）:L>R 0ms，患者起搏心率设置为 50 次 /min，窦性心律，感知心房后起搏双心室，双心室起搏后 QRS 时限缩短至 120ms（图 11-24）。

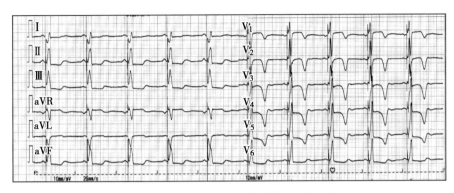

图 11-24　CRT-D 植入术后的心电图表现

术后 3 个月随访:患者主诉心功能明显好转，能耐受常规的体力劳动，无呼吸困难发作，无心悸感、无晕厥、未被电击。程控报告显示如图 11-25。

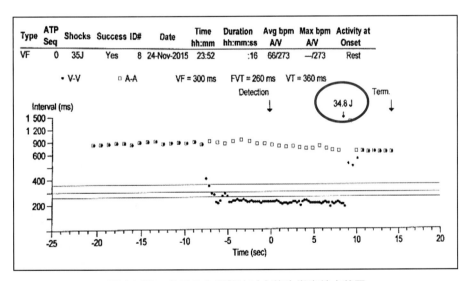

图 11-25　术后 3 个月随访时心律失常事件点状图

心律失常事件:2015 年 11 月 24 日 23 :52 发作心室颤动（VF）事件，约 273 次 /min，持续 16s，发作频率较快，直接落入 VF 诊断区，CRT-D 发放 35J 除颤治疗，成功复律。由于室颤发生在睡眠当中，患者并无感觉（图 11-26）。

图 11-26 心脏指南针报告记录:其间发生过室速 / 室颤（VT/VF）事件，偶发非持续性室速（NSVT）事件，无房性心动过速 / 房颤（AT/AF）事件发生，心室起搏比例接近 100%，白天平均心率 80 次 /min，夜间平均心率 60 次 /min，昼夜节律分明，活动度也趋于正常，可见手术后患者心功能有所改善。

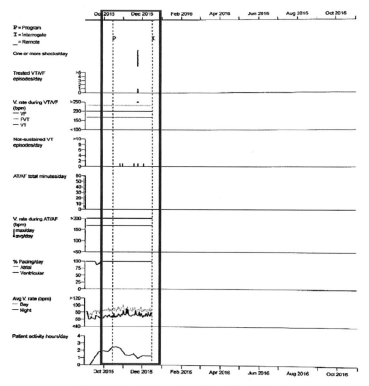

图 11-26　术后 3 个月的心脏指南针报告

术后 6 个月随访:患者例行检查起搏器,患者以术后无不适主诉为理由拒绝行心电图和超声心动图检查,自述当前行动自如,活动不受限(图 11-27)。

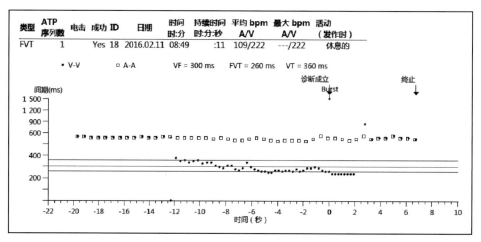

图 11-27　术后 6 个月的心律失常事件点状图

图 11-27 程控报告中发现患者于 2016 年 2 月 11 日 8∶49 突发室速,持续 11s,CRT-D 诊断为快频率室速(FVT)事件,发放 Burst 治疗,抗心动过速起搏(ATP)治疗成功。仔细观察,患者房性心率亦有较前增快的趋势。详细询问病史,患者近几日无明显不适感觉,

未监测体重和尿量的变化,调取患者的心脏指南针报告(图 11-28),发现其昼夜心室率升高,活动度下降,结合患者的心率变化,考虑存在心功能不全加重的可能,立即调整术后用药:琥珀酸美托洛尔 47.5mg(加量为 95mg 1 次 /d;呋塞米 40mg,1 次 /d 增加至 3 次 /d;螺内酯 20mg,1 次 /d;监测每日尿量 >2 000ml,同时监测体重的变化,适量补钾;福辛普利 5mg,1 次 /d;地高辛 0.125mg,1 次 /d。

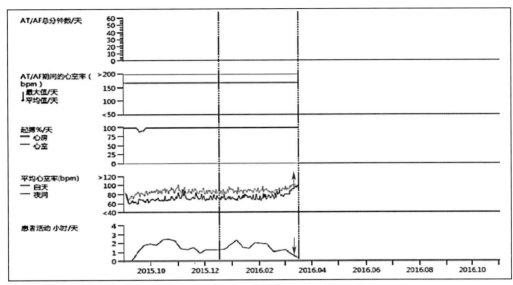

图 11-28　术后 6 个月的心脏指南针报告

术后 9 个月随访:患者感冒后心衰加重入院,活动后气短,夜间阵发性呼吸困难,双肺底湿啰音,心率 110 次 /min,双下肢轻度水肿,反复追问病史,自述症状好转后停用全部抗心衰用药。在随访间隔期间,无快速心律失常发作感,无被电击感(图 11-29),N 末端脑钠肽前体(NT-ProBNP)8 109pg/ml。

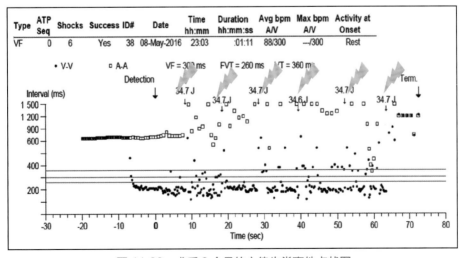

图 11-29　术后 9 个月的心律失常事件点状图

但程控起搏器发现患者在 2016 年 5 月 8 日 23∶00 曾发生室颤事件,CRT-D 放电 6 次,最后一次终止室颤,转为窦性心律,患者对此次心律失常事件依然无感觉。患者近期发生较多的非持续性室速事件,夜间心率加快,活动度降低,提示心衰恶化,应立即强化抗心衰药物治疗,降低心室率,以免心衰进一步恶化。住院期间心脏超声:LVEDD 80mm,LVEF31%。

治疗方案:①入院期间医嘱(5d)。静脉用呋塞米、毛花苷 C(西地兰);新活素、左西孟旦、胺碘酮。②急性心衰稳定后出院医嘱。琥珀酸美托洛尔 95mg,1 次 /d;呋塞米 20mg;螺内酯 20mg,1 次 /d;福辛普利 5mg,1 次 /d;胺碘酮长期服用。

术后 12 个月随访:患者自上次随访后昼夜心室率均降低至 60 次 /min 左右,非持续性室速事件有所减少,活动度逐步恢复,提示心功能明显好转(图 11-30)。术后 1 年的心脏超声显示:LVEF 明显增加,达到 38%。左心室内径缩小至 70mm(表 11-1)。

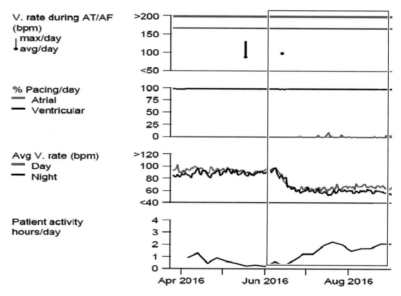

图 11-30　术后 12 个月的心脏指南针报告

表 11-1　患者超声心动图随访结果

时间	LV(mm)	EF	时间点
2015-9-5	87	0.23	CRT 术前
2016-6-1	80	0.31	CRT 术后 9 个月
2016-9-1	70	0.38	CRT 术后 12 个月

讨论

1. 此患者为射血分数显著下降的重度心衰患者,初始 LVEF 只有 23%,左心扩大已达 87mm,在 CRT-D 治疗时,术中将左心室导线艰难植入在心侧静脉,QRS 时限从自身的 200ms 缩短至起搏的 120ms,为患者的心脏功能改善提供了器械治疗有效的基础。

2. 患者术后 1 年内进行了系统的跟踪随访,依从性好,一共 4 次诊室随访,均及时发现并解决问题,同时坚持个体化调整抗心衰药物治疗方案,其中因停药及感冒诱发心力衰竭发作仅住院治疗 1 次,较 CRT-D 术前常年住院的情况明显改善。1 年的治疗后心脏超声提示:左心室逆重塑,LVEF 改善。

3. 在 CRT-D 术后的程控跟踪随访中,通过器械的某些特殊功能(美敦力公司的 Compass 心脏指南针)记录患者的房性和室性心律失常、心脏起搏百分比、昼夜心率、心脏活动度的情况,及时发现病情的变化,迅速调整治疗方案,使心力衰竭得以有效控制。

4. 从器械治疗选择的适应证来看,根据指南推荐:该患者为慢性心力衰竭,LVEF ≤ 35%,完全性左束支传导阻滞,QRS 时限 >150ms,是 CRT 植入的 Ⅰ 类适应证。而对于 ICD 的选择,因为患者无室速、室颤的病史,选用 ICD 治疗是基于猝死的一级预防(Ⅰ 类适应证),故植入 CRT-D。治疗过程中,CRT-D 发现了患者有多次的无症状的室速和室颤,ICD 经过正确诊断及治疗,均电击成功,挽救了患者的生命,所以对于即使未发生过室速、室颤等恶性心律失常的患者,若左心室射血分数 ≤ 35%,属于心脏骤停的高危人群,应该强烈建议植入除颤器预防猝死。

(于海波)

四、心脏再同步治疗除颤器"电风暴"处理 1 例

患者,男性,58 岁,2018 年 9 月 5 日入院。主诉:胸闷、气短 1 年,加重 2 周。一直用药物治疗,效果不佳。当地医院超声心动图提示:全心扩大,LVEDD 68mm,LVEF 38%;心电图:窦性心律,一度及二度房室传导阻滞,转入我科。否认高血压、糖尿病病史。吸烟 20 年。入院后甲状腺功能正常,血糖、血脂分析正常。动态心电图:窦性心律,一度、二度、高度房室传导阻滞,室早,加速性室性心律,短阵室速,交界性逸搏。冠脉造影:右优势型冠脉,右冠脉中段轻度狭窄。超声心动图:左心扩大并室壁运动异常,二尖瓣、主动脉瓣、三尖瓣轻度反流,左心房内径 49mm,LVEDD 66mm,LVEF 32%。诊断:扩张型心肌病、左心扩大,二度、高度房室传导阻滞,室早(频发),短阵室速,心功能Ⅳ级。给予科素亚、氢氯噻嗪、螺内酯等药物治疗,并于 2018 年 9 月 10 日植入 CRT-D。

手术过程:冠状静脉造影后,在前侧静脉植入左心室导线,起搏阈值 0.66V,阻抗 760Ω,右心室导线放置于右心室心尖部,起搏阈值 0.66V,感知 25.2mV,阻抗 760Ω,右心房导线放置于心耳附近,起搏阈值 1.6V,感知 1.5mV,阻抗 420Ω。最终植入 CRT-D,型号 UNIFY QUADRA SD3249-40(图 11-31)。

"电风暴"事件描述:2018 年 12 月 11 日随访时患者述"近日反复心悸伴拳击样胸痛、器械震动声响",超声心动图:LA 49mm,LVDD 65mm,EF42%。LVEF 较术前的 32% 显著

提高 33%,CRT 治疗有效。

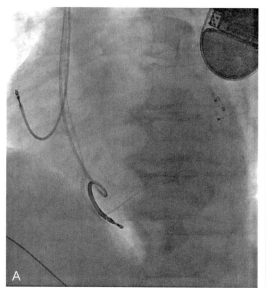 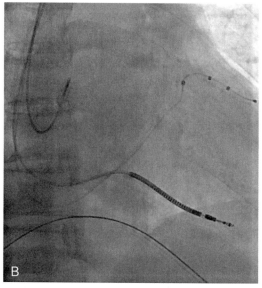

图 11-31　CRT-D 植入术的 X 线影像图

A:左前斜位,B:右前斜位,可见左心室四极导线置入前侧静脉,右心室除颤导线头端放置在心尖处。CRT-D 型号为 UNIFY QUADRA SD3249-40,左心室四极导线型号为 QUARTET 1458Q-86,右心室导线型号为 DURATA 7122-65。

但是程控发现患者从 12 月 9 日~12 月 11 日经历 45 次事件,主要集中在 11 日上午,共计 42 次。其事件治疗情况汇总及事件列表见图 11-32、图 11-33。其中判定为室性心动过速 12 次,心室颤动 30 次,均成功治疗。

详细查看部分事件的腔内图分析,规则的心房感知,心房率 578~558ms(103~107 次/min)。高频尚规则的心室感知,包括规则心房后 214~254ms 的高振幅心室波信号和规则的与心房率几乎一致的 558~578ms 低振幅信号。因此器械识别和标记与心房率几乎一致的 AS 和心室所感知的两种信号频率几乎一致的 BP、VS 和 F。这些高频的心室感知落入 VF 区和 VT-2 区,并进行鉴别诊断和 ATP 治疗。但是这些高频室性心动过速未被中止,继续连续 6 次落入 VF 区,周长为 258~309ms,最终被 30J 电击中止,之后仍有间断的高频信号落入 VF 区。另外一事件发生于 2018 年 12 月 9 日,持续时间 26s,事件心率周长 260ms,诊断时间 15s,ATP 治疗一次,中途取消 30J 除颤一次,报警 24h 内发生室速/室颤 3 次或以上。其腔内分析图显示,规则的心房感知,心房率 617~625ms(96~97 次/min),欠规则的心室感知,高振幅心室波信号和规则的与心房率几乎一致的低振幅信号交替出现。器械标记显示与心房率几乎一致的 AS、心室高频事件的 BP、VS 和 F,以及标记通道左上角的连续,提示中途中止的除颤(图 11-34、图 11-35)。

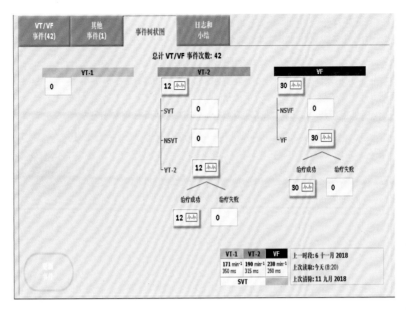

图 11-32　"电风暴"事件树状图

患者室性心律失常鉴别诊断区被划分三区：VT-1 区，心室率 171 次 /min（350ms）~190 次 /min（260ms）；VT2 区，心室率 190（350ms）~230 次 /min（260ms），VF 区，>190 次 /min（<260ms）。11 月 6 日 ~11 月 9 日，共发生 42 次事件。其中 12 次事件均落入 190~230 次 /min 的 VT-2 区，经鉴别诊断非室上性心动过速和短阵室速，并被成功治疗。30 次事件落入 >190 次 /min 的 VF 区，经鉴别诊断为非短阵室速，均被成功治疗。

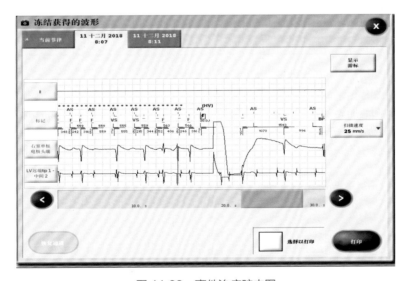

图 11-33　事件治疗腔内图

由下向上，左心室四极导线远端 1-2 通道可见不规则快速信号，与右心室电极通道的不规则较快速信号不符，标记条图可见心房 AS 正常感知，但 F 为非正常感知，可能是错误地感知左心室及右心室的不规则信号。

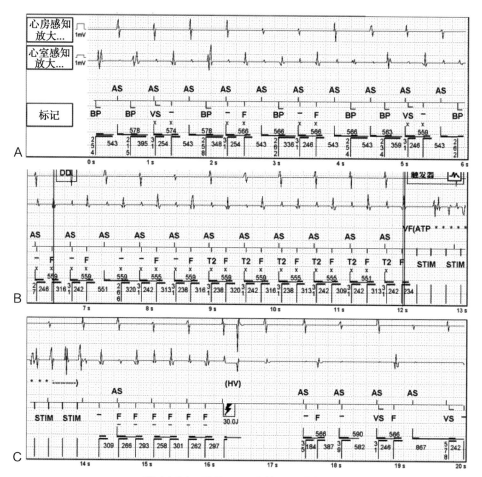

图 11-34　双腔 ICD 事件记录腔内图

每份条图中第一行是心房通道,第二行是右心室通道,第三行是标记。

A:心房感知放大显示规则的心房感知,心房率 578~558ms(103~107 次 /min)。心室感知放大显示规则的心室感知,包括规则心房后 214~254ms 的高振幅心室波信号,和规则的与心房率几乎一致的 578~558ms 低振幅信号。标记显示与心房感知放大中心房率几乎一致的 AS,以及与心室放大中两种信号频率几乎一致的 BP、VS 和 F。

B、C:心房感知放大和心室感知放大显示情况相似,但 B 图标记行显示更多的 F 和 VT2 提示心室感知心室率落入室颤区和室性心动过速 2 区,并进行鉴别诊断和 ATP(抗心动过速)治疗。紧接着 C 图标记行显示上述室速未被中止,并连续出现 6 个 F,频率在 258~309ms,最终 30J 电击中止,但接着仍间断判定 F。

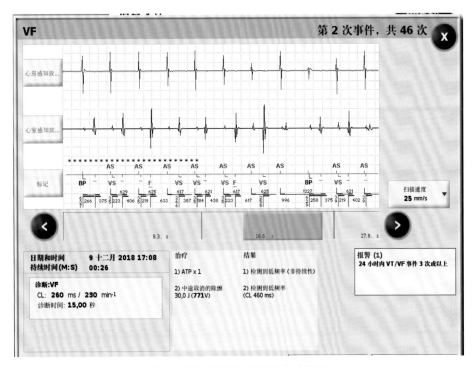

图 11-35　第二次事件腔内分析图

事件小结:事件发生于 2018 年 12 月 9 日,持续时间 26s,事件心率周长 260ms,诊断时间 15s,ATP 治疗一次,中途取消 30J 除颤一次,报警 24h 内发生室速 / 室颤 3 次或以上。腔内分析图显示,规则的心房感知,心房率 617~625ms(96~97 次 /min),欠规则的心室感知,高振幅心室波信号和规则的与心房率几乎一致的低振幅信号交替出现。标记显示与心房感知放大中心房率几乎一致的 AS、与心室放大中两种信号频率几乎一致的 BP、VS 和 F、以及标记通道左上角的连续 *,提示中途中止的除颤。

同时参数测试发现,与上次随访 2018 年 11 月 6 日的参数相比较,左、右心室导线阈值显著增高,右心室感知显著降低,其阻抗较前变化,但尚在正常范围(图 11-36)。

回顾历史事件,详细找寻细节原因发现:

2018 年 11 月 5 日发生一次室速事件,诊断和治疗均明确,且治疗放电成功(图 11-37)。事件发生于 2018 年 11 月 5 日 5 :27,持续 24s,事件心率周长 218ms,诊断时间 5.25s,ATP 治疗一次,治疗失败,加速到室颤,30J 除颤一次中止,之后心室感知为低频率信号。

腔内分析图显示尚规则的心房感知,心房率 602ms(99 次 /min),不规则的心室感知,高振幅、高频率心室波信号 227~301ms(199~264 次 /min),陆续落入 VT-2 区和 VF 区,标记 T2 和 F。ATP 治疗失败后,加速的心室高频信号,均落入 F 区,触发电击经过充电后,发放了电击,电击后心室信号转为低频 1097ms(55 次 /min),标记为 VS,说明电击成功中止了高频室性事件。

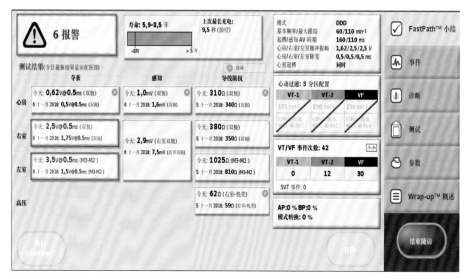

图 11-36　事件后随访主要参数

FastPath™ 小结显示,CRT-D 基本参数,心动过速鉴别诊断分 3 区,VT/VF 事件次数 42 次,落入 VT-2 区和 VF 区分别为 12 次和 30 次。右心室除颤电极夺获 2.5V/0.5ms(上次 11 月 6 日 1.75V/0.5ms),感知 2.9 mv,阻抗 380 ohm,高压阻抗 62Ω,左心室电极夺获 3.5V/0.5ms(上次 11 月 6 日 1.5V/0.5ms),阻抗 1 025Ω。心房夺获 0.62V/0.5ms(上次 11 月 6 日 0.5V/0.5ms),感知 1.0mV(上次 11 月 6 日 1.6mV),阻抗 310Ω。与上次随访参数相比较,右心室除颤导线和左心室导线参数发生了显著改变,提示导线可能出现故障,需要进一步验证。

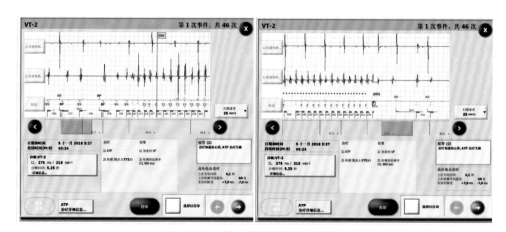

图 11-37　第一次事件腔内分析图

2018 年 11 月 5 日事件小结:事件发生于 2018 年 11 月 5 日 5 时 27 分,持续时间 24 秒,事件心率周长 218ms,诊断时间 5.25s,ATP 治疗一次,治疗失败,加速到室颤,30J 除颤一次中止,降低到低频率。报警 2 次,治疗加速的心律,ATP 治疗失败。左腔内分析图显示,尚规则的心房感知,心房率 602ms(99 次 /min),不规则的心室感知,高振幅、高频率心室波信号 227~301ms (199~264 次 /min)。标记显示与心室放大中高频信号几乎一致的 BP、T2 和 F。右腔内分析图显示,加速的心室高频信号,均落入 F 区,标记通道左上角的连续 * 和随后的电击标示,提示发放了电击,电击后心室信号转为低频 1 097ms(55 次 /min),标记为 VS,说明电击成功中止了高频室性事件。

2018 年 11 月 5 日电击后,11 月 6 日医院随访程控 CRT-D 器械显示,CRT-D 心动过速鉴别诊断分 3 区,1 次 VT/VF 事件次数,落入 VT-2 区。右心室除颤电极夺获 1.75V/0.5ms,较上次 9 月 11 日 0.5V/0.5ms 有所提高,感知 7.5mV,较 9 月 11 日的 >12mV 有所降低,阻抗 350Ω 较上次 730Ω 有所下降,高压阻抗 59Ω 无变化。左心室导线夺获、阻抗,心房夺获、感知、阻抗无明显变化。提示右心室除颤电极参数均发生较显著的变化,导线可能出现故障,但参数尚在可接受范围内(图 11-38、图 11-39)。当时治疗策略:密切观察 1 个月。

程控报告分析

右心室导线不适当感知到右心房腔内信号,不适当诊断为 FVT/VF,造成了反复不适当电击。

处理策略

1. 确认是恰当不感知导致反复电击,并非室速 / 室颤造成的真正的电风暴,故暂时关闭心动过速治疗。

2. 进行胸部 X 线检查,确认导线的位置。X 线胸片显示,右心室除颤导线头端已从原心尖部位退至三尖瓣环附近,四极左心室导线头端已从前侧静脉分支中部退至分支开口。超声心动图描述了整体心脏结构和功能,其中左心房内径 49mm,LVEDD 65mm,LVEF 42%,较术前的 32% 显著提高,提示 CRT 治疗有效(图 11-40)。

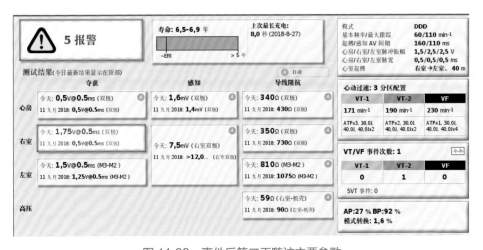

图 11-38　事件后第二天随访主要参数

患者曾于 2018 年 11 月 6 日到医院随访,FastPathTM 小结显示,CRTD 基本参数,心动过速鉴别诊断分 3 区,VT/VF 事件次数 1 次,落入 VT-2 区。右心室除颤导线夺获 1.75V/0.5ms(上次 9 月 11 日 0.5V/0.5ms),感知 7.5mV(上次 9 月 11 日大于 12mV),阻抗 350Ω(上次 9 月 11 日 730Ω),高压阻抗 59Ω,左心室夺获 1.5V/0.5ms(上次 9 月 11 日 1.25 V/0.5ms),阻抗 810Ω。心房夺获 0.5V/0.5ms(上次 9 月 11 日 0.5V/0.5ms),感知 1.0 mV(9 月 11 日 1.6 mV),阻抗 310Ω。与上次随访参数相比较,右心室除颤导线参数均发生显著变化,提示导线可能出现故障,但参数尚在可接受范围内,密切观察随访。

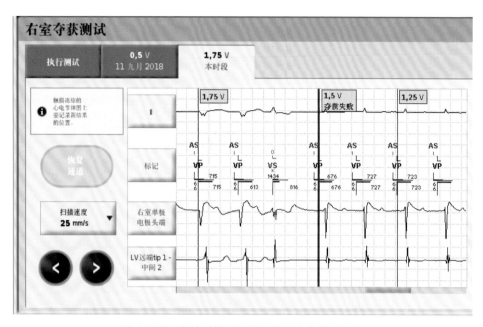

图 11-39　事件后第二天随访右心室夺获腔内图

右心室单极导线头端的条图显示了手动测试右心室导线阈值，1.5V 时夺获失败，1.75V 时夺获。

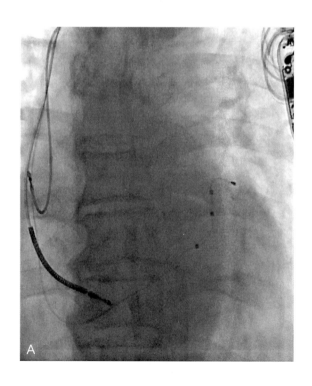

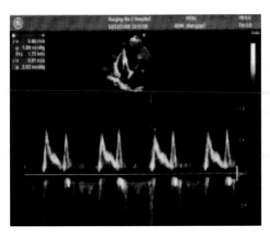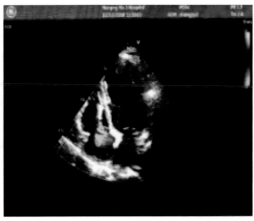

超声描述:

AOD	30	mm(20-37)	LAD	49	mm(19-40)	IVSd	9	mm(6-11)
LVDd	65	mm(37-55)	LVPWd	9	mm(6-11)	LVDs	51.3	mm(23-35)
FS	21	%(≥26)	SV	90	ml	EF(Teich)	42	%(≥55)
PeakE	69	cm/s	PeakA	81	cm/s	E/A	0.85	
PeakE'	5	cm/s	PeakA'	7	cm/s	E'/A'	0.71	
RVD	32	mm	RA	52mm×43mm				

　　心脏各房、室内径均增大，主动脉窦部内径正常。左室壁厚度正常，静息状态下，除左室心尖部及左室各壁心尖段运动幅度尚可外，余左室壁收缩运动普遍性不同程度减弱。各瓣膜形态、回声及开放活动未见明显异常。房间隔及室间隔回声未见中断。心包及心包腔未见明显异常。右心腔内可见起搏导线强回声影。

　　CDFI：二、三尖瓣房侧及主动脉瓣下可见反流束，测TV返流速度3.1m/s，估测PASP43mmHg。二尖瓣口舒张期血流速度：E/A＜1。组织多普勒显像（TDI）：二尖瓣环E'/A'<1。

超声诊断:

　　全心增大并左室壁节段运动异常

　　主动脉瓣关闭不全（轻度）

　　二尖瓣关闭不全（轻-中度）

　　三尖瓣关闭不全（轻-中度）

　　肺动脉高压（轻度）

　　左室舒张功能异常

　　左室整体收缩功能减低

　　起搏器植入术后

B

图 11-40　临床 X 线胸片和超声心动图结果

A：X 线胸片显示,右心室除颤导线头端位于三尖瓣环附近,四极左心室导线头端几乎退到分支开口。

B：超声心动图描述,其中左心房内径 49mm,LVEDD 65mm,LVEF 42%。

最终诊断及处理策略

心室导线移位导致心室腔内通道出现异常信号,从而导致了不适当电击形成"电风暴"的情况出现。2018 年 11 月 5 日的放电诊断和治疗均正确,电击后即造成心室阈值升高出现,不能排除电击对心室电极位置改变的相关性。

处理策略:左心室四极导线和右心室除颤导线复位。手术过程中发现,原左心室导线远端不能通过导丝,故撤除原左心室导线,植入新的左心室导线,更换起搏部位至侧静脉,起搏阈值 0.84V,阻抗 890Ω。多次调整右心室导线至心尖多个部位,感知均低于 5mV 或起搏阈值高于 2mV,最次更换新右心室除颤导线至低位间隔,起搏阈值 0.9V,感知 5.3mV,阻抗 700Ω。复位后影像图见图 11-41。

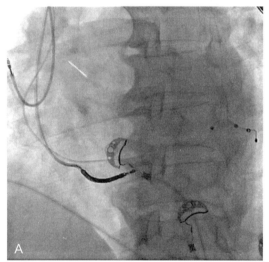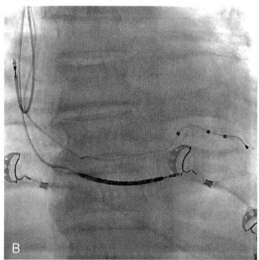

图 11-41　复位手术后影像图
左前斜位(A)和后前位(B)胸部 X 线片均显示,四极左心室导线重新植入侧静脉,
右心室除颤导线重新植入低位间隔。

2018 年 12 月 13 日患者原有房室传导阻滞合并窄 QRS 波,术前心电图显示二度房室传导阻滞和窄 QRS 波,复位术后心电图呈现心房感知,双心室起搏,每个 QRS 波前均有短小的起搏信号钉,QRS 时限 120ms(图 11-42)。

程控随访建议

1. 对于带除颤功能的 CRT-D,在随访时,首先了解患者主诉,是否感受过电击治疗,同时询问调取 CRT-D 的事件记录。本例患者主诉植入 CRT-D 后,因感受到频繁电击,遂来医院门诊随访。通过询问 CRT-D 的事件腔内图,分析电风暴的原因可能与导线过感知有关。

2. 导线过感知的原因有多种,常见的是远场感知、交叉感知、感知灵敏度数值设置过低、噪音干扰、电极脱位、电极绝缘层破损等。处理过感知的方式,首先应确认 CRT-D系统的完整性,包括感知、阈值以及阻抗,对带有除颤功能的 CRT-D,还需确认高压阻抗的数值。再从 CRT-D 可程控的方式,结合事件腔内图,排除因程控参数导致的过感知因素。若不能通过调整 CRT-D 参数解决电极过感知,需拍摄胸部 X 线片,确认电极的位置关系。

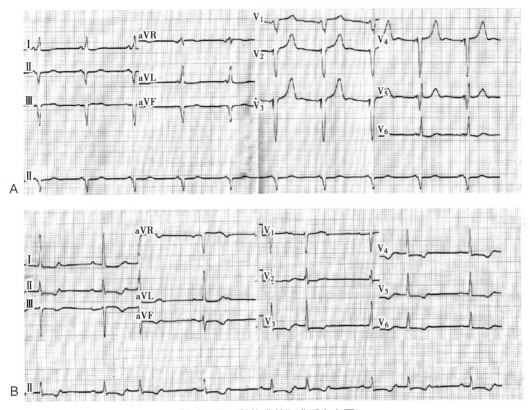

图 11-42　复位术前和术后心电图

A:复位后心电图显示心房感知,双心室起搏,每个 QRS 波前均有短小的起搏信号钉,QRS 时限 120ms;
B:复位前的心电图,表现为窦性心律,二度房室传导阻滞,QRS 时限 110ms。

3. 针对本例患者,由不适当感知导致的"电风暴",还应暂时关闭心动过速治疗,但需及时入院,床边监护,及时进行电极复位手术,以解决过感知导致的不适当电击情况。

讨论

1. 本例患者系扩张型心肌病,心功能Ⅳ级,合并缓慢性心律失常和起搏器适应证、合并短阵室速,LVEF<35%,故符合 CRT-D 植入 I 类适应证。CRT-D 植入后患者症状改善,LVEF 提高,不仅房室传导阻滞得以解决,而且 CRT 治疗有效,同时有效地中止室速。但是这次术后较短时间内触发的恰当电击治疗可能造成了导线脱位,引发不恰当感知和"电风暴"。

2. 电风暴(electrical storm)是室性心律失常风暴的简称,指 24h 内发生 ≥ 3 次的室速和 / 或室颤,引起严重血流动力学障碍而需要立即电复律或电除颤等治疗的急危重状态。急性心肌缺血、严重左心室收缩功能下降、高龄、慢性肾功能不全、严重低血钾或高血钾、既往室速和／或室颤史,均是电风暴的主要危险因素。ICD 植入患者的电风暴发生率有所不同,二级预防的发生率为 10%~30%,一级预防的发生率为 3.5%~4%。电风暴的处理首先应及时终止血流动力学不稳定的室速和室颤,同时对引发电风暴的病因和诱因予以适当的处理。针对该患者因导线脱位不适当感知导致的假性"电风暴",及时中止的主要方法是关闭心动过速治疗,随后进行脱位导线复位,消除不适当感知,最终中止和预防"电风暴"。CRT-D 患者发生导线脱位率高于单腔及双腔起搏器患者,ICD 除颤导线脱位率约 1.8%,高于右心室普通导线的 0.3%。及时随访可以尽早发现导线脱位,调整了器械参数,避免"电风暴"的恶果。

3. CRT-D 植入后的随访程控尤为重要,优化器械参数,识别不良事件,尽早处理,避免引发不良后果,延长器械寿命。最新的 CRT-D,在患者发生导线磨损或是导线脱位时,会自动给患者发出振动报警,并可以通过远程监测系统,向医师发送事件报告,提醒患者及时就医。

(胡作英)

五、希氏束起搏的心脏再同步治疗除颤器患者随访程控 2 例

病例 1：患者,男性,78 岁。因"反复黑矇、晕厥 3 年,胸闷、气急 3 个月"入院。患者于 2017 年 5 月被诊断为缺血性心肌病,行 PCI 手术,术后仍有反复胸闷、气促,药物治疗无明显改善,心脏超声提示左心室多壁段收缩活动异常,LVEF 40%,心电图检查提示心房颤动伴三度房室传导阻滞,交界性逸搏心律 45 次 /min,左束支传导阻滞。Holter 有短阵室速,拟行起搏治疗收入本院。既往史无特殊。

入院后进一步检查：心电图(图 11-43)示房颤伴三度房室传导阻滞,左束支传导阻滞,

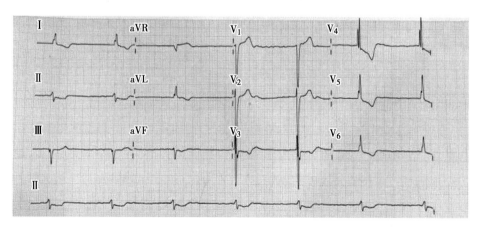

图 11-43　病例 1 入院心电图
房颤伴三度房室传导阻滞,左束支传导阻滞,QRS 时限 121ms。

QRS 时限 121ms。心脏超声：①左心室多壁段收缩活动异常，LVEF 40%；②双房增大伴中度二尖瓣及轻度三尖瓣反流；③轻、中度主动脉瓣反流；④轻、中度肺动脉高压。初步诊断：缺血性心肌病，PCI 术后，心功能不全（NYHA Ⅲ级），房颤伴三度房室传导阻滞，左束支传导阻滞。肌酐（Cr）147μmol/L，肌钙蛋白（cTnT）0.085ng/ml，NT-proBNP 3 997pg/ml，肌酸激酶同工酶（CK-MB）（-）。

　　患者为房颤伴三度房室传导阻滞，心脏扩大，LVEF 值降低，预计心室起搏依赖，根据 2016 年 ESC 的指南为 CRT 的 Ⅰ A 类适应证。患者有非持续性室速，有晕厥，因此建议患者植入 CRT-D，在完善术前检查、排除手术禁忌后行 CRT-D 植入术。因患者为房颤伴三度房室传导阻滞，为安全起见，先植入右心室除颤导线至右心室心尖部，随后连接右心室除颤导线至临时起搏器，然后再植入左心室导线至后静脉，因患者为持续性房颤，左心房内径已明显扩大（56mm），预计房颤转复可能性非常小，因此不再植入心房导线，以往此类患者 CRT-D 脉冲发生器的心房插孔会被堵上，而考虑到此患者原本心电图 QRS 波不很宽，双心室起搏后虽然会比单纯右心室起搏同步性要好，但相比基线仍会加重心室收缩不同步，因此考虑将原本拟堵上的心房插孔"废物利用"，植入专用的主动固定导线（3830）至希氏束（图 11-44），可见腔内图标测到希氏束电位（图 11-45），固定导线后见损伤电流，行希氏束起搏时，心电图 QRS 波宽度较自身变窄（QRS 时限 92ms）（图 11-46），测得希氏束导线参数：感知 4.0mV，阈值 1.0V/0.4ms，阻抗 470Ω。术后第 1 天调整各种起搏模式行体表心电图（图 11-47、图 11-48）。不同起搏模式的心脏超声参数对比（表 11-2）。术后

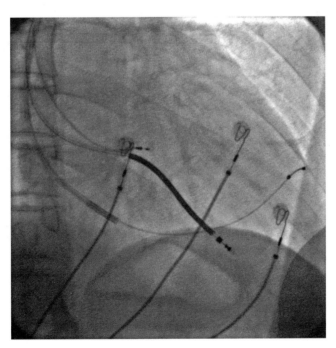

图 11-44　病例 1 术中影像（右前斜 30°）植入希氏束导线

6 个月随访程控参数良好:His 电极参数为感知 4.0mV,阈值 0.75V/0.4ms,阻抗 475Ω,心脏超声 LVESV、LVEF 值较前明显改善(表 11-2、表 11-3),NT-proBNP 下降至 2541pg/ml,起搏心电图同前(图 11-49)。

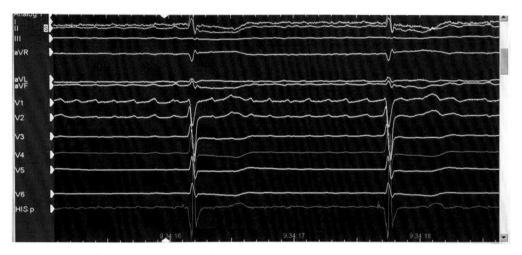

图 11-45　病例 1 术中使用希氏束导线(3830)标测到希氏束波

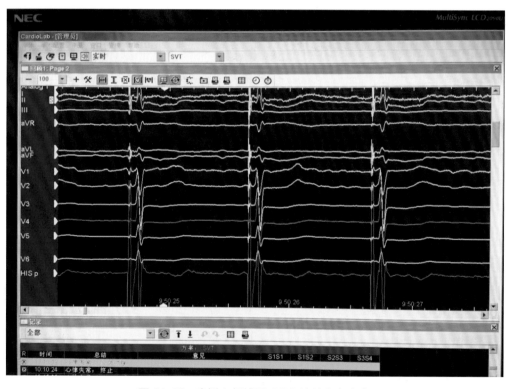

图 11-46　病例 1 起搏后 QRS 波较自身变窄

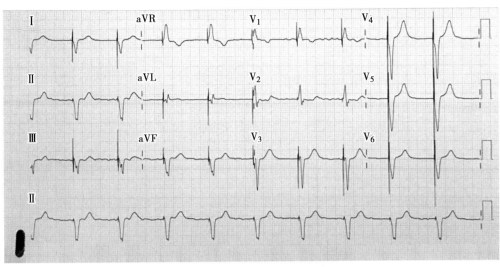

图 11-47　病例 1 术后第 1 天心电图

双心室起搏,QRS 时限 152ms。

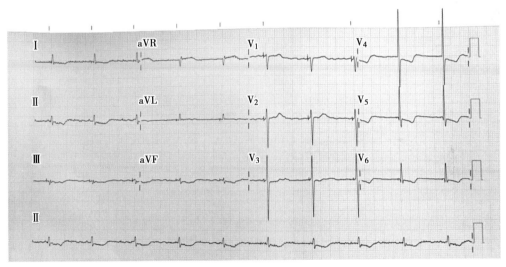

图 11-48　病例 1 术后第 1 天心电图(希氏束起搏)

QRS 时限 92ms,纠正自身状态时的左束支传导阻滞。

表 11-2　病例 1 术后第一天不同起搏模式心脏超声参数对比

	VT-I	LVEDV	LVESV	LVEF	IVMD	12Ts-SD
自身状态	27.3	71	44	40	9	31
RV	19.8	89	46	48	0	37
LV	23.2	98	49	50	−50	15
BiV	25.6	70	32	54	−13	58
His	24	79	44	44	−9	25

注:RV= 右心室;LV= 左心室;BiV= 双心室;His= 希氏束;LVEDV= 左心室舒张末期容积;LVESV= 左心室收缩末期容积;LVEF= 左心室射血分数;IVMD= 心室间机械延迟时间。

表 11-3　病例 1 术后 6 个月不同起搏模式心脏超声参数对比

心脏超声	VTI	LVEDV	LVESV	LVEF	IVMD	12Ts-SD
自身状态	24.6	76	39	48	10	45
RV	22.5	77	33	57	13	24
BiV	20.7	67	29	56	−27	32
His	22.2	78	31	61	−9	66

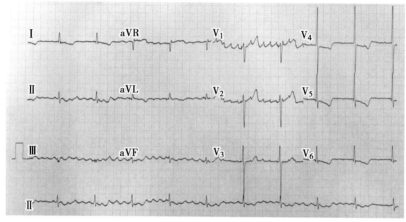

图 11-49　病例 1 术后 6 个月心电图

希氏束起搏,QRS 时限 88ms。

术后程控:希氏束起搏是最生理的起搏方式,且纠正原有左束支传导阻滞,最终设定 His 起搏优先,双心室起搏备用(DDD 模式,AV 间期设为 120ms),同时,关闭 VSR、VSP、心房(His)自动感知保障、自动阈值管理、Mode Switch,以及关闭 PR logic,ICD 鉴别诊断改用单腔模式。对于 CRT 需要关闭 VSR 功能:为了尽可能保证双心室起搏效率,VSR 功能会在右心室感知到自身信号后立刻发放右心室和左心室的起搏脉冲,目的是当出现快下传时能够尽可能保证双心室同步,对于心房孔接入希氏束起搏来说,希氏束起搏优先能同时激动左、右心室,此脉冲发放在心脏不应期,是无效脉冲,并不会引起心脏的除极,为了节省机器电能,建议关闭此功能(图 11-50)。

病例 2:患者,男性,50 岁。因"反复胸闷、气促 10 余年,加重半年"入院。患者 10 年前发现房颤。7 年前发现房颤伴慢心室率。Holter 示房颤,平均心室率 52 次 /min,室内传导阻滞。心脏超声示左心房、左心室增大,LVEF 53%。近半年症状加重,夜间有阵发性呼吸困难,NT-proBNP 1 028pg/ml,外院 Holter(2017 年 1 月 13 日):房颤;三度房室传导阻滞伴室内传导阻滞(心率 44 次 /min,QRS 时限 201ms)(图 11-51),外院心脏超声:全心扩大,肺动脉高压,中、重度二尖瓣反流,中度三尖瓣反流,LVEF 36%。既往有肾功能不全 8 年,有高血压病史 5 年余,长期口服贝那普利 10mg,1 次 /d。入院后进一步检查,心脏超声:①全心扩大伴左心室整体收缩活动减弱,LVEF 45%(右心房、右心室增大,左心

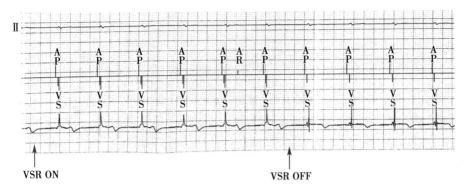

图 11-50　打开和关闭 VSR 时的腔内图表现

第一行是体表心电图的 Ⅱ 导联,VSR on 和 off,QRS 并没有变化;第二行是 Marker 通道,VSR ON 是在 VS 后立刻发放起搏脉冲,VSR OFF 后不发放起搏脉冲;第三行是右心室腔内图,VSR ON 时有明显的起搏信号,VSR OFF 后无。

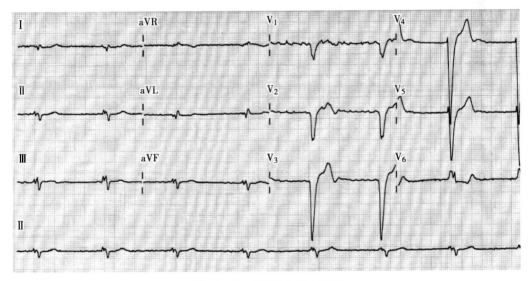

图 11-51　病例 2 入院心电图

房颤伴三度房室传导阻滞,心室内传导阻滞;心率 44 次 /min,QRS 时限 201ms。

房内径 60mm,LVEDD 64mm,LVSDD 50mm,PAH 56mmHg);②轻、中度二尖瓣反流,中度肺动脉高压伴中度三尖瓣反流。Cr 157μmol/L,cTnT 0.042ng/ml,NT-proBNP 1 253pg/ml,CK-MB(-)。

　　此例患者与病例 1 类似,完善术前检查、排除手术禁忌后行 CRT-P 植入术。同样先植入右心室导线连接临时起搏器作为保驾,然后再植入左心室导线至侧后静脉,随后植入希氏束起搏导线连接于脉冲发生器的心房插孔(图 11-52)。术中可见腔内图标测到希氏束电位,HV 间期 68ms,希氏束起搏时,心电图 QRS 波图形与自身一致,未能纠正室内传导阻滞,测得希氏束导线参数:感知 1.0mV,阈值 1.0V/0.4ms,阻抗 400Ω。

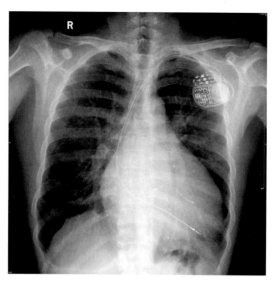

图 11-52　病例 2 术中影像（正位）：植入希氏束导线

　　术后程控：术后第 1 天调整各种起搏模式行体表心电图（图 11-53~ 图 11-55），在希氏束 + 双心室融合起搏（AV 间期 30ms、左心室提前 30ms）时，心电同步性最佳，QRS 波宽度136ms（图 11-55）。考虑到患者常年处于房颤伴慢心室率的状态下，提高心率可能改善心衰，先用单希氏束起搏，双心室起搏作为后备（DDD 模式，AV 间期设为 120ms），同时，关闭VSR、VSP、心房（His）自动感知保障、自动阈值管理、Mode Switch。

　　术后 6 个月随访程控参数、心脏超声结果同前，予改为希氏束 + 双心室融合起搏模式（AV 间期 30ms，左心室提前 30ms）。

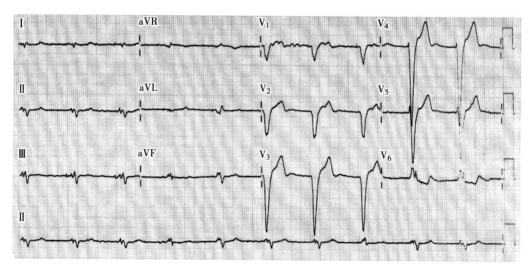

图 11-53　病例 2 术后心电图

希氏束起搏，QRS 时限 204ms。

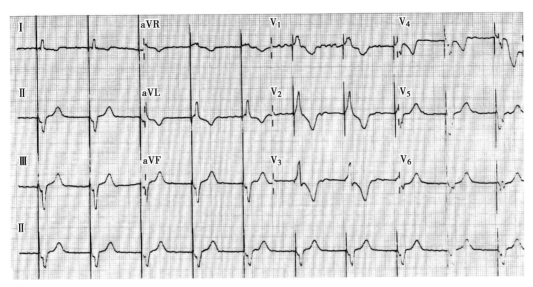

图 11-54　病例 2 术后心电图
双心室同步起搏,QRS 时限 175ms。

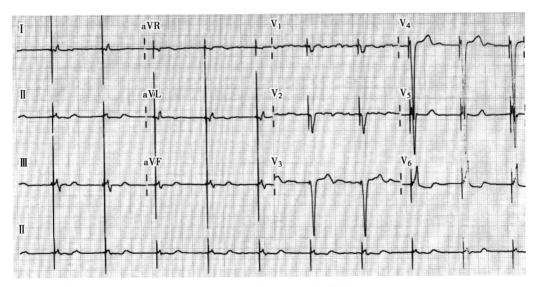

图 11-55　病例 2 术后心电图
希氏束 + 双室融合起搏,左心室提前右心室 30ms,DDD 模式,AV 间期 30ms;QRS 时限 136ms。

讨论

　　两例患者均为房颤伴三度房室传导阻滞,均为起搏器植入适应证,同时伴有心脏扩大、收缩功能降低。持续性房颤伴三度房室传导阻滞 LVEF 值降低,如何选择起搏治疗?常规来说,房颤患者植入单腔起搏器就够了,但是对于心衰 LVEF 值降低,预计心室起搏依赖的患者,无论 QRS 时限如何,目前指南推荐的是双心室起搏植入 CRT 而不是单纯右心室起搏以减少心衰恶化的可能,此为Ⅰ A 类推荐。常规右心室起搏无论是心尖部起搏还是间隔部起搏,都不是生理性起搏,都是通过心内膜心肌间的传导而不是通过生理性的传导束传导,所以电同步性会变差,表现为体表心电图 QRS 波变宽,呈左束支传导阻滞图形。同时,此两例患者存在心功能不全,但因三度房室传导阻滞,改善预后的 β 受体阻滞剂无法使用,因此无法使用最优化的药物治疗来改善心功能,此外还伴有肾功能下降,ACEI 或 ARB 类、醛固酮受体拮抗药使用剂量也无法增加,而反过来说,房颤伴三度房室传导阻滞,导致房室同步性丧失、每搏量下降,从而加重心衰,因此,不管其基础病因是什么,心律失常是加重心衰并降低药物治疗效果的重要因素。在药物治疗基础上,通过起搏疗法提高心率的同时不希望人为加重心室收缩不同步,从而恶化心功能。因此,根据指南植入 CRT,并在此基础上植入希氏束导线连接脉冲发生器的心房插孔行希氏束起搏,达到最生理的起搏状态。

心室激动顺序和心室收缩的同步性是起搏心律影响心脏功能的两个重要因素,起搏时 QRS 波形态与自身 QRS 波形态的一致或相似性,通常可反映起搏时的心室激动顺序与自身心室激动顺序的差异,起搏时的 QSR 时限反映双侧心室收缩时的同步性。QRS 时限延长是死亡和心衰的重要预测指标。右心室起搏导致 QRS 波增宽、心室不同步增加,同时房颤、心衰事件也增加,因此减少不必要的右心室起搏是业内共识。而针对高度房室传导阻滞患者植入起搏器后心室不可避免地会被起搏,有研究发现,LVEF>50% 的房室传导阻滞患者植入起搏器后有 12.3% 的患者出现右心室起搏导致的心肌病(LVEF<40%),且术前 LVEF 越低和术后右心室起搏比例越高,其发生率越高。

传统的右心室心尖部起搏(RVAP),其电激动顺序与正常生理起搏顺序相反,从而使心底部、室间隔和心尖部出现不协调收缩,甚至矛盾性室壁运动,影响心室的收缩功能。心室激动顺序异常,使心肌负荷和收缩活动发生非生理性的不均一性,延长整个心室舒张过程,使心室顺应性降低,影响心室舒张功能。大量的临床实践表明:长时间的右心室心尖部起搏会导致心室重构、影响心脏功能,增加二尖瓣反流、心律失常发生和死亡。与传统右心室心尖起搏相比,希氏束起搏(HBP)的电激动沿心脏正常传导系统下传,保持了相对正常的 AV 间期,心室电激动顺序和心室收缩同步性,能获得较好的抗心律失常和血流动力学效果,是目前起搏治疗领域研究的热点之一。希氏束长 15~20mm,被包裹在纤维管鞘内,走行在室间隔膜部。希氏束起自房室结前端,前行穿过右纤维三角抵达室间隔膜部后缘,前行至室间隔肌部上缘分为左、右束支。永久性希氏束起搏经过 10 多年的探索,目前公认是最生理性的起搏方式,但在已发表的临床研究中,HBP 的定义、夺获阈值等概念的异质性影响了临床医师对该技术的认识和掌握,2017 年永久性希氏束起搏国际专家共识发表,共识围绕不同类型的希氏束起搏给出详细和明确的定义,对适应证的选择、阈值要求以及门诊随访和培训管理提供了全方位的意见和指导。

由于希氏束由绝缘的纤维鞘包裹,其区域范围较小,在房室间走行,因而其操作难度较大,需要一定的学习曲线,且起搏阈值一般高于常规的右心室起搏,而感知则低于右心室起搏,其长期起搏参数的稳定性及对传导系统病变进展的顾虑(尤其针对房室传导阻滞患者)等这些局限性限制了其应用于所有具有起搏适应证的患者。目前发表的文献提示,选择性和非选择性希氏束起搏在急性血流动力学和临床结果上无明显差异。目前共识对于希氏束起搏的阈值要求是:非起搏依赖患者阈值应 <2.5V/1.0ms,起搏依赖患者应更低,特别是右心室心肌夺获阈值。希氏束导线位置在三尖瓣环或靠近室侧,一般右心室感知低于常规右心室起搏,共识建议选择性希氏束起搏感知 >2.5mV,非选择性希氏束起搏 >5.0mV。此外,需要避免过感知,可以将起搏模式设为 DVIR,调整感知灵敏度参数、连接左心室插孔、采用 ICD 感知平台的起搏器。

对于左束支传导阻滞患者,目前有小规模的研究发现希氏束起搏能纠正左束支传导阻滞,从而改善患者的心功能。希氏束起搏尤其适用于心衰合并左束支传导阻滞的 CRT 无反应及左心室导线无法植入的患者。临床试验结果显示希氏束起搏对心衰合并左束支传导阻滞患者的治疗作用不劣于甚至优于 CRT 治疗。然而纠正的阈值各家中心报道不一,部分中心纠正阈值较高,造成脉冲发生器电池提前耗竭。近来温州医科大学第一附属医院黄伟剑教授首创的左束支区域起搏,将导线植入希氏束远端室间隔部位,深拧至间隔部左心室面内膜下的左束支区域,能获得更低、更稳定的起搏阈值(0.5V/0.5ms)和更高的感知参数(>5mV),从而很大程度上减少希氏束起搏的上述弊端。我们中心也进行了这方面的探索,所有病例均起搏参数良好,阈值 <0.75V/0.4ms,感知 >10mV。

(陈学颖)

参考文献

［1］ MARINI M,BRANZOLI S,MOGGIO P,et al.Epicardial left ventricular lead implantation in cardiac resynchronization therapy patients via a video-assisted thoracoscopic technique:Long-term outcome.Clin Cardiol,2020,43(3):284-290.

［2］ JULIá J,LóPEZ-GIL M,FONTENLA A,et al.Super-response to cardiac resynchronization therapy may predict late phrenic nerve stimulation.Europace,2018,20(9):1498-1505.

［3］ BIFFI M,BORIANI G.Phrenic stimulation management in CRT patients:are we there yet? Curr Opin Cardiol,2011,26:12-16.

［4］ OTO A,AYTEMIR K,OKUTUCU S,et al.Percutaneous coronary sinus interventions to facilitate implantation of left ventricular lead:a case series and review of literature.J Card Fail,2012,18(4):321-329.

［5］ HUANG W,SU L,WU S,et al.Long-term outcomes of His bundle pacing in patients with heart failure with left bundle branch block.Heart,2019,105(2):137-143.

［6］ HUANG W,SU L,WU S,et al.A novel pacing strategy with low and stable output:pacing the left bundle branch immediately beyond the conduction block.Can J Cardiol,2017,33(12):1736.e1-1736.e3.

［7］ MITTAL S,NAIR D,PADANILAM BJ,et al.Performance of anatomically designed quadripolar left ventricular leads:results from the NAVIGATE X4 Clinical Trial.J Cardiovasc Electrophysiol,2016,27(10):1199-1205.

［8］ 周颖,徐晓红,潘轶文,徐耕.左心室四极导线心脏再同步治疗 20 例.中华心律失常学杂志,2016,20(6):471-476.

［9］ RINKUNIENE D,KRIVICKIENE A,LAUKAITIENE J,et al.Pharmacological treatment changes of chronic heart failure during cardiac resynchronization therapy:a 1-year follow-up study.Int J Cardiol,2017,238:92-96.

［10］ ZANON F,MARCANTONI L,BARACCA E,et al.Optimization of left ventricular pacing site plus multipoint pacing improves remodeling and clinical response to cardiac resynchronization therapy at 1 year.Heart Rhythm,2016,13(8):1644-1651.

［11］ 中华医学会心血管病学分会心力衰竭学组,中国医师协会心力衰竭专业委员会,中华心血管病杂志编辑委员会.中国心力衰竭诊断和治疗指南 2018.中华心血管病杂志,2018,46(10):760-789.

［12］ PONIKOWSKI P,VOORS AA,ANKER SD,et al.2016 ESC Guidelines for the diagnosis and treatment of acute and chronic heart failure:The Task Force for the diagnosis and treatment of acute and chronic heart failure of the European Society of Cardiology(ESC).Developed with the special contribution of the Heart Failure Association(HFA)of the ESC.Eur J Heart Fail,2016,18(8):891-975.

［13］ GORGELS AP,GIJSBERS C,DE VREEDE-SWAGEMAKERS J,et al.Out-of-hospital cardiac arrest--the relevance of heart failure.The Maastricht Circulatory Arrest Registry.Eur Heart J,2003,24 (13):1204-1209.

［14］ WHELLAN DJ,OUSDIGIAN KT,AL-KHATIB SM,et al.Combined heart failure device diagnostics identify patients at higher risk of subsequent heart failure hospitalizations:results from PARTNERS HF(Program to Access and Review Trending Information and Evaluate Correlation to Symptoms in Patients With Heart Failure)study.J Am Coll Cardiol,2010,55(17):1803-1810.

［15］ 刘兵,易甫.电风暴.中国心脏起搏与心电生理杂志,2009,23(1):11-14.

［16］ 于海波,梁延春,许国卿,等.植入型心律转复除颤器不适当电击的发生特点及优化管理.临床军医杂志,2015,43(10):991-993.

［17］ KUSUMOTO FM,SCHOENFELD MH,BARRETT C,et al.2018 ACC/AHA/HRS guideline on the evaluation and management of patients with bradycardia and cardiac conduction delay:Executive Summary:A Report of the American College of Cardiology/American Heart Association Task Force on Clinical Practice Guidelines,and the Heart Rhythm Society.J Am Coll Cardiol,2019,74(7):932-987.

［18］ GHANI A,DELNOY PP,RAMDAT MISIER AR,et al.Incidence of lead dislodgement,malfunction and perforation during the first year following device implantation.Neth Heart J,2014,22(6):286-291.

［19］ RICCI RP,MORICHELLI L,VARMA N.Remote monitoring for follow-up of patients with cardiac implantable electronic devices.Arrhythm Electrophysiol Rev,2014,3(2):123-128.

［20］ VIJAYARAMAN P,DANDAMUDI G,ZANON F,et al.Permanent His bundle pacing:recommendations from a multicenter His Bundle Pacing Collaborative Working Group for standardization of definitions, implant measurements,and follow-up.Heart Rhythm,2018,15(3):460-468.

［21］ LUSTGARTEN DL,CALAME S,CRESPO EM,et al.Electrical resynchronization induced by direct His-bundle pacing.Heart Rhythm,2010,7(1):15-21.

［22］ TENG AE,LUSTGARTEN DL,VIJAYARAMAN P,et al.Usefulness of His bundle pacing to achieve electrical resynchronization in patients with complete left bundle branch block and the relation between native QRS axis,duration,and normalization.Am J Cardiol,2016,118(4):527-534.

［23］ HUANG W,SU L,WU S,et al.A Novel pacing strategy with low and stable output:pacing the left bundle branch immediately beyond the conduction block.Can J Cardiol,2017,33(12):1736.e1-e3.

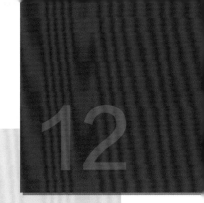

第 12 章
心脏再同步治疗远程监测的病例分析

一、心脏再同步治疗患者的远程管理

患者,男性,60 岁。2013 年诊断为"缺血性心肌病,冠状动脉旁路移植术后,心功能Ⅲ级",药物治疗后心功能不佳,心电图提示"窦性心律,完全性左束支传导阻滞,QRS 时限 180ms",心脏超声提示左心室射血分数(LVEF)31%,于 2016 年 7 月植入美敦力 Brava Quad 心脏再同步治疗除颤器(CRT-D)。

本次远程监测提示患者房性心动过速 / 心房颤动(AT/AF)事件增加,为 5.2%。双心室起搏比例由 99.2% 下降为 88.0%。远程管理及时发现了本例患者的心房颤动(房颤)病情(图 12-1),显示过去 14 个月的 AT/AF 情况,既往有阵发房颤,近期发作明显增加。同时,远程传输及时发现了该患者双心室起搏比例降低的情况。心脏再同步治疗(CRT)患者双心室起搏比例降低会导致 CRT 疗效降低。长期随访发现双心室起搏比例降低的情况并不少见,有房颤、频发室性早搏(室早)、心房导线远场感知等很多原因,在临床随访中应积极处理。查阅心室感知事件列表,发现该患者较多的心室感知事件发生在 AT/AF 期间(图 12-2)。

【讨论及处理】

当查看详细事件记录时,发现 AT/AF 发生时心房多为 170~210 次 /min,且心室率 60~80 次 /min,频率不快(图 12-3、图 12-4)。事件的腔内图显示,AT/AF 发作期间,VSR(心室感知反应)功能运作补充了部分的双心室起搏(图 12-5)。VSR Pace 增加到了 8.7%。

该患者植入的 Brava Quad CRT-D 具有 VSR 功能,可以在心室感知事件发生时尽量保证双心室起搏,一定程度上提高双心室起搏比例,避免 CRT 疗效降低。本例患者发生 AT/AF 的频率不算过快,如 Viva 型号的 CRT 装置,则可考虑打开具备 Reactive ATP 功能观察是否可终止房颤,保持良好的双心室起搏比例。同时建议患者咨询医师是否进行积极的药物干预,降低房颤的发生。

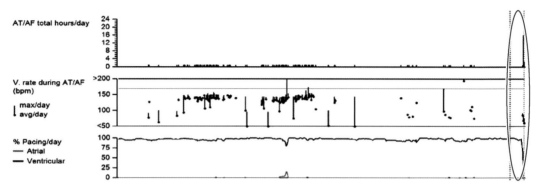

图 12-1　患者 14 个月房性快速心律失常事件发作情况

AT/AF total hours/day:房颤总负荷(h/d);V. rate during AT/AF(bpm):房颤时心室率(次 / 分);max/day:每日最快心室率;avg/day:每日平均心室率;%Pacing/day:每日起搏比例;Atrial:心房;Ventricular:心室。

Ventricular Sensing Episode List: 10-Jan-2018 03:34:22 to 25-Jan-2018 02:28:24

ID#	Date	Time hh:mm	Duration hh:mm:ss		Max bpm A/V	AT/AF	VT/VF
10170	25-Jan-2018	02:27	(Episode in progress)				
10169	25-Jan-2018	02:27	:11		176/71	Yes	
10168	25-Jan-2018	02:26	:35		176/71	Yes	
10167	25-Jan-2018	02:25	:01:16		176/76	Yes	
10166	25-Jan-2018	02:24	:15		176/70	Yes	
10165	25-Jan-2018	02:24	:22		176/70	Yes	
10164	25-Jan-2018	02:23	:24		176/66	Yes	
8641	23-Jan-2018	20:22	:27:40	Longest	167/107		

图 12-2　患者心室感知事件列表

Type	ATP Seq	Shocks	Success	ID#	Date	Time hh:mm	Duration hh:mm:ss	Avg bpm A/V	Max bpm A/V	Activity at Onset
AT/AF				2737	24-Jan-2018	13:20		(Episode in progress)		
AT/AF				2736	24-Jan-2018	12:02	01:17:14	172/67	214/79	Rest
AT/AF				2735	24-Jan-2018	11:36	:24:47	172/70	176/75	Rest
AT/AF				2734	24-Jan-2018	11:18	:13:56	172/70	214/76	Rest
AT/AF				2733	24-Jan-2018	11:00	:15:40	171/69	176/71	Rest
AT/AF				2732	24-Jan-2018	10:50	:07:57	171/67	176/71	Rest
AT/AF				2731	24-Jan-2018	10:32	:16:22	170/72	176/82	Rest
AT/AF				2730	24-Jan-2018	10:27	:03:06	170/69	176/73	Rest
AT/AF				2729	24-Jan-2018	10:04	:18:27	172/69	194/79	Rest
AT/AF				2728	24-Jan-2018	09:53	:08:45	171/70	176/75	Rest
AT/AF				2727	24-Jan-2018	09:44	:06:32	172/72	182/78	Rest
AT/AF				2726	24-Jan-2018	09:39	:05:06	171/73	182/80	Rest
AT/AF				2725	24-Jan-2018	09:35	:03:01	170/70	176/73	Rest

图 12-3　患者房性快速心律失常事件列表

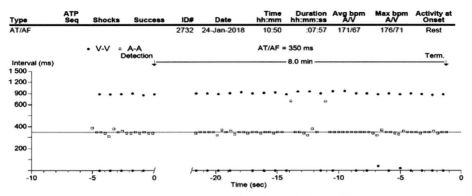

图 12-4　患者发作 1 次房性快速心律失常事件散点图

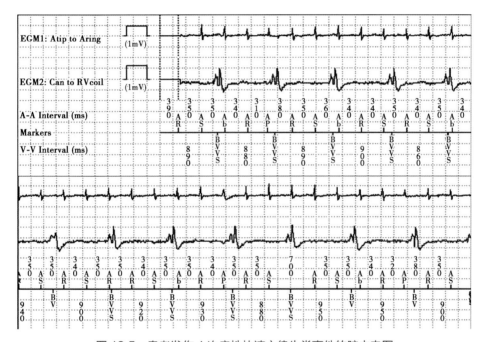

图 12-5　患者发作 1 次房性快速心律失常事件的腔内电图

Atip to Aring：心房通道；Can to RVcoil：心室通道；A-A interval：AA 间期；V-V interval：
VV 间期；AS：心房感知；AR：不应期内心房感知；AP：心房起搏；Ab：空白期内心房感知；
BV：双心室；VS：心室感知。

【专家点评】

　　一项通过远程监测分析 36 935 例患者生存率的研究表明，无论有无房颤，双心室起搏比例在 98% 以上的患者生存率最高，而房颤时快速不规则的心室率会导致双心室起搏比例降低，影响 CRT 疗效。

　　从远程监测提供的该患者心脏指南针记录的房颤负荷长期趋势图和心室率分布图可以看出，患者 2017 年 2 月 ~2017 年 8 月阵发性房颤时常发作，房颤时心室率 100~150 次 /min。综合分析，房颤发作往往出现在心衰加重或恶化时，予以积极利尿、强心改善心功能治疗联合胺碘酮抗心律失常、华法林抗凝治疗,并与患者强调低盐饮食、体重及尿量监测的重要性,学习自我调整口服利尿药剂量,此后患者房颤转复并维持窦性心律。

美敦力的 MyCareLink 远程监护系统一方面可以由患者手动触发传输,一方面也可以根据 CRT-D 设置的报警条件和 MyCareLink 设置的传输时间表自动触发传输。经上述治疗后,该患者自 2017 年 8 月 ~2018 年 1 月房颤控制良好,直至 2018 年 1 月 25 日因达到了预设时间触发了一次自动传输,再次联系患者,考虑肺部感染伴发热后出现房颤,建议积极控制感染。

心衰患者房颤的发生往往与心功能恶化、感染、生活方式不良有关,通过 MyCareLink 远程监测提供的数据,可以及时发现该患者的房颤发作情况,从而及时评估是否存在心功能恶化或感染等情况,协助临床医师对患者疾病进展了然于心,并进行有效的心衰及心律失常等管理,尽可能减少房颤发作,保证双心室起搏高比例,从而确保 CRT 发挥其疗效。

(点评专家:何浪)

二、心脏再同步治疗患者双心室起搏比例降低的器械与临床管理

某患者,男性,71 岁。12 年前体检时发现房颤,心脏增大,但无显著的胸闷与气短。7 年前出现胸闷、气短、夜间不能平卧,优化药物治疗及休息后症状逐渐缓解。5 年前无明显诱因再次出现胸闷、气短、喘憋、夜间不能平卧,心脏超声提示扩张型心肌病征象,LVEF 仅为 22%,动态心电图提示房颤伴缓慢心室率(平均心率 54 次 /min),完全左束支传导阻滞。

该患者于 2013 年 7 月植入美敦力 CRT-D,型号 D284TRK。由于心脏静脉分支细小,于外科开胸直视下行左心室心外膜导线植入,术中曾出现室性心动过速(室速)、心室颤动(室颤),复律成功。术后患者自觉胸闷、气短的症状较术前缓解,术后心功能恢复尚可,LVEF 30%~35%。

患者病情及治疗经过复杂,因心衰多次入院,且居住外地,故术后接受了远程随访 MyCareLink,术后常规传输数据,最近一次传输是 2017 年 11 月 18 日,显示有报警事件。报警原因(图 12-6):双心室起搏百分比 <90%、34 次非持续性室速(NSVT)事件和较多的心室感知。基本起搏参数设置(图 12-7),鉴别诊断参数设置(图 12-8)。非持续性室速 NSVT 事件(图 12-9),心室感知事件(图 12-10)。

□All	Patient Name	Received ▼	⊕ Alerts	Event Summary
□		18-Nov-2017 02:28		• V. Pacing < 90% • Low Patient Activity • 17920 V. Sensing Episodes • 34 VT-NS

图 12-6　患者报警事件小结

Pacing Summary

Mode		Rates	
Mode	VVIR	Lower	75 bpm
V. Pacing	LV->RV	Upper Sensor	120 bpm
V-V Pace Delay	0 ms		

图 12-7 心动过缓参数设置

VT/VF Detection

		V. Interval (Rate)	Initial	Redetect
VF	On	320 ms (188 bpm)	18/24	12/16
FVT	via VF	250 ms (240 bpm)		
VT	On	400 ms (150 bpm)	16	12
Monitor	Off	450 ms (133 bpm)	20	

PR Logic		Other Enhancements		Sensitivity	
AF/Afl	On	Stability	30 ms	Atrial	0.30 mV
Sinus Tach	On	Onset	Off	RV	0.30 mV
Other 1:1 SVTs	Off	High Rate Timeout	Off		
SVT V. Limit	250 ms				

图 12-8 心动过速基本识别参数及增强识别参数设置

Type	ATP Seq	Shocks	Success	ID#	Date	Time hh:mm	Duration hh:mm:ss	Avg bpm A/V	Max bpm A/V	Activity at Onset
VT-NS				404	07-Nov-2017	07:29	:01	167/168		Rest
VT-NS				403	07-Nov-2017	07:27	<:01	158/158		Rest
VT-NS				402	07-Nov-2017	07:24	:01	162/162		Rest
VT-NS				401	06-Nov-2017	07:18	:01	167/167		Rest
VT-NS				400	10-Oct-2017	07:34	<:01	158/158		Rest
VT-NS				399	23-Sep-2017	07:26	:01	167/167		Rest
VT-NS				398	22-Sep-2017	07:56	<:01	167/167		Rest
VT-NS				397	22-Sep-2017	07:45	:02	163/163		Rest
VT-NS				396	13-Sep-2017	17:56	:01	157/157		Rest
VT-NS				395	12-Sep-2017	07:18	:01	161/161		Rest
VT-NS				394	12-Sep-2017	07:18	:02	157/157		Rest
VT-NS				393	11-Sep-2017	18:17	<:01	162/162		Rest
VT-NS				392	11-Sep-2017	18:17	<:01	167/167		Rest
VT-NS				391	11-Sep-2017	18:15	<:01	176/182		Rest
VT-NS				390	11-Sep-2017	18:15	<:01	162/162		Rest

图 12-9 非持续性室性心动过速事件列表

Ventricular Sensing Episodes Summary

	Prior to Last Session 18-May-2017 to 28-Jun-2017 41 days	Since Last Session 28-Jun-2017 to 18-Nov-2017 5 months
Episodes detected	7479	17920
Time in episodes	1.7 hr/day	1.1 hr/day

Ventricular Sensing Episode List: 18-May-2017 04:42:25 to 18-Nov-2017 02:28:27

ID#	Date	Time hh:mm	Duration hh:mm:ss	Max bpm A/V	AT/AF	VT/VF
5699	17-Nov-2017	17:20	:07	83/82		
5698	17-Nov-2017	16:57	:05	90/90		
5697	17-Nov-2017	12:29	:11	92/90		
5696	17-Nov-2017	12:25	:13	90/90		
5695	17-Nov-2017	12:25	:17	88/88		
5694	17-Nov-2017	12:24	:07	86/86		
5693	17-Nov-2017	12:23	:05	88/87		

图 12-10 心室感知事件小结及列表

【讨论及处理】

从起搏感知百分比(图 12-11)来看,心室感知(VS)占 17.4%,心室起搏(VP)比例 82.6%(<90%),会影响双心室同步效果,需积极处理。

% of Time		
	AS-VS	18.2%
	AS-VP	81.8%
	AP-VS	0.0%
	AP-VP	0.0%
	VP	82.6%
	VSR Pace	0.0%
	VS	17.4%

图 12-11 心房 / 心室起搏和感知比例

CRT-D 诊断患者有过多的快速房性心律下传。从散点图观察,初始印象是所有的 NSVT 均由房性心律下传所致,房室多为 1:1,心室率极不规整,首先考虑为房性快速事件存在。但仔细阅图,考虑可能存在心房电极导线远场感知心室激动。患者为房颤心律,心房导线没有感知到房颤波,还应考虑是否存在心房导线脱位的可能(图 12-12)。

CRT-D 诊断患者存在较多的心室感知事件。每天多于 1h,如此多的心室感知事件会影响 CRT-D 的疗效,需要鉴别其来源。一般而言,CRT-D 心室感知事件来源为:真的室早、各种原因的房性信号未被识别的房室下传、自身房率快于高限频率的下传。从腔内图看,心房感知标记落于心室标记之后,说明心房导线有远场感知。同时心室事件前无心房感知,机器判断事件为室早,但并没有见到真正的室早,只是心房感知不足,起搏器认为的室

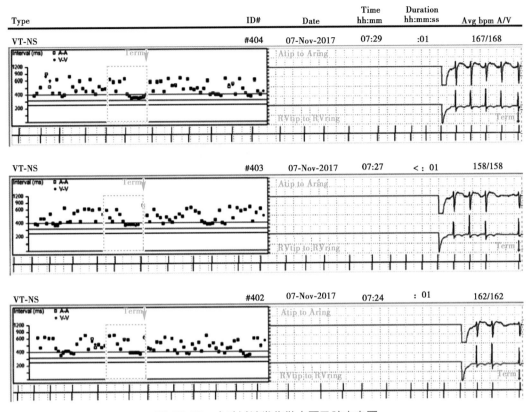

图 12-12　心动过速发作散点图及腔内电图
A-A：心房间期；V-V：心室间期；VF-NS：非持续性室速。

早，因此，此类事件为房性快速事件下传的心室事件，而不应认定为室早。VSR 是 CRT 应对房性事件快速下传的重要功能，可帮助提高双心室起搏比例。本例 VSR 功能关闭，原因未知。

远程管理及时发现了该患者 CRT 起搏比例低的问题，根据上述患者情况，TFE 建议在现有状态下应有效提高双心室起搏比例。

1. 通过病史确认患者为持续性房颤，腔内图发现心房导线存在远场感知，可考虑关闭植入型心律转复除颤器（ICD）的双腔识别功能，改为单腔识别功能，PR-Logic 关闭，Stability 打开；心房感知灵敏度可以调整至不感知远场 R 波，也可以在调为单腔模式后保持，其远场感知状态可以不予处理。

2. 保持 VVIR 模式，开启 VSR 功能，以便在右心室感知到自身心室激动时迅速刺激双心室，以保证左心室同时激动，在一定程度上可以提升心室起搏比例。

3. 除机器参数调整外，建议临床分析其他治疗手段的可行性，如药物控制心率、手术治疗可能性等。

4. 建议如上设置及药物优化后 1 个月再次随访，对比病情变化情况。

【专家点评】

这是 1 例非常经典的持续性房颤患者接受双心室起搏的病例,该病例几乎囊括了所有该类患者接受再同步和猝死预防治疗可能面临的问题。

1. **双心室起搏比例问题**

(1)从适应证人群筛选来看,指南建议房颤患者再同步的 I 类适应证一定是心室起搏比例接近 100%,在惯性思维里,房颤伴缓慢心室率的患者术后双心室起搏应该接近100%,是非常好的适应证人群,但其实不然,房颤患者心室率极不规则(合并三度房室传导阻滞的患者除外),故术后均有相当比例的双心室起搏比例低于目标值现象。

(2)VSR 功能是否应该开启? 不可否认,如若开启,从数字上看应该极接近 100% 心室起搏,但是实际上 VSR 启动的运作方式是首先感知"室早",后触发左心室提前 4ms的双心室起搏,个人认为,可检测 VSR 开启时的 QRS 波形态、时限,如果没有任何再同步迹象,则不能将数字上的双心室起搏比例等同于真实的双心室起搏。反之,则应开启VSR 功能。

(3)关于心脏再同步治疗,若想提高双心室起搏比例,除了优化受体阻滞药等药物控制心室率及减少室早外,可以尝试提高心室起搏频率。但是个人认为房室结消融疗效更为确切。更完美的治疗,关于消融房室结后希氏束起搏纠正左束支传导阻滞,目前有很多研究证实有效,可以尝试。另外,如果室早以单形为主,可尝试导管消融。而该患者因心房显著增大且房颤持续时间久,暂不考虑。

2. **房颤患者的心房感知及管理问题**

(1)该患者至少持续 2 年的房颤,心房巨大,体表心电图房颤波振幅极低。该 CRT-D的心房感知灵敏度出厂设置低限为 0.3mV,虽然较高的灵敏度极少出现感知不良的问题,但不除外房颤波不感知,以及过感知远场感知心室波的问题。

(2)需要在植入后关注心房感知的动态变化。若要避免心室波被交叉感知到,则在植入时心房导线位置尽量不要过低,而心室导线位置不宜过高。如若因此调整心房导线位置或植入新导线,术前需向患者交代心房整体感知较差重置后效果仍不理想的可能。

(3)房室逻辑关系异常可能进一步引发 ICD 不恰当治疗。该患者从器械管理角度,VVIR 模式下,适时调整 PR Logic 功能和 Stability 功能参数,新一代的 CRT-D 还可以通过打开 Wavelet 功能来有效提高诊断的准确率,避免不恰当治疗。

最后,从整体治疗效果来看,无论从 EF 提升,还是临床症状的改善角度分析,该患者都是从心脏再同步治疗中明显获益的。期待着随着器械参数的调整及药物的进一步优化,以及未来脉冲发生器更换时选择更新一代的器械包括尝试希氏束区域起搏等方法,患者的临床获益能够更上一层楼。

(专家点评:董颖雪)

三、远程随访处理频发室性心动过速

某患者,男性,73 岁。陈旧性前壁心肌梗死,2010 年 5 月因室速在医院经电复律及药物治疗好转,随后植入美敦力 InSyncMaximo CRT-D。2015 年 9 月电池耗竭,LVEF 52%,更换为 Consulta ™ CRT-D D234TRK,并配备了远程传输功能的 MyCareLink。2018 年 1 月 26 日通过 MyCareLink 远程传输数据。当时 EGM 显示房室同步,双心室起搏(图 12-13)。各项测试参数正常,左心室阈值略高,但趋势稳定(图 12-14、图 12-15)。

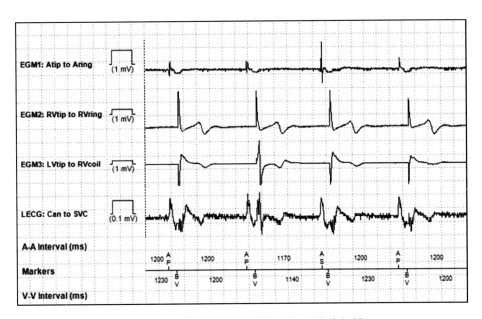

图 12-13 腔内电图显示房室同步,双心室起搏

Device Status (Implanted: 23-Sep-2015)

	Atrial	RV SVC	LV
Battery Voltage (RRT=2.63V)	3.07 V	(26-Jan-2018)	
Last Full Charge	9.8 sec	(23-Sep-2017)	
Pacing Impedance	437 ohms	912 ohms	494 ohms
Defibrillation Impedance		RV=43 ohms SVC=50 ohms	
Capture Threshold Measured On	- - -	0.500 V @ 0.40 ms 26-Jan-2018	1.750 V @ 0.40 ms 26-Jan-2018
Programmed Amplitude/Pulse Width	1.50 V / 0.40 ms	2.00 V / 0.40 ms	2.50 V / 0.40 ms
Measured P/ R Wave	2.8 mV	>20 mV	
Programmed Sensitivity	0.30 mV	0.30 mV	

图 12-14 患者 CRT-D 参数测试结果

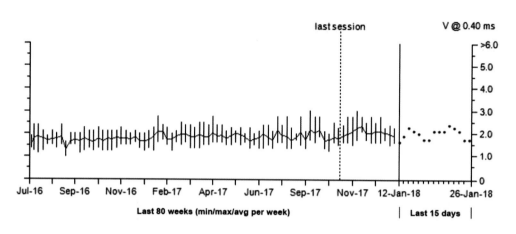

Lead Trend - LV Threshold 15 Days Detail
Amplitude 2.50 V
Pulse Width 0.40 ms
Last Measured 1.750 V @ 0.40 ms 26-Jan-2018
Capture Adaptive
Safety Margin +0.5 V
Max. Adapted Amplitude 6.00 V
last session
V @ 0.40 ms
>6.0
5.0
4.0
3.0
2.0
1.0
0
Jul-16
Sep-16
Nov-16
Feb-17
Apr-17
Jun-17
Sep-17
Nov-17
12-Jan-18
26-Jan-18
Last 80 weeks (min/max/avg per week)
Last 15 days

图 12-15　左心室导线阈值趋势图

查看事件情况：自上次传输数据(92d)共发生 58 次室速(VT)事件；1 次 Monitor 区的室速事件；3 次 NSVT 事件(图 12-16)。

VT/VF Counters	Prior to Last Session 26-Oct-2017 to 26-Oct-2017 87 minutes	Since Last Session 26-Oct-2017 to 26-Jan-2018 92 days	Device Lifetime Total (Since 23-Sep-2015) 28 months
VF	0	0	0
FVT	0	0	0
VT	0	58 ↑	58
Monitored VT (133 - 167 bpm)	0	1 ↑	
VT-NS (>4 beats, >167 bpm)	0	3 ↑	
PVC Runs (2-4 beats)	NA*	4.9 per hour	
PVC Singles	NA*	24.2 per hour	
Runs of VRS Paces	NA*	43.3 per hour	
Single VRS Paces	NA*	114.6 per hour	

*NA: Session duration less than 1 day.

图 12-16　室性快速心律失常事件记录

VT/VF Detection 参数设置如图 12-17。

起搏比例如图 12-18。

VT/VF Detection

		V. Interval (Rate)	Initial	Redetect
VF	On	320 ms (188 bpm)	18/24	12/16
FVT	OFF			
VT	On	360 ms (167 bpm)	16	12
Monitor	Monitor	450 ms (133 bpm)	20	

PR Logic		Other Enhancements		Sensitivity	
AF/Afl	On	Stability	Off	Atrial	0.30 mV
Sinus Tach	On	Onset	Off	RV	0.30 mV
Other 1:1 SVTs	On	High Rate Timeout	Off		
SVT V. Limit	260 ms				

图 12-17　室性快速心律失常事件识别参数设置

% of Time	**Prior to Last Session** 26-Oct-2017 to 26-Oct-2017 87 minutes	**Since Last Session** 26-Oct-2017 to 26-Jan-2018 92 days
AS-VS	0.2%	< 0.1%
AS-VP	96.3%	83.2%
AP-VS	0.0%	< 0.1%
AP-VP	3.5%	16.7%
VP	98.9%	99.0%
VSR Pace	0.2%	< 0.1%
VS	0.9%	0.9%

图 12-18　心房和心室起搏和感知百分比

【讨论及处理】

1. 查看远程传输的事件列表（图 12-19）及 Cardiac Compass 报告（图 12-20）发现

（1）事件往往在 1d 当中多次发生，集中发生在 2017 年 11 月 23 日、2018 年 1 月 2 日、2018 年 1 月 3 日、2018 年 1 月 5 日。

（2）事件持续时间短，均在 7s 或 8s 左右。

（3）事件均由一阵 ATP 成功转复。

2. 进一步查看事件点阵图及腔内图

（1）室速事件频率、形态类似，ICD 正确识别室速，ATP 治疗成功。2018 年元旦前后频发事件，尤其集中在 2018 年 1 月 5 日早晨及上午 #48 至 #51 事件的详细记录（图 12-21）。

（2）NSVT 事件与室速事件形态类似，持续时间短一些（图 12-22）。

（3）#5 事件经 ATP 治疗后频率降低进入 Monitor 区，后自动终止，CRT-D 记录为 #6 VT-Mon（图 12-23）。

3. 鉴于上述报告分析，建议

（1）患者门诊随访，了解室速频繁发作原因以及评估是否需要调整药物。

（2）根据记录到的 NSVT 事件以及 VT-Mon 事件，该患者发生的室速可能可以自动终止，结合以往病史决定是否需要适当延长 VT NID，减少 ICD 治疗。

Type	ATP Seq	Shocks	Success	ID#	Date	Time hh:mm	Duration hh:mm:ss	Avg bpm A/V	Max bpm A/V	Activity at Onset
VT	1		Yes	65	08-Jan-2018	09:21	:08	75/171	- - -/171	Rest
VT	1		Yes	64	06-Jan-2018	10:28	:08	76/176	- - -/176	Rest
VT	1		Yes	63	05-Jan-2018	20:48	:08	72/176	- - -/176	Rest
VT	1		Yes	62	05-Jan-2018	20:46	:08	71/176	- - -/176	Rest
VT	1		Yes	61	05-Jan-2018	19:12	:08	78/176	- - -/176	Rest
VT	1		Yes	60	05-Jan-2018	17:35	:08	77/176	- - -/176	Rest
VT	1		Yes	59	05-Jan-2018	16:41	:07	78/176	- - -/176	Rest
VT	1		Yes	58	05-Jan-2018	12:46	:08	76/176	- - -/176	Active
VT	1		Yes	57	05-Jan-2018	12:36	:08	86/176	- - -/176	Active
VT	1		Yes	56	05-Jan-2018	12:02	:08	71/176	- - -/176	Active
VT	1		Yes	55	05-Jan-2018	10:30	:08	76/176	- - -/176	Rest
VT	1		Yes	54	05-Jan-2018	10:06	:08	76/176	- - -/176	Rest
VT	1		Yes	53	05-Jan-2018	09:35	:08	77/176	- - -/176	Rest
VT	1		Yes	52	05-Jan-2018	09:28	:07	80/176	- - -/176	Rest
VT	1		Yes	51	05-Jan-2018	08:38	:08	73/176	- - -/176	Rest
VT	1		Yes	50	05-Jan-2018	08:36	:08	74/176	- - -/176	Rest
VT	1		Yes	49	05-Jan-2018	08:32	:07	72/176	- - -/176	Rest
VT	1		Yes	48	05-Jan-2018	08:27	:07	73/176	- - -/176	Rest
VT	1		Yes	47	03-Jan-2018	17:59	:08	74/176	- - -/182	Rest
VT	1		Yes	46	03-Jan-2018	13:07	:07	65/176	- - -/176	Rest
VT	1		Yes	45	03-Jan-2018	13:02	:07	72/176	- - -/176	Rest
VT	1		Yes	44	03-Jan-2018	12:59	:08	70/176	- - -/176	Rest
VT	1		Yes	43	03-Jan-2018	12:54	:07	71/176	- - -/176	Rest
VT	1		Yes	42	03-Jan-2018	10:52	:08	90/176	- - -/176	Active
VT	1		Yes	41	03-Jan-2018	10:14	:08	90/176	- - -/176	Active
VT	1		Yes	40	03-Jan-2018	09:58	:07	90/176	- - -/176	Rest
VT	1		Yes	39	03-Jan-2018	09:20	:08	88/176	- - -/176	Active
VT	1		Yes	38	03-Jan-2018	08:57	:08	88/176	- - -/176	Active
VT-NS				37	03-Jan-2018	08:52	:02	81/182		Rest
VT-NS				36	03-Jan-2018	08:00	:03	72/178		Rest
VT	1		Yes	35	03-Jan-2018	00:10	:08	61/176	- - -/---	Rest
VT	1		Yes	34	02-Jan-2018	15:34	:08	86/171	- - -/171	Active
VT	1		Yes	33	02-Jan-2018	15:30	:07	81/176	- - -/176	Active
VT	1		Yes	32	02-Jan-2018	11:07	:07	90/176	- - -/176	Active
VT	1		Yes	31	02-Jan-2018	10:57	:08	88/176	- - -/176	Active
VT	1		Yes	30	02-Jan-2018	10:44	:08	88/176	- - -/182	Active
VT	1		Yes	29	02-Jan-2018	08:29	:08	72/176	- - -/176	Rest
VT	1		Yes	28	02-Jan-2018	08:28	:08	78/171	- - -/171	Rest
VT	1		Yes	27	02-Jan-2018	08:04	:08	86/171	- - -/171	Active
VT-NS				26	01-Jan-2018	10:02	:03	75/176		Rest
VT	1		Yes	25	30-Dec-2017	19:35	:08	63/176	- - -/176	Rest
VT	1		Yes	24	30-Dec-2017	18:48	:07	74/176	- - -/176	Rest
VT	1		Yes	23	30-Dec-2017	17:03	:07	74/176	- - -/176	Rest
VT	1		Yes	22	30-Dec-2017	16:56	:08	76/176	- - -/176	Rest
VT	1		Yes	21	28-Nov-2017	07:55	:07	90/182	- - -/---	Active
VT	1		Yes	20	28-Nov-2017	07:54	:07	82/182	- - -/182	Active
VT	1		Yes	19	27-Nov-2017	10:40	:07	68/182	- - -/182	Active
VT	1		Yes	18	26-Nov-2017	11:07	:08	78/182	- - -/182	Rest
VT	1		Yes	17	26-Nov-2017	11:07	:07	77/176	- - -/176	Rest
VT	1		Yes	16	26-Nov-2017	10:59	:07	79/176	- - -/176	Rest
VT	1		Yes	15	23-Nov-2017	17:03	:07	70/182	- - -/182	Rest
VT	1		Yes	14	23-Nov-2017	17:02	:08	71/176	- - -/176	Rest
VT	1		Yes	13	23-Nov-2017	17:00	:08	71/176	- - -/176	Rest
VT	1		Yes	12	23-Nov-2017	12:46	:07	76/182	- - -/182	Rest
VT	1		Yes	11	23-Nov-2017	12:41	:07	75/176	- - -/176	Rest
VT	1		Yes	10	23-Nov-2017	09:17	:08	72/176	- - -/176	Rest
VT	1		Yes	9	22-Nov-2017	17:37	:08	74/182	- - -/182	Rest
VT	1		Yes	8	22-Nov-2017	16:05	:08	80/182	- - -/182	Active
VT	1		Yes	7	21-Nov-2017	15:11	:07	72/176	- - -/176	Rest
VT-Mon				6	13-Nov-2017	19:54	:46	84/152	88/162	Rest
VT	1		Yes	5	13-Nov-2017	19:54	:10	86/171	- - -/171	Rest
VT	1		Yes	4	07-Nov-2017	09:08	:08	88/176	- - -/176	Rest

-------------------- Last Medtronic CareLink Monitor Session 26-Oct-2017 --------------------

图 12-19　室性快速心律失常发作事件列表

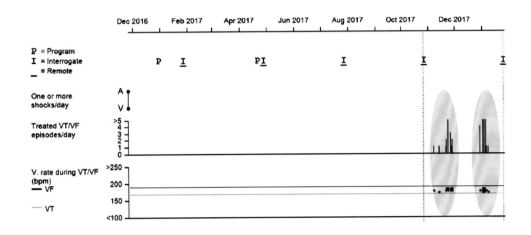

图 12-20　室性快速心律失常发作趋势图

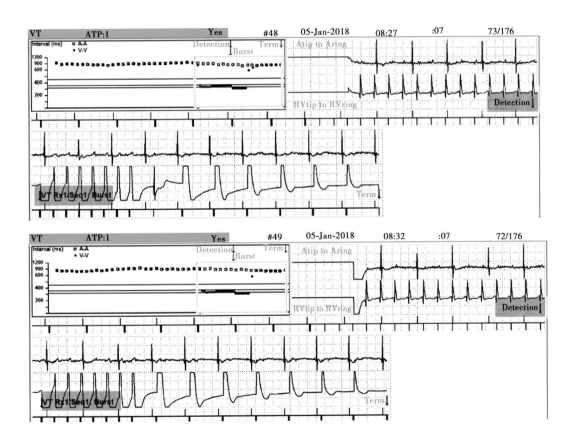

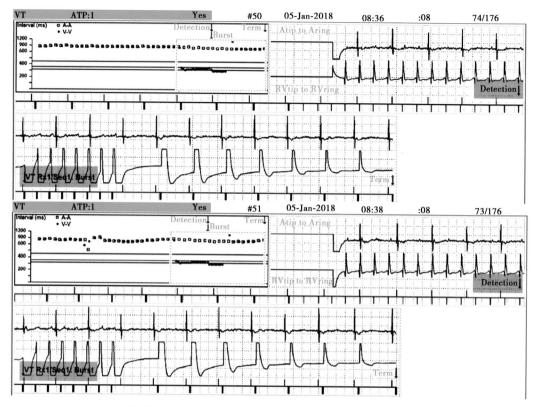

图 12-21　室性心动过速发作散点图及对应的腔内电图

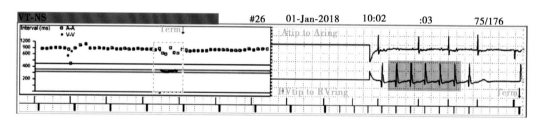

图 12-22　1 次非持续性室性心动过速发作的散点图及对应腔内电图

（3）近 1 个月以来经胸阻抗持续下降，OptiVol 液体滞留指数上升，近期可能会超出阈值触发报警（图 12-24）。建议密切关注心功能变化。

4. 1 月 27 日～1 月 29 日，MyCareLink 在非约定上传时间自动上传数据。经查看，显示患者经胸阻抗下降，OptiVol 液体指数上升，超出阈值触发报警。至 1 月 29 日，连续 3d 触发 OptiVol 报警（图 12-25）。

【专家点评】

1. 分析中详细解读事件　11 月 21～28 日共 15 次事件，ATP 均有效。但 12 月 30 日开始室速频繁，共 43 次事件。尤其 1 月 5 日 8 :27～8 :38，11min 内共有 4 次事件，均 ATP 成功治疗。电话回访患者询问病情，得知患者在外地，劳累、感冒，气短加重，后在当地医院就诊,抗感染、纠正心衰后,症状减轻。

2. 再考虑程控参数是否需要修改 患者室速频繁发作,是由于劳累、心衰加重所致,加强心衰治疗后未再有频发事件,故未建议延长室速诊断时间。

3. 4 个月后诊室随访 未见室速事件,延长了室速诊断时间。

4. 植入性心血管电子器械(CIED)的植入是起搏疗法的开始 术后的管理贯穿于起搏疗法始终。ICD 患者是心脏性猝死的高危患者,更须加强管理,最大限度守护患者生命安全。

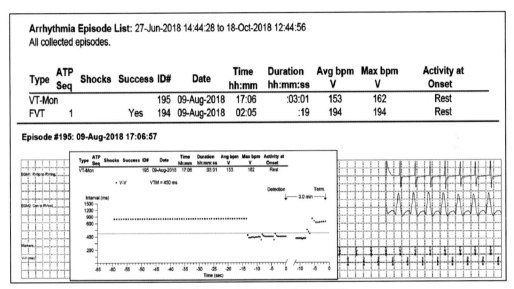

图 12-23 #5 事件及 #6 事件记录

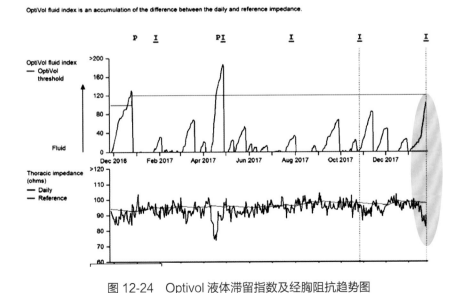

图 12-24 Optivol 液体滞留指数及经胸阻抗趋势图

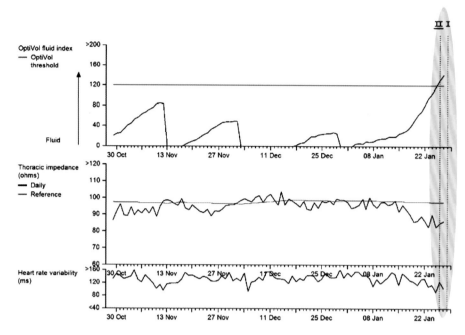

图 12-25　Optivol 液体滞留指数及经胸阻抗趋势图显示超过警戒线，CRT-D 自动报警

5. CareLink™ 远程随访系统相比传统的随访管理的优势临床实例　笔者在外地出差时，当地医师邀请帮忙一起查看 1 例植入 ICD 患者，出现 ICD 报警，患者无特殊不适。笔者需要程控仪查看 ICD 工作状态，但当时手头没有程控仪，该患者 ICD 无远程随访功能。我们即刻将该患者带回诊室，随后证实该患者发生了反复的室速事件，ATP 均成功治疗，ICD 导线、电池状态良好，参数设置合理，调整药物治疗方案。若当时有远程随访信息传输到笔者随身携带的手机或者 IPAD 等设备上，就可以现场分析并制订药物治疗方案，避免即刻带患者回诊室，给患者及家属带来的紧张状态。该患者在更换 CRT-D 后，配备了远程传输功能的 MyCareLink，每 3 个月定期上传数据。当发现两次上传数据期间频发室速；同时也有非约定时间因 OptiVol 触发报警的自动上传数据。通过报警条件的设置，自动无线传输患者报警信息，第一时间让医师了解患者的病情，便于及时掌握病情变化，做出治疗方案的调整。

6. 远程随访传输资料　一是按照提前设定的日期定期传输，二是患者有不适的时候，由患者主动传输或根据报警设置自动传输。相比诊室随访，患者随访更加规律，也更加个体化，随访更加严密、可靠。

7. CareLink™ 远程随访系统提高了安全性　若患者出现不良事件，包括心衰事件、导线参数有问题等专业，医师快速获取信息，及时处理。远程随访需要专业的团队，分层处理个体事件。

（点评专家：刘　兵）